加藤真吾 編著

循環器画像診断一問一答

心臓CT・MRI・核医学の読影に役立つ基礎知識

秀潤社 Gakken

序

　現在，循環器診療において，画像診断は欠かせない検査のひとつとなっています．技術の進歩により，多くの情報が得られるようになり，診断の精度も向上しました．また，適応となる疾患も多く，虚血性心疾患，心筋症，不整脈など適応も拡大しています．進歩に伴って学ぶべきことが増え，循環器画像診断は難しく感じることもあるかもしれません．

　本書は，循環器疾患の診断・治療における画像診断の活用法を，医学生や専攻医の先生方にもわかりやすいよう，一問一答形式でシンプルに解説することを心がけました．また，最新のガイドラインや疾患概念も含んでおり，専門医の先生方にもご活用いただける内容になっています．執筆者は，放射線科医だけでなく，循環器内科や血管外科の先生方にもお願いし，実際のカテーテル治療や手術の視点も取り入れることで，より臨床に役立つ内容となるよう工夫しています．なるべく多くの画像やイラストを組み入れることで，視覚的・直観的に理解できるように構成しました．

　扱う画像診断モダリティも，CT, MRI, 核医学検査を含め，さまざまな検査を幅広くカバーしており，日々の検査業務や読影にも活用できる一冊になっています．本書が，皆様の診療や学習に役立つことを願っています．

　最後になりましたが，大変ご多忙の中，執筆していただいた先生方に深く感謝申し上げます．

横浜市立大学大学院医学研究科放射線診断学教室

加藤 真吾

推薦のことば

　私が加藤真吾先生に初めて会ったのは，彼が三重大学放射線医学教室に国内留学して，心臓MRIの勉強に勤しんでいたときの日本心臓血管放射線研究会でした（当時の私は熊本大学に所属していました）．その国内留学中の成果として，彼の論文がトップジャーナルであるJ Am Coll Cardiol誌に採択されました[1]．優秀な若手研究者が出てきたことに刺激を受け，謙虚で前向きなその姿勢に敬服したのを覚えています．そして，その頃彼は循環器内科医でしたが，循環器領域にとどまらず，放射線診断全般について深く勉強していたのです．

　時は流れ，2019年のCOVID-19前夜ともいえる時期に私は横浜市立大学に着任しました．そこで，循環器内科医として神奈川県立循環器呼吸器病センターの診療にあたる加藤先生と約10年振りに再会しました．当教室の大学院生の指導を手伝ってもらうことになり，徐々に一緒に研究活動を行う未来が感じられるようになりました[2]．彼には2つの選択肢がありました．ひとつはこれまで通り循環器内科専門医として，もうひとつは新たに放射線診断専門医を取得して循環器画像診断をきわめていく未来です．加藤先生は後者の道を選び，当教室に移籍し，放射線診断専門医の資格を取得しました．彼の選択を後押ししてくださった横浜市立大学医学部循環器・腎臓・高血圧内科学教室の田村功一教授，神奈川県立循環器呼吸器病センター循環器内科の福井和樹部長には，この場を借りて深く感謝いたします．

加藤先生は，本邦にはまだ少ない循環器内科専門医と放射線診断専門医のダブルライセンスを有する医師の一人です．加藤先生がまとめた本書は，そのバックグラウンドが存分に活かされています．循環器内科医，放射線科医のそれぞれの目線から生まれてくる，循環器画像診断に関する疑問を的確にとらえたところは特筆すべき点です．目次をみていただくとすぐにわかると思いますが，「ここを知りたかった」と感じるテーマがふんだんに取り上げられており，読み進めるにつれてその疑問が氷解していくことでしょう．

　本書を手に取られている皆様においては，日々の診療のレベルアップとともに新たな診療，そして研究のアイデアにつながる体験ができるはずです．

2025年3月

横浜市立大学大学院医学研究科放射線診断学教室
宇都宮 大輔

参考文献 1) Kato S, et al: Assessment of coronary artery disease using magnetic resonance coronary angiography: a national multicenter trial. J Am Coll Cardiol 56: 983-991, 2010.
2) Kamide H, Kato S, et al: Impairment of right ventricular strain evaluated by cardiovascular magnetic resonance feature tracking in patients with interstitial lung disease. Int J Cardiovasc Imaging 37: 1073-1083, 2021.

循環器画像診断一問一答

心臓CT・MRI・核医学の読影に役立つ基礎知識

1章 基本的内容 19

Q01 循環器領域における画像診断の重要性と
モダリティの使い分けを教えてください.
加藤真吾 20

Q02 臨床ガイドラインでの画像診断の位置づけ
を教えてください.
加藤真吾 22

Memo▶ 日本循環器学会ガイドラインの「安定冠動脈疾患の診断と治療」
における心臓CTの位置づけ

Q03 心臓の解剖を教えてください.
―心臓の位置
加藤真吾 24

Q04 心臓の解剖を教えてください.
―冠動脈
加藤真吾 26

Q05 心臓の解剖を教えてください.
―弁の位置と構造
加藤真吾 28

Q06 心臓の解剖を教えてください．
―刺激伝達系

加藤真吾 ――――――――――――――――― **30**

Memo▶ 徐脈性不整脈

Q07 血管の解剖を教えてください．

加藤真吾 ――――――――――――――――― **32**

2章 心臓CT ――――――――――――――――――― **35**

Q01 心臓CTの読影に最低限必要なCT解剖
を教えてください．

澤村駿吾 ――――――――――――――――― **36**

Memo▶ 心臓の位置は左胸？

Q02 心臓CTの撮影法と再構成法について
教えてください．

長谷川伸明 ――――――――――――――― **40**

Memo▶ 心臓CTの重要ポイント

Q03 dual energy CTについて教えてください．

長谷川伸明 ――――――――――――――― **42**

Memo▶ photon-counting detector CT（PCD-CT）とは？

Q04 冠動脈のセグメント分類である
AHA分類とSCCT分類について教えてください．

加藤真吾 ――――――――――――――――― **44**

Q05 冠動脈CTの画像処理について教えてください．

泉 敏治 ―――――――――――――――――― **46**

Memo▶ ワークステーションによる冠動脈解析

6

Q06 冠動脈のパターン分類（右優位, 左優位）について教えてください.

加藤真吾 ⎯⎯⎯⎯⎯⎯⎯⎯⎯⎯⎯⎯⎯ 48

Q07 冠動脈の血流支配と解剖について教えてください.

加藤真吾 ⎯⎯⎯⎯⎯⎯⎯⎯⎯⎯⎯⎯⎯ 50

Q08 単純CTにおけるカルシウムスコアについて教えてください.

安田尚史 ⎯⎯⎯⎯⎯⎯⎯⎯⎯⎯⎯⎯⎯ 54

Q09 CAD-RADSについて教えてください.

安田尚史 ⎯⎯⎯⎯⎯⎯⎯⎯⎯⎯⎯⎯⎯ 56

Q10 冠動脈ステント内再狭窄はCTで診断できますか?

児玉　翔 ⎯⎯⎯⎯⎯⎯⎯⎯⎯⎯⎯⎯⎯ 58

Q11 冠動脈プラークの評価はどうして重要なのですか?

児玉　翔 ⎯⎯⎯⎯⎯⎯⎯⎯⎯⎯⎯⎯⎯ 60

Q12 CTでの高リスクプラークの特徴を教えてください.

加藤真吾 ⎯⎯⎯⎯⎯⎯⎯⎯⎯⎯⎯⎯⎯ 62

Q13 冠動脈バイパスグラフトの評価について教えてください.

加藤真吾 ⎯⎯⎯⎯⎯⎯⎯⎯⎯⎯⎯⎯⎯ 64

Q14 冠動脈起始異常について教えてください.

加藤真吾 ⎯⎯⎯⎯⎯⎯⎯⎯⎯⎯⎯⎯⎯ 68

Q15 冠動脈CTのレポートの書き方について教えてください.

加藤真吾 ⎯⎯⎯⎯⎯⎯⎯⎯⎯⎯⎯⎯⎯ 70

Q16 CT-FFRについて教えてください.
富澤信夫 —————————————— 73

Q17 遅延造影CTについて教えてください.
尾田済太郎 —————————————— 75
Memo▶ 遅延造影CTの観察

Q18 心筋perfusion CT (CTP)
について教えてください.
吉田 和樹, 田邊 裕貴 —————————— 78

Q19 CTの細胞外容積分画 (ECV) 評価
について教えてください.
尾田済太郎 —————————————— 81

Q20 心臓周囲脂肪の評価について教えてください.
小西正紹 —————————————— 83
Memo▶ 冠動脈周囲脂肪減衰指標
(perivascular fat attenuation index；FAI)

Q21 心房中隔欠損症 (ASD) のCTでの評価
について教えてください.
山本篤志, 長尾充展 ———————————— 85

Q22 心室中隔欠損症 (VSD) の評価
について教えてください.
長尾充展 —————————————— 87

Q23 Fallot四徴症 (TOF) の評価
について教えてください.
長尾充展 —————————————— 90

Q24 経カテーテル的大動脈弁留置術 (TAVI)
について教えてください.
寺坂謙吾, 松下絢介, 日比 潔 ——————— 93

Q25 経カテーテル的大動脈弁留置術（TAVI）
に心臓CTをどのように使うのか教えてください.
寺坂謙吾, 松下絢介, 日比 潔 ━━━━━━━━━━━━ **96**

Q26 心房細動アブレーションについて教えてください.
加藤真吾 ━━━━━━━━━━━━ **98**

Q27 心房細動アブレーションにCTをどう使うか
教えてください.
加藤真吾 ━━━━━━━━━━━━ **100**

Q28 肺静脈の解剖について教えてください.
加藤真吾 ━━━━━━━━━━━━ **102**

Q29 冠静脈の解剖について教えてください.
加藤真吾 ━━━━━━━━━━━━ **104**
Memo▶ 心房細動患者の術前CTにおけるECV評価

Q30 心房細動アブレーションの合併症
について教えてください.
加藤真吾 ━━━━━━━━━━━━ **107**

Q31 大動脈瘤の診断について教えてください.
安田尚史 ━━━━━━━━━━━━ **109**

Q32 Adamkiewicz動脈の解剖と評価
について教えてください.
加藤真吾 ━━━━━━━━━━━━ **112**

Q33 胸部ステントグラフト内挿術後の
CTの読影ポイントについて教えてください.
望月大輔, 保科克行 ━━━━━━━━━━━━ **114**

Q34 腹部ステントグラフト内挿術後の
CTの読影ポイントについて教えてください.
望月大輔, 保科克行 ━━━━━━━━━━━━ **116**

Q35 エンドリークの評価について教えてください.
澤村駿吾 —————————————————————— **118**

Q36 大動脈瘤切迫破裂の画像診断
について教えてください.
澤村駿吾 —————————————————————— **120**
Memo▶ 大動脈瘤切迫破裂の鑑別

Q37 感染性大動脈瘤の画像診断
について教えてください.
澤村駿吾 —————————————————————— **122**

Q38 急性大動脈解離の診断について教えてください.
安田尚史 —————————————————————— **124**

Q39 下肢閉塞性動脈疾患（LEAD）の診断
について教えてください.
青木　亮 —————————————————————— **128**
Memo▶ 化学療法中の末梢動脈疾患

Q40 高安動脈炎の評価について教えてください.
青木　亮 —————————————————————— **131**
Memo▶ G-CSF製剤による大血管炎

（3章） 心臓MRI ————————————————— **133**

Q01 心臓MRIの読影に最低限必要な画像解剖
を教えてください.
加藤真吾 —————————————————————— **134**

Q02 心臓MRIのプロトコールについて教えてください.
出川輝浩 —————————————————————— **136**

Q03 シネMRIの撮像法について教えてください.
平野恭正 ———————————————————————— 138

Q04 遅延造影MRIの撮像法について教えてください.
平野恭正 ———————————————————————— 140

Q05 perfusion MRIの撮像法
について教えてください.
伊藤征典 ———————————————————————— 142

Q06 冠動脈MRAの撮像法について教えてください.
伊藤征典 ———————————————————————— 144

Q07 MRIによる心筋viabilityの評価
について教えてください.
加藤真吾 ———————————————————————— 146

Q08 急性心筋梗塞のMRIについて教えてください.
加藤真吾 ———————————————————————— 149

Q09 MRIを用いた心筋症の鑑別
について教えてください.
加藤真吾 ———————————————————————— 153
Memo▶ 重要！ 高血圧性心筋症と拡張型心筋症の鑑別

Q10 拡張型心筋症の心臓MRI所見
について教えてください.
鍋田　健 ———————————————————————— 156

Q11 遅延造影MRIで拡張型心筋症の
予後の評価はできますか？
鍋田　健 ———————————————————————— 158

Q12 心肥大の原因疾患をMRIで鑑別
できますか？
伊藤みゆき ———————————————————————— 160

Q13 肥大型心筋症のMRI所見について
教えてください.

伊藤みゆき —————————————————— **162**

Memo▶ 拡張相肥大型心筋症
(dilated phase of hypertrophic cardiomyopathy；d-HCM)

Q14 T1マッピングの原理について
わかりやすく教えてください.

出川輝浩 —————————————————— **164**
Memo▶ T1値の逆数

Q15 T1マッピングの臨床使用について
教えてください.

加藤真吾 —————————————————— **166**

Q16 心アミロイドーシスのMRI所見
について教えてください.

尾田済太郎 ————————————————— **168**

Q17 心Fabry病のMRI診断について
教えてください.

尾田済太郎 ————————————————— **170**

Q18 心サルコイドーシスの心臓MRI診断
について教えてください.

鍋田 健 —————————————————— **172**

Q19 不整脈原性右室心筋症の評価
について教えてください.

尾田済太郎 ————————————————— **176**

Q20 心臓MRIのアーチファクト
について教えてください.

伊藤征典 —————————————————— **178**

Q21 心筋炎のMRI診断について教えてください.

加藤真吾 —————————————————— **182**

Q22 たこつぼ型心筋症のMRI診断について教えてください.

伊藤みゆき ——————————————————— 186

Q23 T2マッピングについて教えてください.

加藤真吾 ——————————————————— 188
Memo▶ T2マッピングの注意点

Q24 MRIによる心筋ストレイン評価について教えてください.

上出浩之 ——————————————————— 190

Q25 心筋ストレインの臨床応用について教えてください.

上出浩之 ——————————————————— 193
Memo▶ MRIの心筋ストレインに正常値はあるか?

Q26 心アミロイドーシスのapical sparingについて教えてください.

上出浩之 ——————————————————— 196
Memo▶ 心アミロイドーシスの診療ガイドラインにおける
MRIのストレイン評価の位置づけ

Q27 大動脈弁疾患の評価について教えてください.

加藤真吾 ——————————————————— 198

Q28 僧帽弁疾患の評価について教えてください.

加藤真吾 ——————————————————— 201

Q29 収縮性心膜炎の評価と画像の役割について教えてください.

加藤真吾 ——————————————————— 204

Q30 心臓腫瘍の画像診断について教えてください.

加藤真吾 ——————————————————— 206

Q31 Qp/Qs(肺体血流量比)の評価法について教えてください.

中島理恵 ——————————————————— 210

13

Q32 心室中隔欠損症（VSD）の評価法
について教えてください.
中島理恵 — 212

Q33 Fallot四徴症の評価法について教えてください.
中島理恵 — 214

Q34 心筋perfusion MRIによる心筋虚血診断
について教えてください.
加藤真吾 — 217
Memo▶ INOCA診断とMRI

Q35 MINOCAの評価方法について教えてください.
加藤真吾 — 222

Q36 冠動脈MRAの有用性について教えてください.
加藤真吾 — 225

4章 心臓核医学検査

Q01 心筋SPECTのプロトコールを教えてください.
東　真伊 — 228

Q02 心筋SPECTの製剤には
どのようなものがありますか？
東　真伊 — 232

Q03 運動負荷について教えてください.
東　真伊 — 234

Q04 薬剤負荷について教えてください.
東　真伊 — 236
Memo▶ 薬剤負荷において患者に注意してもらいたいこと

Q05 心筋SPECTの読影方法について教えてください.
加藤真吾 ——————————————— **238**

Q06 心筋SPECTのアーチファクトについて教えてください.
加藤真吾 ——————————————— **242**

Q07 心筋viabilityの評価について教えてください.
澤村駿吾 ——————————————— **244**

Q08 gated SPECTの心機能評価について教えてください.
澤村駿吾 ——————————————— **247**

Q09 D-SPECTについて教えてください.
長尾充展 ——————————————— **250**

Q10 SPECT/CTの画像融合について教えてください.
福島賢慈 ——————————————— **254**

Q11 負荷心筋SPECTのリスク評価について教えてください.
福島賢慈 ——————————————— **256**

Q12 急性肺血栓塞栓症の画像診断について教えてください.
安田尚史 ——————————————— **260**
Memo ▶ 肺血栓塞栓症の鑑別診断:肺動脈血管内膜肉腫
(pulmonary artery intimal sarcoma)

Q13 特発性肺動脈性肺高血圧症 (IPAH) の画像について教えてください.
小村直弘 ——————————————— **264**

Q14 慢性血栓塞栓性肺高血圧症 (CTEPH) の画像について教えてください.
小村直弘 ——————————————— **267**

Q15 慢性血栓塞栓性肺高血圧症（CTEPH）
の治療について教えてください．

小村直弘 — 270

Q16 陽電子放射断層撮影（PET）の原理
について教えてください．

石渡義之 — 272

Q17 心臓PETのプロトコールについて教えてください．

石渡義之 — 274

Q18 FDG-PETを用いた心サルコイドーシスの評価
について教えてください．

鍋田　健 — 276
Memo▶心サルコイドーシスにおけるガリウム（Ga）シンチグラフィ

Q19 FDG-PETによる心筋viability評価
について教えてください．

福島賢慈 — 278

Q20 骨シンチグラフィによる
心アミロイドーシスの評価について
教えてください．

加藤真吾 — 282

Q21 中性脂肪蓄積心筋血管症
（TGCV）の評価について教えてください．

川口裕子, 藤本進一郎 — 285
Memo▶TGCVについて

索引（INDEX） — 287

執筆者一覧

● 編著　**加藤真吾**　　横浜市立大学大学院医学研究科放射線診断学教室

● 執筆者　**澤村駿吾**　　横浜市立大学附属病院放射線診断科

　　　長谷川伸明　　横浜市立大学附属市民総合医療センター放射線部

　　　泉　敏治　　横浜市立大学附属病院放射線部

　　　安田尚史　　横浜市立大学附属病院放射線診断科

　　　児玉　翔　　神奈川県立循環器呼吸器病センター循環器内科

　　　富澤信夫　　順天堂大学医学部附属順天堂医院放射線科

　　　尾田済太郎　　熊本大学病院画像診断・治療科

　　　吉田和樹　　愛媛大学大学院医学系研究科放射線医学

　　　田邊裕貴　　愛媛大学大学院医学系研究科放射線医学

　　　小西正紹　　横浜市立大学附属病院循環器内科

　　　山本篤志　　東京女子医科大学画像診断学・核医学, 循環器内科学講座 兼務

　　　長尾充展　　東京女子医科大学画像診断学・核医学講座

　　　寺坂謙吾　　横浜市立大学附属市民総合医療センター心臓血管センター内科

　　　松下絢介　　横浜市立大学附属市民総合医療センター心臓血管センター内科

　　　日比　潔　　横浜市立大学附属市民総合医療センター心臓血管センター内科

● 執筆者　**望月大輔**　　東京大学血管外科

保科克行　　東京大学血管外科

青木　亮　　横浜市立大学附属市民総合医療センター放射線診断科

出川輝浩　　横浜市立大学附属市民総合医療センター放射線部

平野恭正　　横浜市立大学附属病院放射線部

伊藤征典　　神奈川県立循環器呼吸器病センター放射線技術科

鍋田　健　　北里大学医学部循環器内科学

伊藤みゆき　　医療法人社団CVIC心臓画像クリニック飯田橋

上出浩之　　横浜市立大学附属市民総合医療センター放射線診断科

中島理恵　　横浜市立大学附属病院循環器内科

東　真伊　　神奈川県立循環器呼吸器病センター循環器内科

福島賢慈　　福島県立医科大学放射線医学講座

小村直弘　　横浜市立大学附属病院循環器内科

石渡義之　　横浜市立大学附属病院核医学診療科

川口裕子　　順天堂大学医学部附属順天堂医院循環器内科

藤本進一郎　　順天堂大学医学部附属順天堂医院循環器内科

（執筆順）

1章
基本的内容

1 基本的内容

Q01 循環器領域における画像診断の重要性とモダリティの使い分けを教えてください.

A
- 画像診断の診断能の向上, 高齢化に伴う循環器疾患の増加, さらに人工知能技術など様々な要因により, 循環器画像診断の重要性が高まっている.
- 心臓超音波検査, 心臓CT, 心臓MRI, 心臓核医学検査があり, 適切な使い分けが重要である.

▶循環器画像診断の重要性と今後の役割

循環器画像診断は循環器診療に欠かせない検査である. まず, 循環器疾患が増加しておりニーズが高い. 日本は世界でも有数の高齢化社会であり, 75歳以上の死因のトップは循環器疾患である[1]. 特に, 心不全患者の数は年々増加しており, "心不全パンデミック"と呼ばれる[2]. また, 循環器画像診断は, この10年ほどで診断能が大きく向上した. もともと心臓は動きのある臓器であるため画像診断が難しい臓器であったが, 心電図同期技術, 画像の高速撮影, 動きの補正技術などの進歩によって, 心拍動のアーチファクトの少ない高画質な画像が撮影可能になった.

その中でも特筆すべきは, 冠動脈CTである. **冠動脈CT検査は, 冠動脈疾患の除外診断(陰性的中率)に関してはほぼ100%に近い診断能**であり, 日常診療でも多く使用されている. 診療ガイドラインにも有用性が強調されており, 診療に欠かすことのできない検査となった. このような理由に加えて, 日本はCTやMRIといった画像診断装置の人口当たりの台数が世界的にみても非常に多く, アクセスが良好であることも理由である[3].

高齢化が進む中, 循環器疾患は今後さらに増加することが予測されており, 非侵襲的な画像診断の役割がますます大きくなるだろう. 近年, 話題になっている**人工知能(artificial intelligence; AI)**を用いた技術が導入されやすいのも, 画像診断領域の特徴である. AIを用いることで画質や診断能の向上が期待できる. 現在でも, 深層学習(deep learning)を活用した画像再構成技術が臨床に積極的に取り入れられており, 高画質化や処理速度の向上に大きく寄与している. 今後もAIを駆使した診断支援技術の発展は進み, 画像診断において大きな影響を与えると考えられる.

▶ 循環器画像診断の主なモダリティとその使い分け

循環器画像診断の主なモダリティには，心臓超音波検査（心エコー），心臓CT，心臓MRI，心臓核医学検査があり，それぞれの特性を理解して適切に使い分けることが重要である（表）[4]．

心臓超音波検査： 非侵襲的でリアルタイムに心臓の動きを観察できるため，非常に汎用性が高い検査である．**心機能や弁膜症の評価に優れており**，ベッドサイドでも迅速に実施可能だが，画像の質は検査者の経験や患者の体型に依存する．

心臓CT： 冠動脈の狭窄や石灰化を評価するのに適している．**狭心症や心筋梗塞といった虚血性心疾患の診断に有用である**．冠動脈の壁の情報も得られるため，プラークの評価も可能である．最近では，冠動脈だけでなく心筋の評価も可能となっている．遅延造影CTやCT-ECVが注目されている．

心臓MRI： 組織コントラストの高い画像が得られる．**心筋炎や心筋症，心筋梗塞における心筋組織性状評価に優れたモダリティである**．遅延造影MRIで心筋症の診断が可能な他，T1/T2マッピングによって心アミロイドーシス，心Fabry病，急性心筋炎の診断にも用いられる．また，遅延造影MRIの増強効果は，様々な疾患における予後不良因子である．

心臓核医学検査： **心筋の血流や代謝を評価可能である**．心筋SPECTは冠動脈疾患の診断・重症度評価に多くのエビデンスがあり，予後の予測にも利用できる．また，ピロリン酸シンチグラフィは心アミロイドーシスの診断にも有用である．

表　循環器画像診断モダリティの使い分け

モダリティ	特徴	利点	欠点	主な使用例
心臓超音波検査（心エコー）	リアルタイムで心臓の動きを確認でき，非侵襲的．心機能や弁膜症の評価に適する	非侵襲的で，ベッドサイドでも実施可能	画像の質が患者や検査者に依存	心機能，弁膜症，心筋肥大，心臓内血栓の評価
心臓CT	冠動脈の狭窄や石灰化の評価に優れている	冠動脈病変の早期診断に適しており，解剖学的な情報を提供	造影剤が必要で，放射線被ばくがある	冠動脈疾患の早期診断
心臓MRI	心筋炎，心筋症，心筋梗塞の評価に優れ，LGEやT1/T2マッピングで心筋組織評価が可能	放射線被ばくがなく，心筋の詳細な評価が可能	検査時間が長く，磁気制限や造影剤の副作用リスク	心筋症，心筋炎，心筋梗塞の組織評価
心臓核医学検査	心筋の血流や代謝の評価ができ，虚血性心疾患の診断に有用	心筋の生存能や虚血を評価できる	放射線被ばくがあり，時間がかかる	虚血性心疾患の診断，心筋生存能の評価

参考文献 > 1) 日本脳卒中学会・他: 脳卒中と循環器病克服 第二次5カ年計画. 2021. available at: http://www.jsts.gr.jp/img/20210607_5kanenn.pdf

2) Okura Y, et al: Impending epidemic: future projection of heart failure in Japan to the year 2055. Circ J 72: 489-491, 2008.

3) OECD（編）村澤秀樹（訳）: 図表でみる世界の保健医療 OECDインディケータ（2021年版）. 明石書店, 2022.

4) Virani SS, et al: 2023 AHA/ACC/ACCP/ASPC/NLA/PCNA guideline for the management of patients with chronic coronary disease: a report of the American Heart Association/American College of Cardiology Joint Committee on clinical practice guidelines. Circulation 148: e9-e119, 2023.

（加藤 真吾）

1 基本的内容

Q02 臨床ガイドラインでの画像診断の位置づけを教えてください．

● 循環器内科の臨床ガイドラインでは，**画像診断の評価が高く，心疾患ごとに適切な画像診断法の使い分け**が示されている．

▶ 循環器の診療ガイドラインにおける画像診断の位置づけ

循環器の診療ガイドラインにおいて，画像診断の適応の解釈が詳細に述べられており，**心疾患ごとの適切な画像診断法の使い分け**が示されている[1]．ガイドラインにはエビデンスレベルと推奨度が示されているが，診療や治療の指針としての信頼性と優先度を示すために用いられる（表1, 2）[2]．これらは，治療法の選択や診断手法の適応に際し，科学的根拠に基づいた意思決定を行うために重要である．

日本循環器学会の診療ガイドラインでは，はじめに症状や性別などによって事前確率を計算し，その**事前確率が中等度であれば，冠動脈CT検査**を用いることが推奨されている．中等度リスクの範囲には多くの患者が含まれており，冠動脈CT検査が重要な役割を果たしていることがわかる．**冠動脈CT検査は高い陰性的中率をもつ**ため，閉塞性病変がみられなかった場合には，経過観察が可能である．

表1 推奨クラス分類

クラスⅠ	手技・治療が有効・有用であるというエビデンスがある，あるいは見解が広く一致している．
クラスⅡa	エビデンス・見解から，有効・有用である可能性が高い．
クラスⅡb	エビデンス・見解から，有効性・有用性がそれほど確立されていない．
クラスⅢ no benefit	手技・治療が有効・有用でないとのエビデンスがある，あるいは見解が広く一致している．
クラスⅢ harm	手技・治療が，有害であるとのエビデンスがある，あるいは見解が広く一致している．

(日本循環器学会．2022年JCSガイドラインフォーカスアップデート版 安定冠動脈疾患の診断と治療．http://www.j-cric.or.jp/cms/wp-content/uploads/2022/03/JCS-2022_Nakano.pdf．2025年2月閲覧）

表2 エビデンスレベル

レベルA	複数のランダム化臨床試験またはメタ解析で実証されたもの．
レベルB	単一のランダム化臨床試験またはランダムではない大規模な臨床試験で実証されたもの．
レベルC	ランダム化介入でない小規模な臨床試験，後ろ向き研究，登録研究などの結果，または専門家の間での合意に基づくもの．

(日本循環器学会．2022年JCSガイドラインフォーカスアップデート版 安定冠動脈疾患の診断と治療．http://www.j-cric.or.jp/cms/wp-content/uploads/2022/03/JCS-2022_Nakano.pdf．2025年2月閲覧）

また，**閉塞性病変が左主幹部もしくはそれに相当する病変の場合**には，直接，**冠動脈造影検査（coronary angiography；CAG）**を行うが，それ以外の場合には，**負荷イメージング（SPECTやMRIなど）**の追加を考慮する．

このように，**画像診断は冠動脈疾患の診断において欠かすことのできない検査**であることがわかる．また，心筋症の診断におけるMRIの有用性，急性心筋炎における心筋マッピングの有用性，心臓アミロイドーシスに対するピロリン酸シンチグラフィの有用性なども，診療ガイドラインに記載されている．診療ガイドラインは適宜更新されるため，定期的に確認することが重要である．

○ ○ ○ ○ ○ **Memo** ○ ○ ○ ○ ○

▶ **日本循環器学会ガイドラインの「安定冠動脈疾患の診断と治療」における心臓CTの位置づけ**

日本循環器学会ガイドラインにおける安定冠動脈疾患の診断フローのポイントは，以下の通りである．

① **検査前確率（pretest-probability；PTP）の推定**

欧州心臓病学会（ESC）で提唱されているPTPモデルの使用が推奨されている[3]．このPTPモデルを用いて，胸痛患者の年齢や症状からPTPを推奨する．

② **PTPに応じた適切な検査の選択**

1. PTPが低い（<5%）：経過観察を行う．
2. PTPが中等度（5〜85%）：冠動脈CTを施行する．
   - 冠動脈CTで閉塞性病変がなければ経過観察を行う．
   - 閉塞性病変があれば負荷イメージングやCT-FFRを用いる．至適薬物療法で治療抵抗性であれば侵襲的冠動脈造影を行う．
   - LMCA/LMCA相当の病変であれば侵襲的冠動脈造影を行う．
3. PTPが高度（>85%）：負荷イメージングを用いる．至適薬物療法で治療抵抗性であれば侵襲的冠動脈造影を行う．

上記のように中等度のPTPを示す患者に対しては，まず"冠動脈CT"が選択されることから，冠動脈CTは安定冠動脈疾患の診断のゲートキーパーとして機能し，大きな役割を果たしている．

LMCA：left main coronary artery（左冠動脈主幹部）

参考文献 〉1) Nakano S, et al: JCS 2022 guideline focused update on diagnosis and treatment in patients with stable coronary artery disease. Circ J 86: 882-915, 2022.

2) 日本循環器学会・他: 2022年 JCSガイドラインフォーカスアップデート版　安定冠動脈疾患の診断と治療, p.19, 2022. available at: https://www.j-circ.or.jp/cms/wp-content/uploads/2022/03/JCS2022_Nakano.pdf

3) Knuuti J, et al: 2019 ESC Guidelines for the diagnosis and management of chronic coronary syndromes. Eur Heart J 41: 407-477, 2020.

（加藤 真吾）

1 基本的内容

Q03 心臓の解剖を教えてください．— 心臓の位置

- 心臓の位置と，内腔と弁の解剖図を示す（図1, 2）．

▶ 心臓の位置と解剖

　心臓は**胸骨と第2～6肋骨の背面**に位置し，左右の中間よりやや左寄りにある臓器で，ほぼ円錐形をしている．重量は約250～350gと，握りこぶしほどの大きさである．

　心臓は**右房，右室，左房，左室**の4つの部屋に分かれている．右心系（右房，右室）は左心系（左房，左室）の前方に位置し，心房はそれぞれ対応する心室の右寄りに存在する．

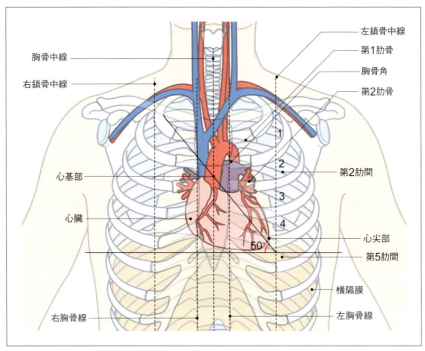

図1　心臓の位置
（文献1）を参考に作成）

心臓には**僧帽弁**，**三尖弁**，**大動脈弁**，**肺動脈弁**の4つの弁があり，これらが血液の一方向への流れをコントロールし，血液の逆流を防いでいる．特に，肺動脈弁は大動脈弁よりも高位かつ前方に位置する．

心臓は**心筋**と呼ばれる特殊な筋肉で構成されており，心室内では，**肉柱**と呼ばれる細かい筋肉性のヒダ構造が発達している．左心室の壁は右心室の壁に比べてかなり厚く，左室壁厚は成人の拡張期で7〜12mmであるのに対し，右室壁厚は2〜3mmに過ぎない．

心室内には**乳頭筋**という筋肉が突出しており，これが腱索を介して**房室弁（三尖弁，僧帽弁）**と連結して，弁の開閉をサポートしている．

心臓の表面には**冠状動脈**と**冠状静脈**が走行しており，心臓自身の血流と酸素供給を担っている．

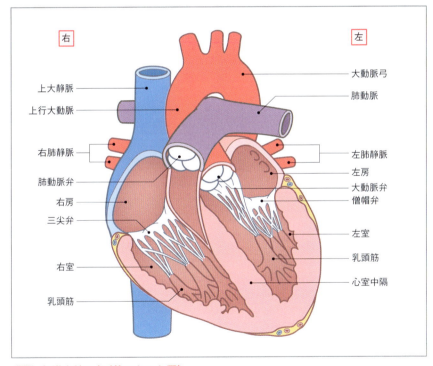

図2 心臓内腔と弁（前からみた図）
(文献1)を参考に作成)

参考文献 1) 落合慈之(監)；循環器疾患ビジュアルブック，第2版．学研メディカル秀潤社，p.5-6, 2017.

(加藤 真吾)

1 基本的内容

Q04 心臓の解剖を教えてください．
― 冠動脈

A ● 冠動脈の走行の解剖図を示す（図1）．

▶ 心臓の冠動脈の解剖

冠動脈は，**心筋に酸素や栄養分を供給するきわめて重要な血管**であり，心臓の正常な機能を維持するために不可欠である．

左冠動脈（left coronary artery；LCA）：**左Valsalva洞**から分岐し，短い主幹部（left main coronary trunk；LMT）を経て，**左前下行枝（left anterior descending artery；LAD）と左回旋枝（left circumflex artery；LCX）**に分かれる．LADは肺動脈の左側を回り，前室間溝に沿って心臓の前面を下行していく血管であり，主に左心室前壁，心尖部，心室中隔の前部を灌流する．一方，LCXは左房室間溝に沿って後方に走行し，左心室の外側壁や後壁を供給する．

右冠動脈（right coronary artery；RCA）：**右Valsalva洞**から分岐し，**右房室間溝**に沿って，心臓の右側を後方に走行する．右冠動脈は，右心房，右心室，心房中隔，および左心室の一部に血流を供給する．また，**心臓十字部**（後室間溝と房室間溝の交差点）に達し，そこから多くのケースでは**後下行枝（posterior descending artery；PDA）**が分岐し，心臓の後壁や心室中隔の後部を灌流する．

冠動脈と並行して走行する冠静脈は，心筋を灌流後の静脈血を集める．これらの静脈は最終的に**冠静脈洞（coronary sinus；CS）**に集約され，右房に接続されることで静脈血が再び全身循環に戻る．左上大動脈遺残（persistent left superior vena cava；PLSVC）などの血管奇形があると，CSは拡大する．

表1 本書に登場する主な冠動脈

和表記	英語表記	略記
左冠動脈	left coronary artery	LCA
左冠動脈主幹部	left main coronary trank	LMT
左前下行枝	left anterior descending artery	LAD
左回旋枝	left circumflex artery	LCX
右冠動脈	right coronary artery	RCA
後下行枝	posterior descending artery	PDA
後側壁枝	posterolateral branch	PLB

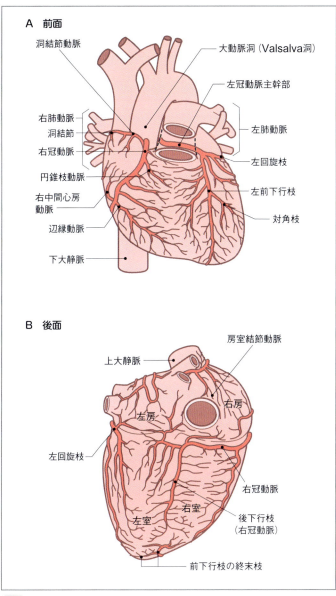

図1 冠動脈の走行
(文献1)を参考に作成)

参考文献 1) 落合慈之(監);循環器疾患ビジュアルブック,第2版.学研メディカル秀潤社, p.8, 2017.

(加藤 真吾)

1 基本的内容

Q05 心臓の解剖を教えてください.
― 弁の位置と構造

A ● 心臓の弁の位置と構造を示す（図1, 2）.

▶ 心臓の弁の位置と構造

心臓の弁は，**血液の逆流を防ぎ，心臓内および全身への血流を確保する上で重要な役割を果たしている**．心臓には**4つの主要な弁**があり，それぞれが異なる役割を担っている（図1）．

僧帽弁（mitral valve）（図2-A）：左心房と左心室の間に位置し，左心房から左心室に血液を送り込む際に開く．左心室が収縮して血液を送り出す時に閉じ，血液が逆流しないように機能する．**前尖**と**後尖**からなる．僧帽弁の動きは，**乳頭筋**と**腱索**によって制御されている．左心室が収縮する際，乳頭筋が収縮して腱索が弁尖を引っ張ることで，僧帽弁が過度に反転するのを防ぐ．これにより，血液が左心房に逆流することを防いでいる．

大動脈弁（aortic valve）（図2-B）：左心室と大動脈の間に位置し，左心室が血液を全身へ送り出す際に開く．左心室が弛緩した際には閉じ，血液の逆流を防ぐ．**右冠尖**, **左冠尖**, **無冠尖**の3つからなる．

三尖弁（tricuspid valve）（図2-C）：右心房と右心室の間に位置し，右心房から右心室へ血液が流れる時に開く．右心室が収縮する際には閉じて，血液が逆流しないように機能する．**前尖**, **後尖**, **中隔尖**からなる．

肺動脈弁（pulmonary valve）：右心室と肺動脈の間に位置し，右心室が収縮して血液を肺動脈へ送り出す際に開く．**前尖**, **右尖**, **左尖**からなる．

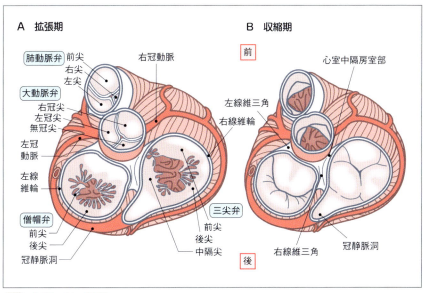

図1　心臓の弁の位置
(文献1)を参考に作成)

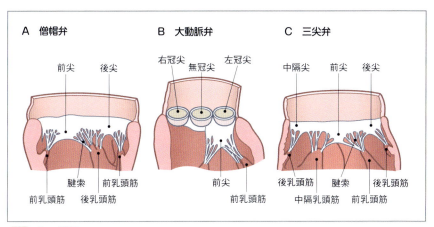

図2　弁の構造
(文献1)を参考に作成)

参考文献 1) 落合慈之(監); 循環器疾患ビジュアルブック, 第2版. 学研メディカル秀潤社, p.7, 2017.

(加藤 真吾)

1 基本的内容

Q06 心臓の解剖を教えてください．— 刺激伝達系

A ● 心臓の刺激伝達系の構造を示す（）．

▶ 刺激伝導系の主要な構造

刺激伝導系は心拍を調整し，効率的な血液の循環を維持するために必要である．以下が，刺激伝導系の主要な構造である．

洞房結節（sinoatrial node；SA node）：洞房結節は右心房の上部に位置し，心臓の自然なペースメーカとして機能している．ここで発生した電気信号が心拍のリズムを決定し，心房に電気信号を伝えて，心房の収縮を引き起こす．右冠動脈もしくは左冠動脈回旋枝から分岐する**洞結節枝**の血流支配を受ける．

房室結節（atrioventricular node；AV node）：房室結節は，右心房と右心室の間に位置している．洞房結節からの電気信号は房室結節に到達し，ここで一時的に遅延した後，心室に伝わる．この遅延は，心房が完全に収縮し，血液が心室に送られる時間を確保するために重要である．**房室結節枝**から血流支配を受ける．

房室束（ヒス束，His bundle）：房室結節からの電気信号は，ヒス束を通じて心室へ伝達される．ヒス束は，右心室と左心室に信号を送る主要な伝導路である．

右脚・左脚（right bundle branch & left bundle branch）：ヒス束から分岐した右脚と左脚は，それぞれ右心室と左心室に電気信号を伝える．これにより，心室の収縮が制御される．

Memo

▶ 徐脈性不整脈

- 洞結節や房室結節の障害によって，徐脈性の不整脈が生じる．
- 洞結節の障害では洞不全症候群（sick sinus syndrome；SSS），房室結節の障害では房室ブロック（atrioventricular block；AV block）が生じる．失神などの症状を伴う場合には心臓ペースメーカ植え込み術（pacemaker implantation）の適応となる．
- 洞不全症候群，房室ブロックともに高齢者で多いが，若年の房室ブロックには基礎心疾患として心サルコイドーシスが関与している可能性があり，診断に注意を要する．

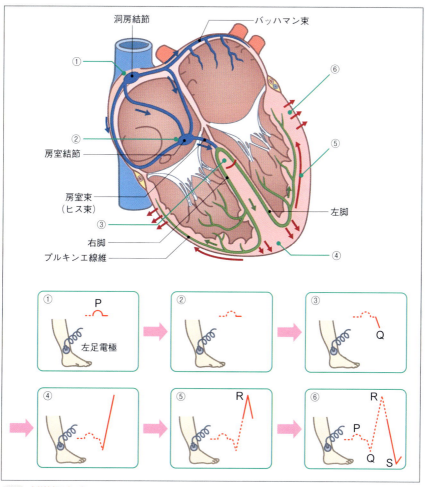

図1　刺激伝達系
①〜⑥の順に興奮が伝わる．
(文献1)を参考に作成）

　プルキンエ線維（Purkinje fibers）：右脚と左脚からさらに分岐したプルキンエ線維は，心室全体に電気信号を伝達し，心室の強力な収縮を引き起こす．これにより，心臓が効率的に血液を全身に送り出すことが可能となる．
　バッハマン束（Bachmann bundle）：右心房と左心房の間にある心筋線維の束であり，洞房結節から発生した電気的興奮を左心房に伝達する役割を担う．

参考文献 〉1）落合慈之(監）：循環器疾患ビジュアルブック，第2版．学研メディカル秀潤社，p.12, 2017.

(加藤 真吾）

1 基本的内容

Q07 血管の解剖を教えてください．

- 毛細血管の構造と動脈・静脈の走行を示す（図1, 2）．

▶ **血管の解剖**

　心臓から出た動脈は，**上行大動脈**を経由して**大動脈弓**に至る．大動脈弓から**腕頭動脈**，**左鎖骨下動脈**，**左総頸動脈**が分岐し，脳や上肢への血流を供給している．大動脈は下行大動脈となり，腹部大動脈に至る．腹部大動脈からは，腹腔動脈，上腸間膜動脈，腎動脈などが分岐し，内臓に血流を供給する．

　下肢の血流に関しては，**総腸骨動脈**，**浅大腿動脈**や**下腿三分枝（前脛骨動脈，後脛骨動脈，腓骨動脈）**が重要である．

　上大静脈は，主に上半身（頭部，頸部，腕，胸部）からの血液を集めて右心房に送る．一方，**下大静脈**は，下半身（脚，腹部，骨盤領域）からの血液を集めて右心房に送る．上大静脈と下大静脈はともに，全身の血液を心臓に戻し，循環を維持するために重要な役割を担っている．

　下肢の深部静脈は，筋肉の内部を走行し，下肢から心臓へ血液を送り返す主要な経路を担っている．主な深部静脈としては，大腿部に位置する**大腿静脈**があり，これは下肢からの血液を集めて心臓に戻すための重要な静脈である．また，膝の裏側を通る**膝窩静脈**は，下腿部の血液を集めて**大腿静脈**に合流する．さらに，**腓腹静脈**や**前脛骨静脈**，**後脛骨静脈**といった静脈は，下腿部の筋肉の奥に位置し，下腿部の深部から血液を集めて**膝窩静脈**に流れ込む．

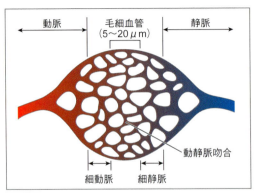

図1 毛細血管
（文献1）を参考に作成）

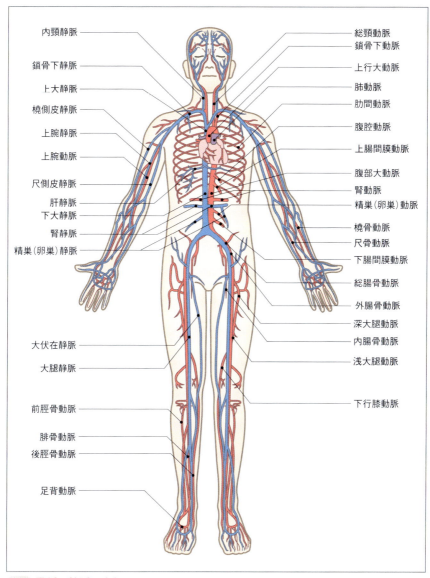

図2　動脈・静脈の走行
(文献1)を参考に作成)

参考文献 > 1) 落合慈之(監):循環器疾患ビジュアルブック, 第2版. 学研メディカル秀潤社, p.10, 2017.

(加藤 真吾)

2章
心臓CT

2 心臓CT

Q01 心臓CTの読影に最低限必要なCT解剖を教えてください．

A
- 循環器領域のCTでも，**横断像**を理解することが診断の基本となる．
- **心内腔**だけではなく，**心表面**の解剖についても理解することが必要とされる．

▶心臓CTの横断像解剖

　循環器領域においても，CT画像の評価は**横断像**が基本となっている．心臓の特徴として，心表面に冠動脈や冠静脈が走行し，**心内腔だけでなく心表面の解剖についても理解すること**が必要とされる．冠動脈の詳細な解剖に関しては他項に譲り，本項では，心臓の横断像と各方向からみた心表面の解剖について概説する．

　Valsalva洞レベル（ 図1-A, B ）：Valsalva洞が心臓の中心部に存在し，その右側に右房が，腹側に右室流出路が，背側に左房が存在する．Valsalva洞より左側に左冠動脈が分岐する．左冠動脈は主幹部を形成した後，室間溝を下行する前下行枝と，左房室間溝を走行する回旋枝に分岐する．心臓の背側には食道および左右の主気管支が認められ，この外側には両側肺動脈が認められる．右冠動脈は右Valsalva洞より腹側に分岐し，右房室間溝を下行する．大動脈弁は3弁からなり，大動脈基部は最も腹側の右冠尖，左側の左冠尖，背側右側に存在する無冠尖に分類される．

　左室の内腔が描出されるレベル（ 図1-C ）：前面に右室，左側に左室，背側に左房，右側に右房が存在する．

　左心室下面レベル（ 図1-D ）：右冠動脈の遠位側が右房室間溝〜後室間溝を走行し，後室間溝は冠動脈に伴走するようにして中心臓静脈が走行し，冠状静脈洞に合流する．

A 左冠動脈分岐レベル

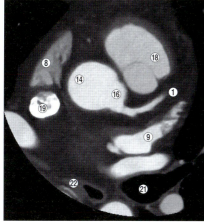

B 大動脈弁レベル

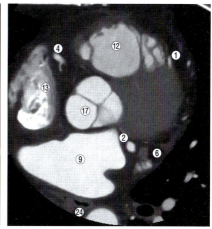

C 左心室体部レベル

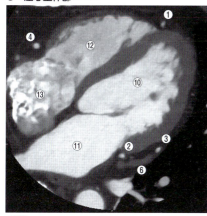

D 左心室下面レベル

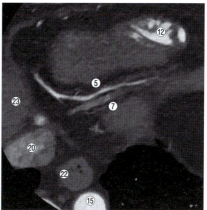

図1 CT横断像での心臓解剖

①左冠動脈前下行枝，②左冠動脈回旋枝，③左冠動脈鈍縁枝，④右冠動脈，⑤右冠動脈後下行枝，⑥大心臓静脈，⑦中心臓静脈，⑧右心耳，⑨左心耳，⑩左心室，⑪左心房，⑫右心室，⑬右心房，⑭上行大動脈，⑮下行大動脈，⑯左冠動脈洞，⑰大動脈弁，⑱肺動脈弁，⑲上大静脈，⑳下大静脈，㉑左主気管支，㉒食道，㉓肝臓

▶心表面の解剖

CT画像では心表面の構造を描出する手法として，volume rendering（VR）像が用いられることが一般的である．

心尖部を下にして前室間溝を正面視した **図2-A** では，左冠動脈前下行枝が正中に，左側に左室が位置する．左房室間溝が左側に，右房室間溝が右側に存在し，左房室間溝を回旋枝が走行する．

心尖部を下にして後室間溝を正面視した **図2-B** では，後下行枝が正中に，上方に左房および右房が，下方に左室および右室が存在し，それぞれの間に右房室間溝，左房室間溝が認められる．後室間溝と房室間溝が接する部分をCruxと呼ぶ．Cruxを右冠動脈が支配する場合を右優位，左冠動脈が支配する場合を左優位と呼ぶ場合もある．

心尖部を下にして鋭縁部を正面視した **図2-C** では，上方に右房，下方に右室が観察され，その間の右房室間溝を右冠動脈が走行する．

心尖部を下にして鈍縁部を正面視した **図2-D** では，上方に左房が，下方に左室が観察され，その間の左房室間溝を左冠動脈回旋枝が走行する．

○ ○ ○ ○ ○ ○ **Memo** ○ ○ ○ ○ ○ ○

▶ 心臓の位置は左胸？

- 「心臓は左胸にある」という俗説を耳にしたことがある方も多いことだろう．解剖や画像診断を学ぶと心臓は胸部の正中に位置していることがわかる．それではなぜ"左胸"なのだろうか．これには心臓の傾きが関係している．

- 心臓はまっすぐに立っているのではなく，斜めに横たわるように傾いている．このため心尖が左側に寄っており，左前胸部の皮下に近づくような配置となり，心音や心拍動は左胸で最も強くなる．このことが「心臓は左胸にある」という印象を与えているのである．

A 前室間溝を正面視したVR像

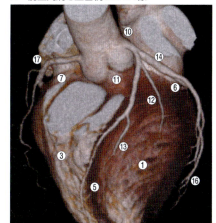

B 後室間溝を正面視したVR像

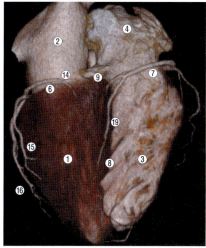

C 鋭縁部を正面視したVR像

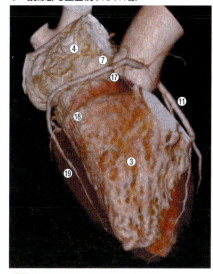

D 鈍縁部を正面視したVR像

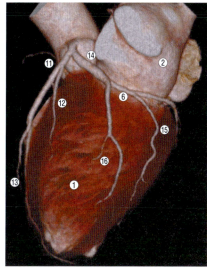

図2 心臓表面（VR像）の解剖
①左心室，②左心房，③右心室，④右心房，⑤前室間溝，⑥左房室間溝，⑦右房室間溝，⑧後室間溝，⑨Crux，⑩左冠動脈主幹部，⑪前下行枝，⑫第一対角枝，⑬第二対角枝，⑭左冠動脈回旋枝，⑮後側壁枝，⑯鈍縁枝，⑰右冠動脈，⑱鋭縁枝，⑲後下行枝

（澤村 駿吾）

2 心臓CT

Q02 心臓CTの撮影法と再構成法について教えてください．

- 低心拍症例では，**prospective ECG gating scan（心電図同期撮影法）** を使用する．
- 不整脈症例や心機能解析が必要な場合は，**retrospective ECG gating reconstruction（心電図同期再構成法）** を使用する．
- 心臓CTの再構成法は，主に**ハーフ再構成**を使用する．

▶ **心臓CTの撮影法**

　prospective ECG gating scan（心電図同期撮影法）：撮影前の心電図から心臓の静止位相を予測し，**必要な心位相にのみX線を曝射する**方法である（図1-A）．X線を限局して曝射するため，**被ばく線量を低減できる**．不整脈がない症例や，比較的低心拍の場合に用いる．検出器幅が160mmのCT装置では，心臓全体を1心拍で撮影可能である（図1-B）．

　retrospective ECG gating reconstruction（心電図同期再構成法）：すべての心位相を記録しながら撮影を行い，撮影後に任意の心位相で再構成する方法である．**すべての心位相にX線を曝射するため，prospective ECG gating scanに比べ被ばく線量が高くなる**が（図1-C），不整脈症例や心機能解析が必要な場合に有用である．また，再構成に不要な心位相に対して低線量で撮影する方法をECG-modulationという（図1-D）．

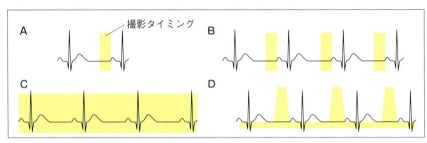

図1 心臓CTの撮影方式
A：間欠曝射方式，B：間欠曝射方式（1心拍），C：連続曝射方式，
D：ECG-modulation方式．

▶ 心臓CTの再構成法

心臓は常に拍動しており，速いシャッタースピードが要求される．これを時間分解能といい，**心臓CTは高い時間分解能が必要**となる．一般的なCT画像はX線管が1回転するデータで画像を作成するのに対して，心臓CTは約半周のデータ（ハーフデータ）で画像を作成する．これをハーフ再構成という．ハーフデータを1心拍で埋める方法を非分割式ハーフ再構成（図2-A），複数心拍で埋める方法を分割式ハーフ再構成という（図2-B）．高心拍ほど，より高い時間分解能が必要となる．**非分割式ハーフ再構成は低心拍症例に用い**，1回転時間の約半分が時間分解能となる．分割式ハーフ再構成は，複数心拍でハーフデータを分割することで時間分解能が高くなり，**高心拍症例で用いる**．しかし，心拍変動や各心拍で冠動脈の位置が異なる場合に，位置ずれによるボケが発生する[1)2)]．また，X線管が2つ搭載されたdual source CTは各X線管が90°ずれて搭載されており，ハーフデータを1回転時間の1/4で埋めることができ，**非常に高い時間分解能**が得られる（図2-C）[3)]．

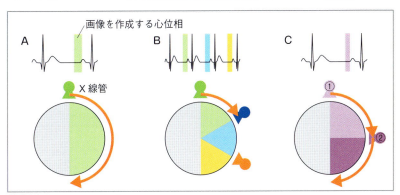

図2 心臓CTの再構成法
A：非分割式ハーフ再構成，**B**：分割式ハーフ再構成，**C**：dual source CT．

Memo

▶ **心臓CTの重要ポイント**
- 心臓CTでは心拍数が低いほど被ばくが減り，静止画像が得られるため，心拍コントロールが重要である．
- 心拍数を下げる目的で，β遮断薬を用いることも考慮する．

参考文献
1) Ohashi K, et al: Examination of the optimal temporal resolution required for computed tomography coronary angiography. Radiol Phys Technol 6: 453-460, 2013.
2) Abbara S, et al: SCCT guidelines for performance of coronary computed tomographic angiography: a report of the Society of Cardiovascular Computed Tomography Guidelines Committee. J Cardiovasc Comput Tomogr 3: 190-204, 2009.
3) Johnson TRC, et al: Dual-source CT cardiac imaging: initial experience. Eur Radiol 16: 1409-1415, 2006.

（長谷川 伸明）

2 心臓CT

Q03 dual energy CTについて教えてください．

A
- dual energy CT (DECT) は，**2つのX線エネルギー**で撮影する方法である．
- **物質の同定**や**造影コントラスト強調**など様々な解析が可能である．

▶ dual energy CT (DECT) とは

一般的なCTでは，1つのX線エネルギーを使用し，物質ごとのX線減弱をCT値として画像化している．しかし，X線減弱は物質密度やX線エネルギーにより変化するため，**異なる物質でも同じCT値を示すことがある**．DECTは，異なる2つのX線エネルギーで撮影し，物質ごとの**X線エネルギーに対するX線減弱の変化を取得することで，物質を同定**できる（図1）．

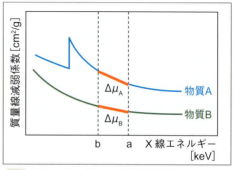

図1　X線エネルギーとX線減弱係数
物質AとBについて，X線エネルギーに対するX線減弱の変化（傾き）がわかると物質を同定できる．

▶ DECTでできること

DECTでは，任意のエネルギーにおける仮想単色X線画像（virtual monochromatic image；VMI）が作成できる．ヨード造影剤は，X線エネルギーが低いほどCT値が向上するため，低エネルギーのVMIを用いることで，**造影剤の減量や病変検出能の向上**が期待できる．また，物質を同定することで，

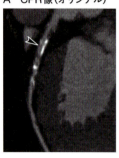

A　CPR像（オリジナル）

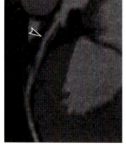

B　CPR像（石灰化除去）

図2　冠動脈石灰化の除去
A，B：石灰化（A；▶）を除去することで，狭窄の正確な評価が可能となる（B；▶）．
（みなみ野循環器病院　望月純二氏のご厚意による）

石灰化の除去や造影画像からヨード成分を抽出したヨードマップ，ヨード成分を除いた**仮想単純画像**（virtual non contrast；VNC）が作成できる（**図2**）[1]．

▶ 心筋遅延造影CTにおける活用

心筋評価において，心筋遅延造影CT（late iodine enhancement；LIE）が注目されている．しかし，LIEは造影MRIと比較して造影コントラストが低いことが課題である．その中で，**低エネルギーのVMIは，LIEのコントラスト改善に有用**である（**図3**）[2]．

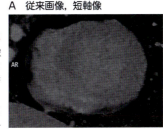
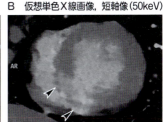

図3 60代，女性 心サルコイドーシス
A，B：従来画像（**A**）では心筋の染まりが淡いが，VMIでは造影コントラストが改善しており（**B**；▶），心サルコイドーシスと診断された．
（みなみ野循環器病院 望月純二氏のご厚意による）

A　従来画像，短軸像
B　仮想単色X線画像，短軸像（50keV）

○ ○ ○ ○ ○ ○ Memo ○ ○ ○ ○ ○ ○

▶ photon-counting detector CT（PCD-CT）とは？

- PCD-CTとは，**X線光子のエネルギーを直接カウントできる**検出器を搭載したCTであり，2つ以上のエネルギーを同時に計測できる．従来CTと異なり，エネルギー情報をもち，電気ノイズを除外することで，**低線量撮影でもノイズが少ない**画像が作成できる．

- 従来の検出器では検出器素子間に隔壁があり，空間分解能に限界があった．PCD-CTは隔壁が不要であり，**高分解能イメージング**が可能となった（**図4**）．

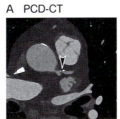
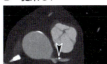

A　PCD-CT　　B　従来CT

図4 高分解能イメージング
A，B：PCD-CT（**A**）では，従来CT（**B**）よりもプラークのサイズや性状が明瞭である（▶）[3]．
（東海大学医学部付属病院 吉田亮一氏のご厚意による）

参考文献
1) Yunaga H, et al: Diagnostic performance of calcification-suppressed coronary CT angiography using rapid kilovolt-switching dual-energy CT. Eur Radiol 27: 2794-2801, 2017.
2) Kishimoto J, et al: Image quality improvements using adaptive statistical iterative reconstruction for evaluating chronic myocardial infarction using iodine density images with spectral CT. Int J Cardiovasc Imaging 34: 633-639, 2018.
3) Thomas F, et al: Technical basics and clinical benefits of photon-counting CT. Invest Radiol 58: 441-450, 2023.

（長谷川 伸明）

2 心臓CT

Q04 冠動脈のセグメント分類である AHA分類とSCCT分類について教えてください.

A
- American Heart Association (AHA) 分類は**心臓カテーテル検査**, Society of Cardiac Computed Tomography (SCCT) 分類は**心臓CT**に基づいた**冠動脈の解剖学的な分類**である.
- **SCCT分類**は放射線科医にとってCT画像から**冠動脈を評価**する際に**直感的に理解**しやすく, AHA分類よりも**末梢部分の詳細な評価が可能**である.

本項目の冠動脈にかかわる略語のフルスペルはp.26を参照.

▶冠動脈のセグメント分類の特徴

冠動脈のAHA分類とSCCT分類は, 冠動脈を解剖学的に評価するための異なる基準で, それぞれに特徴と利点がある.

AHA分類：1975年に提唱された, X線冠動脈造影に基づく15セグメントの分類である（図1）. 循環器内科医が冠動脈の解剖を理解する際に広く使用されている[1]. この分類は, X線冠動脈造影を主に使用する循環器内科医にとって標準的で馴染み深いが, 末梢冠動脈の細かい部分に関してはやや不十分であり, CT診断との互換性に限界がある.

SCCT分類：2014年に提唱された, 心臓CTの体軸断面に対応した18セグメントの分類である（図2）. 特に, 末梢の冠動脈を細かく分割している点が特徴である. この分類は, 心臓CTに基づいて作成されているため, **放射線科医にとってCT画像から冠動脈を評価する際に直感的に理解しやすく, AHA分類よりも末梢部分の詳細な評価が可能**である[2]. しかし, 循環器内科医は従来のX線冠動脈造影に基づくAHA分類に慣れているため, SCCT分類は十分に認知されているとはいいがたい.

このように, AHA分類は15セグメントに基づきX線冠動脈造影を主とした伝統的な手法で, 循環器内科医に適しているのに対し, **SCCT分類は18セグメントに基づき心臓CTを中心に診断を行う放射線科医に適した詳細な分類法**であり, 特に, **末梢の冠動脈の評価に優れている**. したがって, 使用される専門分野や診断目的によって, これらの分類が使い分けられることが重要である.

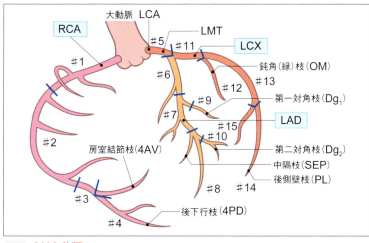

図1 AHA分類
(文献1)を参考に作成)

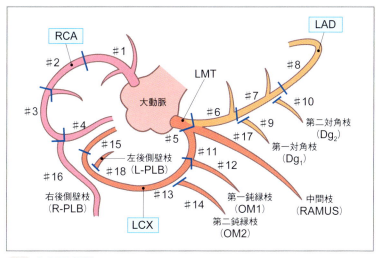

図2 SCCT分類
(文献2)を参考に作成)

参考文献 1) Austen WG, et al: A reporting system on patients evaluated for coronary artery disease. Report of the Ad Hoc Committee for Grading of Coronary Artery Disease, Council on Cardiovascular Surgery, American Heart Association. Circulation 51 (4 Suppl) : 5-40, 1975.
2) Leipsic J, et al: SCCT guidelines for the interpretation and reporting of coronary CT angiography: a report of the Society of Cardiovascular Computed Tomography Guidelines Committee. J Cardiovasc Comput Tomogr 8: 342-358, 2014.

(加藤 真吾)

2 心臓CT

Q05 冠動脈CTの画像処理について教えてください．

- 冠動脈は，細く長く蛇行しながら走行するため，通常の横断面のみでの評価は困難である．
- 冠動脈病変の評価は，以下のような複数の画像処理を用いて多角的に評価する：volume rendering (VR)，maximum intensity projection (MIP)，curved planar reconstruction (CPR)．

▶ volume rendering (VR) (図1-A)

冠動脈の走行を含めた心臓全体像の立体的把握に適している．VRとは，被写体の表面情報のみを利用して3次元表示させるのではなく，被写体のCT値という内部情報を反映させて3次元表示させたものである．VRの3次元表示は，閾値，不透明度 (opacity)，色，明るさなどの設定により陰影処理を行う．このため，作成される3D画像の表示結果は閾値と不透明度の設定に影響される．

▶ maximum intensity projection (MIP) (図1-B)

冠動脈造影検査 (coronary angiography；CAG) に近い画像を提供できるため，石灰化の有無と狭窄の評価に適している．また，MIPは任意の投影方向からの投影経路中の最大CT値を投影面に反映する．このため，投影経路中の最大CT値以外の情報は反映されない．この最大値のみを反映するという特性上，奥行き感がなく前後関係を判断しづらい画像となる．

▶ curved planar reconstruction (CPR) (図1-C)

最も重要な画像で，蛇行する冠動脈1枝を同一平面上に描出し，冠動脈の血管壁を含めた内腔評価ができる．プラークや石灰化部分またはステント挿入後の血管径や病変長の計測ができる．CPRとは，蛇行する冠動脈内腔の中心をトレースし，蛇行する血管に合わせたMPR表示する方法である．また，冠動脈内腔の中心をトレースしたものを直線的に引き延ばして直線状に表示したものを，stretched-CPRと呼ぶ (図1-D)．stretched-CPRを確認することにより，正確に冠動脈内腔中心をトレースしているかを確認することもできる．CPR像に直交する断面

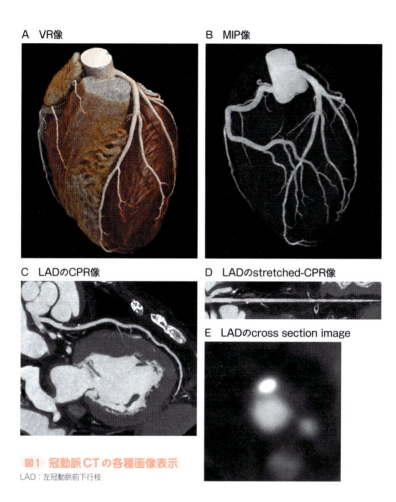

図1 冠動脈CTの各種画像表示
LAD：左冠動脈前下行枝

をcross section imageと呼び，病変部の内腔評価に用いる（図1-E）．これにより，ステント内腔石灰化，プラークの分布を確認できる．血管内超音波（intravascular ultrasound；IVUS）像に近い画像を得ることができる．

Memo
▶ ワークステーションによる冠動脈解析
- 冠動脈CTの画像処理は，最適な心位相で撮影されたボリュームデータをワークステーション内の冠動脈解析アプリケーションで処理させることにより，自動的に構築される．この冠動脈解析には，本項で示した各画像表示方法の他，狭窄率やプラークの性状を評価するプラーク解析など様々な解析を行うことができる．

（泉　敏治）

2 心臓CT

Q06 冠動脈のパターン分類（右優位，左優位）について教えてください．

- 冠動脈のパターン分類には，**右冠動脈優位型**，**左冠動脈優位型**，**バランス型**の3つのタイプがある．
- 冠動脈には**解剖学的なバリエーションが大きい**ため，これら3つのパターンを理解して評価を行うことが重要である．

本項目の冠動脈にかかわる略語のフルスペルはp.26を参照．

▶ 冠動脈のパターン分類の特徴

冠動脈のパターン分類には，右冠動脈優位型，左冠動脈優位型，バランス型の3つのタイプがある．人口の約70～80％が右冠動脈優位型，約5～10％は左冠動脈優位型，約10～20％は右冠動脈（RCA）と左回旋枝（LCX）の両方から供給されるバランス型である（表1）[1]．この分類のポイントは，心臓背面の解剖にある．心臓背面には，後下行枝（PDA）領域と後側壁枝（PLB）領域が存在する．右冠動脈優位型では，PDA領域とPLB領域の両方をRCAが栄養している（図1-A）．左冠動脈優位型では，これら2つの領域ともにLCXが栄養している（図1-B）．一方，バランス型の冠動脈では，PDA領域はRCA，PLB領域はLCXが栄養している（図1-C）．これらの情報をもとに冠動脈のパターン分類を行う．

冠動脈には解剖学的なバリエーションが大きいため，これら3つのパターンを理解して評価を行うことが重要である．

表1 冠循環のパターン分類

	頻度	PDA	PLB
右優位型（right dominant type）	7～80％	RCA	RCA
左優位型（left dominant type）	5～10％	LCX	LCX
バランス型（balance type, co-dominant type）	1～20％	RCA	LCX

参考文献
1) Shriki JE, et al: Identifying, characterizing, and classifying congenital anomalies of the coronary arteries. RadioGraphics 32: 453-468, 2012.
2) Leipsic J, et al: SCCT guidelines for the interpretation and reporting of coronary CT angiography: a report of the Society of Cardiovascular Computed Tomography Guidelines Committee. J Cardiovasc Comput Tomogr 8: 342-358, 2014.

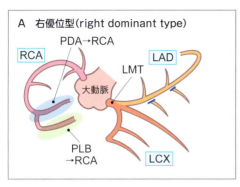
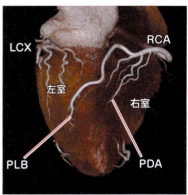
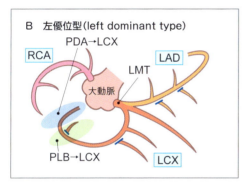
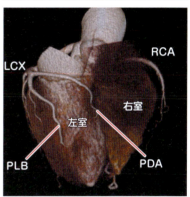
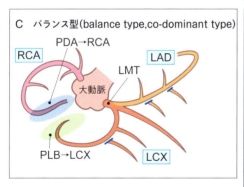
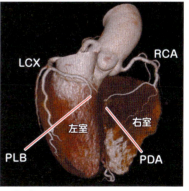

図1 冠循環のパターン分類（心臓の背面の解剖が重要）
PDA：後室間溝を通る血管．
PLB：PDAよりもやや左室寄りの血管．
（シェーマは文献2）を参考に作成）

（加藤 真吾）

2 心臓CT

Q07 冠動脈の血流支配と解剖について教えてください．

- 左前下行枝(LAD)は左室前壁中隔，左冠動脈回旋枝(LCX)，右冠動脈(RCA)は左室下壁に血流を送っている．
- 左冠動脈(LCA)は還流域が大きいため，虚血によって心原性ショックなどのポンプ失調を来す．一方，RCAは，刺激伝導系の虚血による不整脈や右室梗塞を起こす．

本項目の冠動脈にかかわる略語のフルスペルはp.26を参照．

▶冠動脈の血流支配と解剖

LCAは，左冠動脈主幹部(LMT)からLADとLCXが分岐し，これらは**心筋の広範な領域に血流を供給している**．特に，**左室前壁中隔，側壁などを栄養している**ため，左冠動脈が虚血や閉塞により障害されると，左心室のポンプ機能に重大な影響を及ぼし，心不全や重篤な心筋梗塞を引き起こす（表1）．

一方，RCAは，**左室の下壁に血流を供給している**．その他，右心室の一部や心臓の刺激伝導系（房室結節など）に血流を供給しており，その栄養領域はLCAに比べると狭いが，虚血状態に陥ると，右室梗塞や刺激伝導系に障害が生じ，徐脈や房室ブロック，不整脈（特に致死的な心室性不整脈）を引き起こす（表1）．

米国心臓協会(American Heart Association；AHA)の17セグメントモデルは，各冠動脈がどの部位を栄養しているかを示している（図1）．LADは前壁中隔を栄養しており，LCXは側壁を栄養している．LMTは前壁中隔と側壁を栄養す

表1 **左右の冠動脈の機能**

	血管の名称	支配領域	障害
LCA	左冠動脈主幹部(LMT)	前壁中隔＋側壁	ポンプ失調
	左前下行枝(LAD)	前壁中隔	
	左回旋枝(LCX)	側壁	
RCA	右冠動脈(RCA)	下壁 右室 刺激伝導系	右室梗塞 不整脈

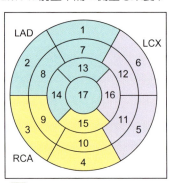

図1 **AHAの17セグメントモデル**

50

る．下壁はRCAの血流支配である．血流支配領域は冠動脈のバランス（右冠動脈優位型，左冠動脈優位型，バランス型）や解剖学的変異によって変化する．

▶SCCT分類による冠動脈のセグメンテーション[1]

SSCT分類において，RCAは，近位部〜遠位部までセグメント1〜4番の番号がつけられている．また，RCAからは洞結節枝や房室結節枝といった小さな分枝が分岐している．さらに，RCAは心筋を栄養する重要な血管であり，これが虚血に陥ると，徐脈や房室ブロックなどの不整脈の原因となることがある（図2, 3）．

LMTには5番の番号がつけられている．LADは6〜8番，第一対角枝や第二対角枝には，それぞれ9番，10番の番号がつけられている（図4）．また，LCXの基部には11番，さらに，その末梢部には13番の番号がつけられている．左心室の側壁には，12番や14番の番号が割り当てられている（図5）．また，Ramus (high lateral branch；HL) という冠動脈の分枝が，前下行枝と回旋枝の間に存在する場合があり，これは左主幹部から直接分岐する（図6）．

表2 RCAの解剖

番号	名称	部位
#1	RCA近位部	右冠動脈起始部から鋭縁部 (acute margin of the heart) までの近位部1/2
#2	RCA中間部	RCA近位部の終わりから鋭縁部まで
#3	RCA遠位部	鋭縁部から後下行枝 (PDA) まで
#4	PDA	RCAから分岐した後下行枝

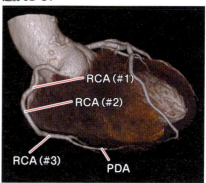

図2 RCAの解剖

表3 RCAの枝

名称	血流を送る部位	虚血で起こる障害
洞結節枝	洞結節	洞性徐脈
円錐枝	右室流出路	心室細動など
右室枝	右室自由壁	右室梗塞（顕著な低血圧）
房室結節枝	房室結節	房室ブロック（CTではみえにくい）

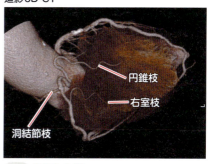

図3 RCAの枝

表4 LMT〜LADの解剖

番号	名称	部位
#5	LMT	左冠動脈起始部〜LADとLCXの分岐部まで
#6	LAD近位部	LMTの終わり〜第一中隔枝分岐部まで
#7	LAD中間部	第一中隔枝分岐部〜心尖部を2等分した近位部
#8	LAD遠位部	第一中隔枝分岐部〜心尖部を2等分した遠位部
#9	第一対角枝	対角枝（左室前壁を栄養する枝）の1本目
#10	第二対角枝	対角枝（左室前壁を栄養する枝）の2本目

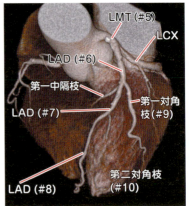

図4 LMT〜LADの解剖

表5 LCXの解剖

番号	名称	部位
#11	LCX近位部	LMTの終わり〜第一鈍縁枝（OM1）まで
#12	第一鈍縁枝（OM1）	左室側壁を走行する最初の枝（obtuse marginal branch）
#13	LCX中間部〜遠位部	OM1の終わり〜LCXの終わりもしくはPDAまで
#14	第二鈍縁枝（OM2）	左室側壁を走行する二番目の枝
#18	後側壁枝	LCXから分岐した後側壁を走行する枝

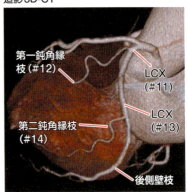

図5 LCXの解剖

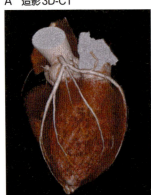
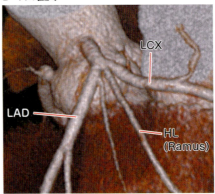

図6 高位側壁枝（high lateral branch；Ramus）

▶ **鈍縁部と鋭縁部**

　心臓には鋭縁部と鈍縁部という角が存在する．鋭縁部は右心室の角に位置し，鋭い右心室縁に沿ってRCAの枝である鋭縁枝(acute marginal branch)が走行する．一方，鈍縁部は左心室の側壁に位置し，LCXの枝である鈍縁枝(obtuse marginal branch)が走行する(図7)．

A　造影3D-CT

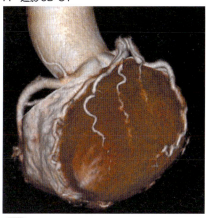

B　造影CT

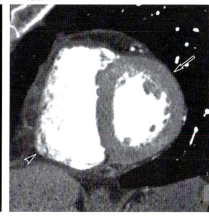

図7　鈍縁部と鋭縁部
A：冠動脈CT，VR画像
B：鈍縁部にあるのが鈍縁枝(obtuse marginal branch；→)，鋭縁部にあるのが鋭縁枝(acute marginal branch；▶)．

参考文献 ▷ 1) Leipsic J, et al: SCCT guidelines for the interpretation and reporting of coronary CT angiography: a report of the Society of Cardiovascular Computed Tomography Guidelines Committee. J Cardiovasc Comput Tomogr 8: 342-358, 2014.

(加藤 真吾)

2 心臓CT

Q08 単純CTにおける**カルシウムスコア**について教えてください．

A
- **Agatston**スコアが広く使用されており，**単純CTにおける冠動脈の石灰化の面積と最大CT値から算出される指標**である．
- 動脈硬化の非常に鋭敏なマーカーであり，**将来の心血管イベントの独立した予測因子**として用いられている．

▶ カルシウムスコアの測定法

　Agatstonらが提唱した手法（Agatstonスコア，以下カルシウムスコア）が広く用いられており，心電図同期下で拡張中期をターゲットにした単純CTから計算される．スライス厚を2.5〜3.0mmで再構成したCT画像を用いて，各スライスで**$1mm^2$以上の面積を有する130 Hounsfield Unit (HU) 以上の石灰化を対象**とし，最大CT値に応じて1〜4点に分類し，その点数と石灰化の面積を乗じて計算されるスコアを冠動脈全体で合計することで求められる（図1）[1]．この計算は，ワークステーション上で半自動的に行うことができる．

▶ カルシウムスコアの意義

　冠動脈石灰化の有無およびその量は，冠動脈硬化の重症度と相関する．カルシウムスコアは，中等度リスク群（10年間の心血管イベントリスク5〜20%）の無症状患者において，リスクの層別化に有用とされる．
　カルシウムスコアの分類は以下のとおりである[2]．
　0：Absent，>0 & <10：Minimal，≧10 & <100：Mild，≧100 & <400：Moderate，≧400：Severe，≧1000：Extensive．
　カルシウムスコア0の症例では，年間の主要心血管イベント（心臓死，心筋梗塞，脳梗塞など）の発生率が0.1%ときわめて低いのに対し，カルシウムスコア≧400の症例では1.6%と高リスクとされる[3]．したがって，**無症候患者におけるカルシウムスコア0は，長期予後の低リスク因子として特に重要である**．
　また，多くの施設では，冠動脈CTの撮影前にルーチンでカルシウムスコアを計算するための単純CTを撮影していると思われるが，**高度な石灰化が存在する症例（カルシウムスコア≧400）では，冠動脈CTの特異度が有意に低下する**[4]．このよ

A 単純CT B 単純CT

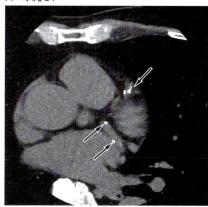
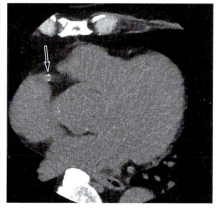

C カルシウムスコア解析画面

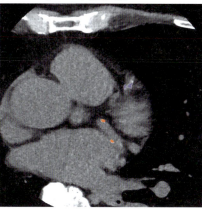

図1 70代，男性　冠動脈疾患
胸痛の精査.
A，B：右冠動脈，左冠動脈の前下行枝，回旋枝に，それぞれ石灰化を認める（→）.
C：ワークステーション上でCT値130HU以上，1mm^{2}以上の部分が，自動的に検出されている（紫色：左前下行枝，オレンジ色：左回旋枝の石灰化部分）.本症例のカルシウムスコアは，218.6と算出された.

うに冠動脈に高度な石灰化を伴う症例では，冠動脈CTを実施しても内腔の狭窄度の評価は困難となることを認識しておく必要がある.

参考文献
1) Agatston AS, et al: Quantification of coronary artery calcium using ultrafast computed tomography. J Am Coll Cardiol 15: 827-832, 1990.
2) Perrone-Filardi P, et al: Cardiac computed tomography and myocardial perfusion scintigraphy for risk stratification in asymptomatic individuals without known cardiovascular disease: a position statement of the Working Group on Nuclear Cardiology and Cardiac CT of the European Society of Cardiology. Eur Heart J 32:1986-1993, 1993a, 1993b, 2011.
3) Hecht H, et al: Clinical indications for coronary artery calcium scoring in asymptomatic patients: expert consensus statement from the Society of Cardiovascular Computed Tomography. J Cardiovasc Comput Tomogr 11: 157-168, 2017.
4) Ahn SJ, et al: Accuracy and predictive value of coronary computed tomography angiography for the detection of obstructive coronary heart disease in patients with an Agatston calcium score above 400. J Comput Assist Tomogr 37: 387-394, 2013.

〔安田 尚史〕

2 心臓CT

Q09 CAD-RADSについて教えてください．

A
- CAD-RADS (Coronary Artery Disease Reporting and Data System) は，**冠動脈CTのレポートの標準化**を目的とした**冠動脈病変のスコアリングシステム**である．
- **CAD-RADSスコア0〜5の6段階で冠動脈の狭窄度を評価**し，追加検査や治療の要否についても考えられており，**より臨床に即した指標**となっている．

▶ CAD-RADSとは

冠動脈CTのレポートの標準化を目的に，2016年にSociety of Cardiovascular Computed Tomography (SCCT)，American College of Radiology (ACR)，North American Society for Cardiovascular Imaging (NASCI) が共同でCAD-RADSを提唱した．**米国のSCCTが推奨する狭窄度分類に基づいて，CAD-RADSスコア0〜5の6段階でカテゴリー分類される**．それぞれのカテゴリーに応じて，追加検査や治療などのマネジメントへの提案も示されている．

CAD-RADS 0〜2は追加検査を必要としないが，CAD-RADS 3は機能的評価，CAD-RADS 4Aは機能的評価あるいは侵襲的冠動脈造影 (invasive coronary angiography；ICA)，CAD-RADS 4BはICA，CAD-RADS 5はICAおよびバイアビリティ評価が推奨されている．また，CAD-RADSによるカテゴリー分類は，**心血管イベントの予測にも有用**とされている[1]．

▶ 具体的な記載法

2022年に発行された最新版のCAD-RADS™ 2.0では，**冠動脈の狭窄度**をベースとして，次のようにカテゴリー分類される[2]．

CAD-RADS 0：狭窄度0% (no visible stenosis)
CAD-RADS 1：狭窄度1〜24% (minimal stenosis)
CAD-RADS 2：狭窄度25〜49% (mild stenosis)
CAD-RADS 3：狭窄度50〜69% (moderate stenosis)
CAD-RADS 4A：狭窄度70〜99% (severe stenosis) (図1)
CAD-RADS 4B：狭窄度 左主幹部≧50%もしくは3枝病変≧70% (severe

A　造影CT, MIP像　　　　B　造影CT, LADのCPR像

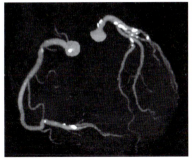
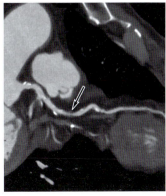

図1　70代，男性　冠動脈疾患
心筋シンチグラフィ（非提示）で前壁に虚血が疑われ，冠動脈CTを施行．
A，B：左冠動脈前下行枝（LAD）近位部に，高度狭窄（＞70％）を認める（B；→）．左右の冠動脈に石灰化プラークを認め，Agatstonスコア368であった．この症例のスコアは，CAD-RADS 4A/3Pとなる．

stenosis）
　CAD-RADS 5：狭窄度100％（total coronary occlusion or sub-total occlusion）
　CAD-RADS N：診断不能（non-diagnostic study）
　複数の狭窄病変が認められる場合には，最も狭窄度の強い病変のCAD-RADSを記載する．**CAD-RADS™ 2.0では，新たにplaque burden sub-classificationというプラーク量の項目が追加されており，P1～4に分類される**．また，付加的情報として**modifier**が併記されるが，これはS（stent；冠動脈ステント），G（graft；冠動脈バイパスグラフト），HRP（high-risk plaque；ハイリスクプラーク/不安定プラーク）が基本となる．HRPの所見として，低吸収プラーク（CT値30未満），ポジティブリモデリング，点状石灰化，ナプキンリングサインがあり，これらの所見のうち2つが認められた場合に，「ハイリスクプラークあり」と判定する．また，CT fractional flow reserve（CT-FFR）やmyocardial CT perfusion（CTP）で心筋の虚血評価がされている場合，I（ischemia）の情報も加わる．

参考文献
1) Bittner DO, et al: Prognostic value of coronary CTA in stable chest pain: CAD-RADS, CAC, and cardiovascular events in PROMISE. JACC Cardiovasc Imaging 13: 1534-1545, 2020.
2) Cury RC, et al: CAD-RADS™ 2.0 - 2022 Coronary Artery Disease-Reporting and Data System: An Expert Consensus Document of the Society of Cardiovascular Computed Tomography (SCCT), the American College of Cardiology (ACC), the American College of Radiology (ACR), and the North America Society of Cardiovascular Imaging (NASCI). J Cardiovasc Comput Tomogr 6: 536-557, 2022 .

（安田 尚史）

2 心臓CT

Q10 冠動脈ステント内再狭窄はCTで診断できますか？

A
- ステント治療後の心臓CTは，非侵襲的検査のひとつとして有用である．
- ステントによるアーチファクトの問題や石灰化の程度によっては，評価が難しい場合もある．

▶ **心臓CTでのステント内評価**

かつては，冠動脈ステント内再狭窄（in stent restenosis；ISR）の評価目的で慢性期に冠動脈造影検査が実施されていたが，現在は，**治療後ルーチンでの冠動脈造影検査は推奨されていない（推奨クラスⅢ）**[1]．しかし，ステントデバイスの向上に伴い大幅に低減はしているものの，遠隔期のISRのリスクはあり，非侵襲的検査としての心臓CTでの経過観察の意義は高いと考える（図1，2）．

▶ **心臓CTでのISRの評価の限界**

心臓CTでの評価で問題になるのが，アーチファクトである．高吸収物質や，その周辺のCT値が不正確になってしまい，**本来のサイズより膨らんで描出**されてしまう現象である**ブルーミングアーチファクト**によって，**高度石灰化やステント症例**

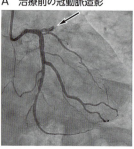
A 治療前の冠動脈造影

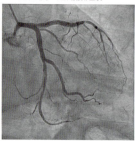
B 治療後の冠動脈造影

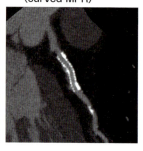
C 治療3年後の心臓CT（curved MPR）

図1 50代，男性　陳旧性心筋梗塞
A，B：心筋梗塞発症時の冠動脈造影所見（A）で，左前下行枝近位部に血栓像を伴う高度狭窄を認め（→），ステント留置術を施行した（B）．
C：治療3年後の心臓CTでは，ステント内の描出も良好であり，ISRを認めない．

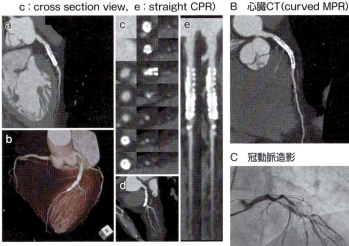

A 心臓CT(a, d：curved MPR, b：VR像, c：cross section view, e：straight CPR)

B 心臓CT(curved MPR)

C 冠動脈造影

図2 80代，男性　労作性狭心症（ステント治療歴あり）
左前下行枝中間部にステント留置後の患者で，労作時胸部圧迫感あり，心臓CTを施行．
A, B：ステントの遠位部に，プラークによる狭窄を示唆する所見を認める．
C：冠動脈造影では心臓CTの所見と一致するISR所見を認める．

での内腔評価が困難になることがある（図3）．

　留置されたステントの直径が小さいほど評価が困難であるといわれているが，3mm以上のステントを留置した症例は空間分解能などの向上により評価が可能と考えられており，冠動脈CTのよい適応と考えられている[2]．

　前述のように，冠動脈CTはISRの評価に有用であるが，ステントのサイズや留置部位，前後の石灰化の程度などにより評価困難な場合もあるため，造影剤の使用や被ばくに対する知識を十分にもった上で施行する必要がある．

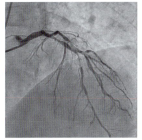

心臓CT(curved MPR)

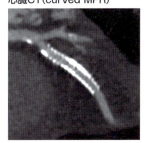

図3 60代，男性　冠動脈ステント留置後
ステントの中間部にブルーミングアーチファクトの所見を認める．

参考文献
1) Yamagishi M, et al: JCS 2018 guideline on diagnosis of cronic coronary heart diseases. Circ J 85: 402-572, 2021.
2) Sheth T, et al: Coronary stent assessability by 64 slice multi-detector computed tomography. Catheter Cardiovasc Interv 69: 933-938, 2007.

（児玉　翔）

2 心臓CT

Q11 冠動脈プラークの評価はどうして重要なのですか？

A
- プラークの性状（**石灰化**の有無，**高リスクプラーク**の有無）や，**プラークの分布**（**偏心性**か，**全周性**か）を確認することは，**血行再建**における治療方針の決定に有用である．

▶心臓CTによる冠動脈プラークの評価

　心臓CTは，冠動脈狭窄の評価だけでなく，冠動脈プラークの評価もできる．**急性冠症候群（acute coronary syndrome；ACS）の主な原因はプラークの破綻**といわれているが，病変の約7割は発症前に狭窄度は50％以下であると報告されている[1]．これらの破綻しやすいプラークは**脆弱性プラーク（vulnerable plaque）**と呼ばれ，冠動脈CTで特徴的な所見を呈する（図1）．これらの所見の特徴に関しては，2-Q12（p.62）を参照されたい．

　またカテーテル治療の適応のある症例において，心臓CTでみられる**冠動脈プラークの石灰化の有無や分布を評価しておくことは，治療方針の決定に非常に有用**である．

A 心臓CT（curved MPR）

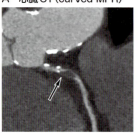

B 治療前の冠動脈造影

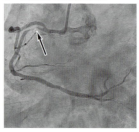

C 治療後の冠動脈造影

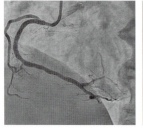

D IVUS

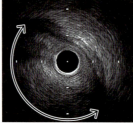

図1　60代，男性　不安定狭心症
A：右冠動脈近位部に低吸収プラーク，陽性リモデリング，微小石灰化など高リスクプラークの所見を認める（→）．
B，C：同部位に高度狭窄を認め（**B**；→），ステント留置術を施行し，改善した（**C**）．
D：プラーク内のエコーが減衰し，後方の構造がみえなくなる高リスクプラークの所見を認める（3時〜12時方向；⟷）．

IVUS：intravascular ultrasound

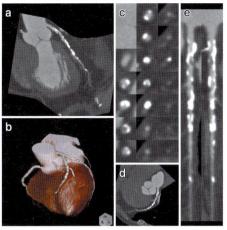
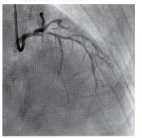
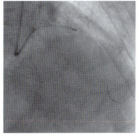
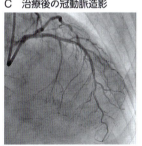

A 心臓CT（a, d：curved MPR, b：VR像, c：cross section view, e：straight CPR）
B 治療前の冠動脈造影
C 冠動脈造影（ロータブレータ）
C 治療後の冠動脈造影

図2 80代，男性　労作性狭心症
A：短軸像で，左前下行枝の中間部に全周性の高度石灰化所見を認める．
B〜D：高度石灰化病変に対して，ロータブレータを用いたデバルキング後にステント留置とした．

▶ 血行再建における治療方針決定の際の心臓CTの有用性

　虚血性心疾患の血行再建において，多枝病変や左主幹部病変は外科的バイパス術を考慮する必要がある．その際に冠動脈の重症度評価に用いられるSYNTAXスコア[2]や，慢性完全閉塞病変（chronic total occlusion；CTO）に対する経皮的冠動脈インターベンション（percutaneous coronary intervention；PCI）の難易度評価として用いられるJ-CTOスコアには，評価項目に病変部の石灰化の有無が含まれており[3]，心臓CTにおけるプラーク評価は重要である．また，高度石灰化症例に対してのPCIの際，石灰化の分布を評価しておくことで，デバルキングデバイスを要する病変かどうか，事前に治療方針を立てることが可能になる（図2）．

参考文献
1) Little WC, et al: Can coronary angiography predict the site of a subsequent myocardial infarction in patients with mild-to-moderate coronary artery disease? Circulation 78: 1157-1166, 1988.
2) Mohr FW, et al: Coronary artery bypass graft surgery versus percutaneous coronary intervention in patients with three-vessel disease and left main coronary disease: 5-year follow-up of the randomised, clinical SYNTAX trial. Lancet 381: 629-638, 2013.
3) Morino Y, et al: J-CTO Registry Investigators. Predicting successful guidewire crossing through chronic total occlusion of native coronary lesions within 30 minutes: the J-CTO (Multicenter CTO Registry in Japan) score as a difficulty grading and time assessment tool. JACC Cardiovasc Interv 4: 213-221, 2011.

〈児玉　翔〉

2 心臓CT

Q12 CTでの高リスクプラークの特徴を教えてください．

A
- CTでの不安定プラークの特徴には，**低吸収プラーク（low attenuation plaque；LAP）**，**陽性リモデリング（positive remodeling；PR）**，**ナプキンリングサイン**，**斑点状石灰化**の4つがある．
- CTでの不安定プラークの特徴，その中でも**PR**と**LAP**を併せもつ患者は，将来の**急性冠症候群（acute coronary syndrome；ACS）発症のハイリスク群**なので，適切な管理が望まれる．

▶ CTでの不安定プラークの特徴

　急性心筋梗塞や不安定狭心症といったACSは，脂質に富んだ脆弱性プラークの破綻・血栓形成によって生じ，70％は冠動脈プラークの破綻から，残り30％はプラークのびらんや石灰化結節から生じるとされている（図1）[1]．また，冠動脈プラークの破綻の多くは非閉塞部位から生じるとされ，このようなプラークは**脆弱性プラーク（vulnerable plaque）**と呼ばれる[1]．剖検例を用いた脆弱性プラークの病理組織学的研究では，PR，65μm未満の薄い線維性キャップをもつ

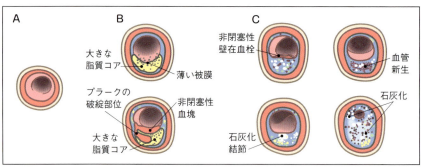

図1　脆弱性プラークとACSの発症
A：正常な血管．
B：プラークが破裂・破綻した血管（ACSの原因の約70％）．
C：石灰化した血管（ACSの原因の約30％）．
（文献1）を参考に作成）

A〜D 造影CT

A LAP

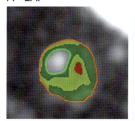

B PR

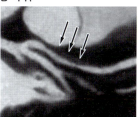

C ナプキンリングサイン

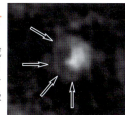

D 斑点状石灰化

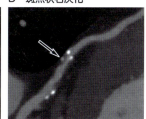

図2 高リスクプラークのCT所見
A：LAP（30HU未満の低吸収成分），**B**：PR（→）（正常より10％以上の拡大），**C**：ナプキンリングサイン（→）（周囲の高吸収域），**D**：斑点状石灰化（→）.

壊死コア，キャップ内のマクロファージ浸潤，外膜の血管新生（脈管血管），微小石灰化，斑点状石灰化などの特徴が明らかになっている[2]．冠動脈CTを用いることで，これらの所見の一部をとらえることができる．

Coronary Artery Disease Reporting and Data System（CAD-RADS™）2.0ガイドラインでは，"脆弱性プラーク"が，"**高リスクプラーク（high risk plaque）**"という用語に置き換えられた．CTでの高リスクプラークの特徴は，①**LAP**，②**PR**，③**ナプキンリングサイン**，および④**斑点状石灰化**とされている（図2）．

▶ CTの高リスクプラークの臨床的な意義

1059人の患者を対象に，CT血管造影でPRやLAPの2つの特徴をもつ動脈硬化性病変を追跡したデータがある．追跡期間（平均27か月）の間に，PRとLAPの両方をもつプラークを有する45人の患者のうち，10人（22.2％）がACSを発症した．一方，1つの特徴のみをもつ患者では3.7％，両方の特徴がない患者では0.5％がACSを発症したことが示された[3]．このように**CTにて高リスクプラークの特徴をもち，その中でもPRとLAPを併せもつ患者は将来のACS発症のハイリスク群**なので，スタチンによる脂質管理など適切な内科的治療が望まれる．

参考文献
1) Naghavi M, et al: From vulnerable plaque to vulnerable patient: a call for new definitions and risk assessment strategies: part I. Circulation 108: 1664-1672, 2003.
2) Narula J, et al: Histopathologic characteristics of atherosclerotic coronary disease and implications of the findings for the invasive and noninvasive detection of vulnerable plaques. J Am Coll Cardiol 61: 1041-1051, 2013.
3) Motoyama S, et al: Computed tomographic angiography characteristics of atherosclerotic plaques subsequently resulting in acute coronary syndrome. J Am Coll Cardiol 54: 49-57, 2009.

（加藤 真吾）

2 心臓CT

Q13 冠動脈バイパスグラフトの評価について教えてください．

A
- 冠動脈バイパス術（coronary artery bypass grafting；CABG）後のバイパスグラフトの開存の評価に心臓CTは有用であり，高い診断能をもつ．
- CABGに用いられるグラフトの種類により，開存率，読影の注意点が異なるので，術式の確認が重要である．

▶ CABGの特徴

　CABGは，**虚血性心疾患に対する冠血行再建術の代表的な方法**である．冠動脈狭窄や閉塞をバイパスすることで心筋への血流を増加させ，心筋梗塞の予防や長期予後の改善を目的としている[1]．CABGは，特に左冠動脈主幹部や多枝病変に適応される．初期には大伏在静脈グラフト（saphenous vein graft；SVG）が主流であったが，内胸動脈（internal thoracic artery；ITA）の利用により遠隔期成績が大幅に向上した．**術後の心臓CTは短時間かつ安全に包括的な評価が可能であり，グラフト開存率の診断では，感度96％，特異度96％と高い精度で閉塞や狭窄を検出できる**[2]．
　CABGは使用するグラフトの種類によって，術後の成績が大きく異なる．SVGの10年開存率は60％未満と比較的低いのに対し，ITAは85〜90％と高い開存率を示す．中でも，左内胸動脈（left internal thoracic artery；LITA）を左前下行枝（LAD）にバイパスする術式は，術後10年生存率の向上が明確に示され，現在ではCABGの標準術式として広く採用されている[1]．

▶ CABGの術前と術後の評価

　術前評価：CABG術前には，**冠動脈の高度狭窄病変の分布と位置を正確に評価することが不可欠**である．これに加えて，冠動脈石灰化の程度や冠動脈心筋内走行（ブリッジ），血管の破格（例：左上大静脈遺残）などの情報も重要である．また，**心内血栓の有無**など，冠動脈以外の情報も安全な手術のために確認が必要である．
　さらに，人工心肺のカニューレ挿入やグラフト吻合に関わる上行大動脈の状態（石灰化，粥腫，壁在血栓，解離）や，**大動脈弓部〜大腿動脈の状態，頸動脈病変の有無も，脳合併症リスクの評価に重要**である．ITAはCABGで中心的なグラフト

として用いられるため，術前に十分な径と長さを確認する必要がある．

術後評価：読影を行う前に，まず術式に関する情報を正確に把握することが重要である．動脈グラフトの場合，グラフトに沿ってクリップを認めることが多く，グラフト同定の目印になる．また，静脈グラフトの場合，大動脈との中枢側吻合部にはリング状のマーカーが配置されていることが多い．

▶ CABGの実際の読影

①グラフト内の造影効果と，②狭窄の起こりやすい吻合部の狭窄の有無を中心に評価する（図1）．**グラフト内の造影効果不良（string sign）** を示す血管は，将来的なグラフト閉塞の可能性があるので，注意を要する（図2）．また，**SVGグラフト内には，血栓形成からの狭窄を来すこともある**ので，注意を要する．胃大網動脈（gastroepiploic artery；GEA）は腹腔動脈の分枝であるが，右冠動脈のバイパス手術に使用されることがある．橈骨動脈（radial artery；RA）は遊離グラフトとして，比較的太径で十分な長さを確保できることから，SVGよりも開存率が優れているとされる．一方で，RAは筋性動脈であるため攣縮や動脈硬化を起こ

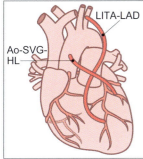
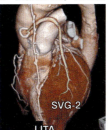
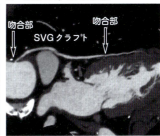
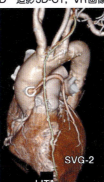

図1 70代，男性　CABG後（LITA-LAD, Ao-SVG-HL）

A：本例のシェーマ
B, C：Ao-SVG-HLはグラフト内部の造影効果は良好で，吻合部（→）にも狭窄はみられなかった．
D, E：LITA-LADに関してもグラフト内部，吻合部（→）ともに狭窄所見を認めなかった．

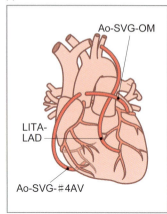
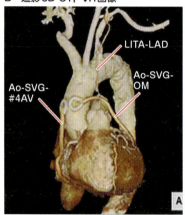
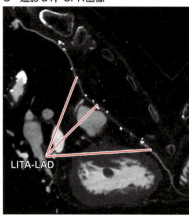
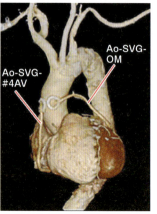

図2 60代,男性　CABG後(LITA-LAD,Ao-SVG-#4AV,Ao-SVG-OM)
A:本例のシェーマ
B,C:LITA-LADは,グラフト内部の造影効果は不良であった(string sign).Ao-SVG-#4AVとAo-SVG-OMは良好に開存していた.
D:1年後の経過観察のCTでは,LITA-LADは閉塞していた.

しやすい.また,Allenテストが陽性の場合には使用できないという制約がある.術後のグラフト開存率に関する報告では,LITAが90.2%と最も高く,次いで右内胸動脈(right internal thoracic artery;RITA)が75.6%,RAが79.3%,SVGが74.3%とされている[3].

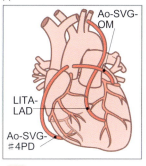
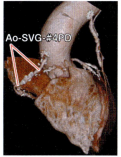
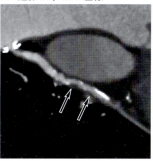

図3 50代，男性　CABG（LITA-LAD，Ao-SVG-#4PD，Ao-SVG-OM）の冠動脈CT

A：本例のシェーマ
B，C：Ao-SVG-#4PDのSVGグラフト内部に，血栓による中等度狭窄を認めた（→）．

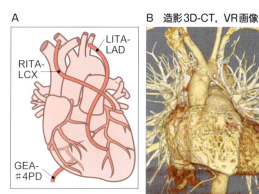
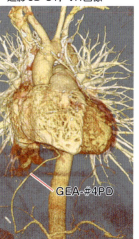
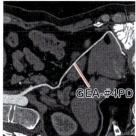
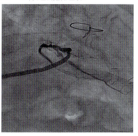

図4 60代，男性　CABG（LITA-LAD，RITA-LCX，GEA-#4PD）後

A：本例のシェーマ
B，C：胃大網動脈（GEA）グラフトの造影効果は良好である．
D：グラフトの開存が確認された．

参考文献
1) Yamagishi M, et al: JCS 2018 guideline on diagnosis of chronic coronary heart diseases. Circ J 85: 402-572, 2021.
2) Chan M, et al: A systematic review and meta-analysis of multidetector computed tomography in the assessment of coronary artery bypass grafts. Int J Cardiol 221: 898-905, 2016.
3) Taggart DP, et al: Randomized trial to compare bilateral vs. single internal mammary coronary artery bypass grafting: 1-year results of the Arterial Revascularisation Trial (ART). Eur Heart J 31: 2470-2481, 2010.

（加藤　真吾）

2 心臓CT

Q14 冠動脈起始異常について教えてください．

- 冠動脈起始異常は**稀な病態**であるが，冠動脈CTの普及に伴い，診断される頻度が上がっている．
- **右冠動脈左冠動脈洞起始**において，CTでの**右冠動脈の分岐角度が急峻**な症例では，**突然死の危険性**が高いと報告されている．

▶ 冠動脈起始異常の病態の特徴

冠動脈起始異常は比較的稀な病態で，その発生頻度は0.3〜1%と報告されている[1]．この異常は，冠動脈の起始部が通常とは異なる位置から発生し，異常な走行を取ることで心筋虚血などを引き起こす可能性がある．代表的な疾患として，①**左冠動脈肺動脈起始（Bland-White-Garland症候群）**，②**右冠動脈肺動脈起始**，③**冠動脈対側大動脈洞起始**がある．本項では，頻度の多い冠動脈対側大動脈洞起始について述べる．冠動脈対側大動脈洞起始が臨床的に問題となることが多いのは，起始異常の冠動脈が大動脈と肺動脈の間を走行するケースである．この異常は，**若年者における突然死の危険因子**として知られている．

右冠動脈左冠動脈洞起始の症例（図1, 2）では，右冠動脈が大動脈と肺動脈間を走行している．心筋虚血の発症機序は，異常走行する冠動脈が大血管である大動脈と肺動脈に挟まれることによる圧迫，冠動脈の異常起始部での急激な屈曲，さらに，**冠動脈起始部が大動脈壁内を走行することで入口部が狭窄**し，**血流が障害**されることが虚血の原因となる[2]．

欧米のガイドラインでは，冠動脈異常による虚血症状がある場合，または運動負荷試験で虚血が証明された場合，手術適応は推奨クラスⅠとされている[3]．わが国における多施設共同研究によると，特に40歳以下の男性，スポーツ活動に従事する人々，そして**右冠動脈の分岐角度が30°以下の急角度（acute take-off angle）をもつ症例では，突然の心停止の危険性が高い**ことが明らかになっている[4]．このような症例は，虚血性心疾患や致命的な不整脈のリスクが増加するため，早期の診断と適切な治療が重要である．

A 造影3D-CT，VR像	B 造影CT

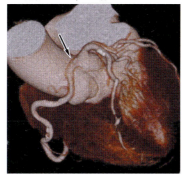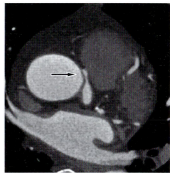

図1 60代，男性　右冠動脈左冠動脈洞起始
A：右冠動脈は左Valsalva洞から起始し（→），大動脈‒主肺動脈間を走行し，房室間溝に至る（右冠動脈左冠動脈洞起始）．
B：冠動脈には，軽度の石灰化が散見される（→）．

A 造影3D-CT，VR像	B 造影CT

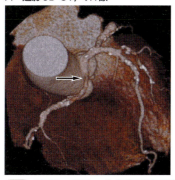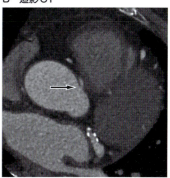

図2 70代，男性　右冠動脈左冠動脈洞起始
A，B：右冠動脈は左Valsalva洞から急峻な角度で起始し（→），大動脈‒主肺動脈間を走行し，房室間溝に至る（右冠動脈左冠動脈洞起始）．

参考文献
1) Namgung J, et al: The prevalence of coronary anomalies in a single center of Korea: origination, course, and termination anomalies of aberrant coronary arteries detected by ECG-gated cardiac MDCT. BMC Cardiovasc Disord 14: 48, 2014.
2) Gersony WM: Management of anomalous coronary artery from the contralateral coronary sinus. J Am Coll Cardiol 50: 2083, 2084, 2007.
3) Stout KK, et al: 2018 AHA/ACC guideline for the management of adults with congenital heart disease: a report of the American College of Cardiology/American Heart Association task force on clinical practice guidelines. Circulation 139: e698-e800, 2019.
4) Nagashima K, et al: Anomalous origin of the coronary artery coursing between the great vessels presenting with a cardiovascular event (J-CONOMALY Registry). Eur Heart J Cardiovasc Imaging 21: 222-230, 2020.

（加藤 真吾）

2 心臓CT

Q15 冠動脈CTのレポートの書き方について教えてください．

● Coronary Artery Disease Reporting and Data System (CAD-RADS™)は，冠動脈CTのレポートを**標準化**するためのシステムである．**冠動脈の狭窄度**を一貫して評価・分類することで，**診断の再現性と正確性の向上**を目的としている．

▶冠動脈CTのレポートの書き方

2016年に複数の心血管関連学会により，『CAD-RADS™』が策定され，広く使用されるようになった．続いて2022年には，『CAD-RADS™ 2.0』が公開された[1]．**CAD-RADS™は，狭窄度を基準にカテゴリ分けが行われるシステム**である（p.56参照）．

冠動脈CTの空間分解能は1%刻みで狭窄を評価するには十分ではないため，狭窄度は，ある程度の幅をもたせて記載する必要がある．狭窄度は，狭窄の近位部および遠位部の正常血管径の平均値を基準として計算される（**図1**）．狭窄度はスコア0〜5に分類されているが，高度狭窄のうち，左冠動脈主幹部（left main coronary trunk；LMT）病変および三枝病変は，CAD-RADS 4Bとして区別されている．CAD-RADS™ 2.0では，狭窄度分類によって，以下のように解釈（安定胸痛／急性胸痛）が示されている[1]．

CAD-RADS 0：CADなし／ACSは非常に考えにくい
CAD-RADS 1：軽微（minimal non-obstructive CAD）／ACSは非常に考えにくい．
CAD-RADS 2：軽微（minimal non-obstructive CAD）／ACSは考えにくい．
CAD-RADS 3：中等度（moderate stenosis）／ACSの可能性がある．
CAD-RADS 4Aおよび4B：高度狭窄（severe stenosis）／ACSが考えやすい．
CAD-RADS 5：完全閉塞／ACSが非常に考えやすい．
CAD-RADS N：閉塞性冠動脈疾患が否定できない／ACSが否定できない．

複数の狭窄が認められる場合には，最も狭窄度の強い病変のCAD-RADSを記載する．冠動脈の慢性完全閉塞（chronic total occlusion；CTO）の場合には，

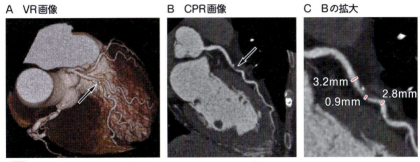

図1 50代，男性　狭心症（CAD-RADS 4A/P2）
A, B：LAD近位部の対角枝分岐部に，石灰化プラーク（calcified plaque）と有意狭窄を認める（→）.
C：狭窄度は70～99％と判断される.
正常な近位部の径：3.2mm，狭窄部：0.9mm，正常な遠位部の径：2.8mm
正常な近位部と遠位部の平均径＝（3.2＋2.8）/2＝3.0mm，
狭窄度（%）＝（3.0－0.9）/3.0＝70%

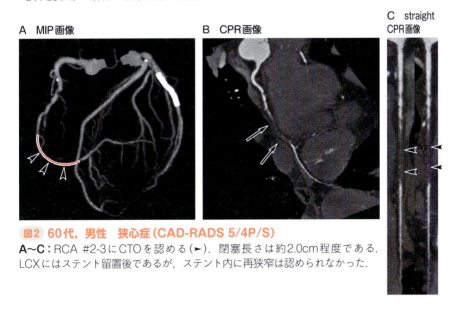

図2 60代，男性　狭心症（CAD-RADS 5/4P/S）
A～C：RCA #2-3にCTOを認める（▶）．閉塞長さは約2.0cm程度である．
LCXにはステント留置後であるが，ステント内に再狭窄は認められなかった．

CAD-RADS 5を記載する（図2）．

　CAD-RADS™ 2.0では，新たに**"plaque burden sub-classification（プラーク負荷のサブ分類）"が導入**された．近年，狭窄部だけでなく冠動脈全体のプラーク量に注目する必要性が高まり，その評価として，以下の4段階の分類とそれぞれに応じたカルシウムスコア／視覚的評価が導入された[1]．

P1(mild)：1〜100/1〜2本の血管に軽度のプラークを認める.

P2(moderate)：101〜300/ 1〜2本の血管に中程度のプラーク，3本の血管に軽度のプラークを認める.

P3(severe)：301〜999/3本の血管で中程度のプラークを，1本の血管で重度のプラークを認める.

P4(extensive)：＞1000/ 2〜3本の血管に重度のプラークを認める.

特に，P3(severe)以上が重要である．例えば，P3はカルシウムスコア301〜999に相当し，冠動脈3枝に中等度以上のプラークが存在し，うち1枝に高度なプラーク集積が認められる状態と定義されている．また，付加的情報として"modifier"が併記され，**表1** [1]の4つが特に重要である.

高リスクプラーク(HRP)の所見としては，①低吸収プラーク(low attenuation plaque；LAP, CT値30HU未満)，②陽性リモデリング(positive remodeling；PR)，③ナプキンリングサイン(napkin ring sign)，④斑点状石灰化(spotty calcification；SC)の4つが挙げられる．通常，**これらの所見のうち2つ以上が認められた場合に，高リスクプラークと判定**する.

さらに，**CAD-RADS 2.0では，虚血(ischemia：I)と例外(exceptions：E)の2つが新たな分類として追加**された.

Iは，CT-FFRや負荷心筋CT perfusionを用いて虚血を評価した際に追加される指標である．Eは，動脈硬化以外の原因によって冠動脈狭窄が生じた場合に使用され，具体的には冠動脈奇形や起始異常による狭窄が該当する.

表1 modifierの定義

modifier	定義
N	non-diagnostic(診断不能)
S	stent(冠動脈ステント)
G	graft(冠動脈バイパスグラフト)
H	high-risk plaque(脆弱/不安定プラーク)

(文献1)を元に作成)

参考文献 1) Cury RC, et al: CAD-RADS™ 2.0 - 2022 Coronary Artery Disease-Reporting and Data System: an expert consensus document of the Society of Cardiovascular Computed Tomography (SCCT), the American College of Cardiology (ACC), the American College of Radiology (ACR), and the North America Society of Cardiovascular Imaging (NASCI). J Cardiovasc Comput Tomogr 16: 536-557, 2022.

(加藤 真吾)

2 心臓CT

Q16

CT-FFRについて教えてください.

A
- CT-FFRは，**CT画像の冠動脈データを用いてスーパーコンピュータ**で**数値流体力学（computational fluid dynamics；CFD）解析**を行うシミュレーションである．
- **冠動脈狭窄の1〜2cm遠位**の値を採用することが多い．
- カテーテルのFFRと同様に，**CT-FFRで0.80以下**であれば虚血を疑う．

▶ 冠血流予備量比（fractional flow reserve；FFR）と虚血

冠動脈の形態的な狭窄度ではなく，**虚血に基づいてステント治療などの血行再建を行う**ことで，患者の予後が改善することが知られている[1]．したがって，治療戦略を決定するためには，虚血の有無を診断することが重要である．虚血の診断法は複数あるが，カテーテルを用いて診断する方法がFFRの計測である．FFRの計測では先端に圧センサーがついたガイドワイヤを挿入し，負荷薬剤を投与して狭窄前後の圧を測定する．**FFRは狭窄後の圧を狭窄前の圧で除した値**で定義される（**図1**）．近年では，コンピュータの計算能力が向上したため，CT画像の冠動脈データを用いてスーパーコンピュータでCFD解析を行うことで，FFR値を推測することが可能となった[2]．カテーテルFFR，CT-FFRのいずれも，**0.80以下で虚血ありと判断する**．

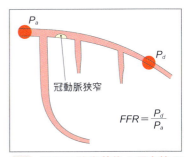

図1 FFRは狭窄前後の圧力比で定義される

$$FFR = \frac{P_d}{P_a}$$

▶ CT-FFRの特徴

CT-FFRは，心臓CTデータを用いてシミュレーションを行うため，**追加の被ばくや薬剤使用がないことが利点**である．また，一度の解析で，冠動脈の主要な枝のすべてを同時にシミュレーションすることができる．現在，わが国で保険償還されている手法では，院外のスーパーコンピュータを用いて計算を行い，数時間程度で結果が返ってくる．なお，カテーテルでは遠位部のFFR値を採用することが多い一方，**CT-FFRでは狭窄の1〜2cm遠位の値を採用する**ことが多い（**図2**）．遠位

A 心臓造影3D-CT

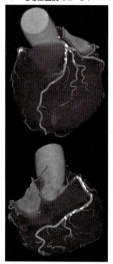

B 各冠動脈のCPR像（左からRCA, LAD, LCX）

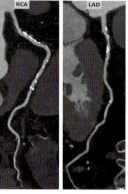

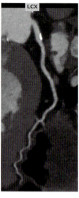

C CT-FFR像

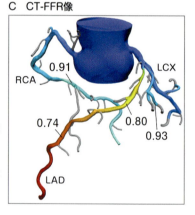

図2　70代，男性　LADに虚血を伴った狭窄
胸痛のため施行した心臓CT．
A：冠動脈には3枝とも動脈硬化が目立つ．
B：RCAとLCXの狭窄は軽度であるが，LADには中等度狭窄があり，形態から虚血の有無を判断することは難しい．
C：RCAとLCXのCT-FFRは0.80を超えていたが，LADは狭窄後に0.80と有意に低下を示した．
RCA：右冠動脈，LAD：左冠動脈前下行枝，LCX：左冠動脈回旋枝

のCT-FFR値は，実際よりも低下することが経験的に知られているからである[2]．

▶ 心臓CTの画質とCT-FFR

　CT-FFRは冠動脈の形態を基にシミュレーションを行うため，**画質不良の場合には適切な解析ができない**．ニトログリセリンで血管を十分に拡張することや，高心拍の場合にはモーションアーチファクト抑制のためにβ遮断薬を使用することが重要である．また，**高度石灰化の場合には特異度が低下する**傾向にある[3]．

参考文献
1) Tonino PAL, et al: Fractional flow reserve versus angiography for guiding percutaneous coronary intervention. N Engl J Med 360: 213-224, 2009.
2) Nørgaard BL, et al: Coronary CT angiography-derived fractional flow reserve testing in patients with stable coronary artery disease: recommendations on interpretation and reporting. Radiol Cardiothorac Imaging 1: e190050, 2019.
3) Nørgaard BL, et al: Influence of coronary calcification on the diagnostic performance of CT angiography derived FFR in coronary artery disease: a substudy of the NXT trial. JACC Cardiovasc Imaging 8: 1045-1055, 2015.

（富澤　信夫）

2 心臓CT

Q17 遅延造影CTについて教えてください．

- **造影平衡相**（造影剤投与後7分以降）で行う**心電図同期撮影**である．
- 心臓MRIの代替手段として，**CTによる心筋評価**が可能である．
- 遅延造影（late iodine enhancement；LIE）を視覚的に評価する．

▶ 遅延造影CTとは

近年，**心臓CTによる心筋評価**の実用化が進められており，心臓MRIの代替手段としての活用が期待されている．心臓CTによる心筋評価は，**通常の造影CTプロトコール（冠動脈CTや体幹部造影CTなど）に平衡相の心電図同期撮影を追加する**だけのシンプルな手法である（図1）．この**遅延造影CT画像でLIEを観察**することにより，主に心筋線維化を評価することができる（図2）．心臓CTのLIEと

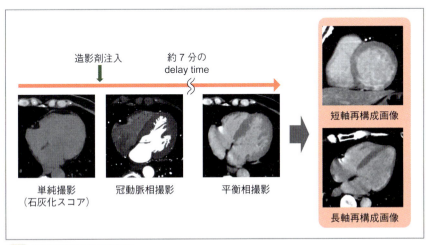

図1 遅延造影CTの概要
通常の心臓CT検査（単純撮影および冠動脈相撮影）に平衡相の心電図同期撮影を追加することで，LIEを多断面で詳細に観察することができる．

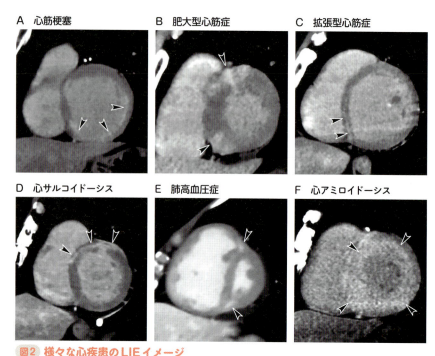

図2 様々な心疾患のLIEイメージ
A〜F：LIEのパターン（►）を評価することで，様々な心疾患の診断に役立つ．

心臓MRIの遅延造影（late gadolinium enhancement；LGE）の一致率は95％と高く，心不全の原因究明における遅延造影CTの有用性が報告されている[1]．

▶ 遅延造影CT撮影のポイント

　心臓CTのLIEは，心臓MRIのLGEと比べてコントラスト分解能が劣るため，撮影や画像再構成の工夫が必要である．**低管電圧撮影**（80kVや100kV）や**dual energy撮影の仮想単色X線低エネルギー画像**（40〜55keV）を用いることで，LIEのコントラスト分解能を向上できる[2)3)]．2層検出器システムのdual energy CT装置を使用した研究報告では，仮想単色X線50keV画像やヨード密度画像によるLIEイメージは，定量的・定性的画質に優れており，心臓MRIによるLGEイメージとの病変一致度も高い（κ＝0.90）と報告されている[3)]．造影剤量は500〜600mgI/kg程度，放射線被ばく線量は2.5〜5.0mSv程度が妥当と考えられる．撮影タイミングは，造影剤投与7分以降が適切と考えられる[4)]．画像ノイズを低減するため，**フル再構成**の使用が望まれる．また，冠動脈用関数（高コントラスト用）を用いるのではなく，**軟部用関数（低コントラスト用）**を使用すべきである．

○　○　○　○　○　**Memo**　○　○　○　○　○

▶ **遅延造影CTの観察**

● 遅延造影CTの観察には，左室短軸再構成画像（スライス厚約5mm）を用いる．その際，単純CTと造影CT冠動脈相を同様に作成し，LIEイメージの左室短軸再構成画像と揃えて観察することが有用である（図3）．

A～C　左室短軸再構成画像
A　単純CT　　　　　B　造影CT（冠動脈相）　　　C　LIEイメージ

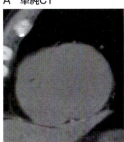 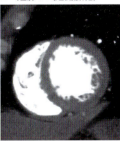 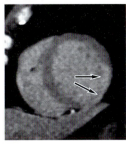

図3　遅延造影CTの観察方法
A～C：遅延造影CTを読影する際には，単純CT（**A**），造影CT冠動脈相（**B**），およびLIEイメージ（**C**；→）の左室短軸再構成画像を揃えて観察することが有用である．

参考文献
1) Andreini D, et al: Comprehensive evaluation of left ventricle dysfunction by a new computed tomography scanner: the E-PLURIBUS study. JACC Cardiovasc Imaging 16: 175-188, 2023.
2) Aikawa T, et al: Delayed contrast-enhanced computed tomography in patients with known or suspected cardiac sarcoidosis: a feasibility study. Eur Radiol 27: 4054-4063, 2017.
3) Oda S, et al: Myocardial late iodine enhancement and extracellular volume quantification with dual-layer spectral detector dual-energy cardiac CT. Radiol Cardiothorac Imaging 1: e180003, 2019.
4) Zhang H, et al: CT for the evaluation of myocardial extracellular volume with MRI as reference: a systematic review and meta-analysis. Eur Radiol 33: 8464-8476, 2023.

（尾田 済太郎）

2 心臓CT

Q18 心筋perfusion CT (CTP) について教えてください．

- 心筋CTPは，**心筋虚血の診断**に用いられる検査である．
- 心筋CTPでは，薬剤を用いて心筋に負荷をかけた状態で造影剤を投与し，**心筋の造影効果**を観察する．
- 心筋CTPでは，心筋虚血は負荷時の**心内膜下優位の低吸収域**として描出される．

▶ 心筋perfusion CT (CTP) の適用症例

慢性冠症候群 (chronic coronary syndrome；CCS) は，冠動脈の動脈硬化が進展し有意狭窄を来すことで心筋虚血を引き起こし，胸部症状を呈する病態である．冠動脈CTは，冠動脈狭窄の診断において高い陰性的中率をもち，CCSのリスクが中等～高度の症例における第一選択検査として使用されている[1]．しかし，冠動脈狭窄が必ずしも心筋虚血を引き起こすわけではない．心筋虚血のない症例に対して冠動脈ステント治療など侵襲的治療を行うと，かえって予後が悪化することが知られており，CCSにおいて心筋虚血の評価は重要である[2]．

心筋CTPは，**薬剤負荷をかけた状態で造影剤を投与し，心筋の造影効果を観察することで心筋虚血を評価する検査法である**．冠動脈CTで有意狭窄が認められ心筋虚血の評価が必要な症例や，CCSの高リスク患者で冠動脈狭窄と心筋虚血を同時に評価したい症例に，特に有用と考えられる．

心筋CTPは従来の負荷心筋血流シンチグラフィよりも診断能が高く，予後評価にも有用であると報告されている[3]．

▶ 心筋perfusion CT (CTP) の撮影法と画像所見のとらえ方

心筋CTPには，**1時相のみ撮影を行うstatic CTP**と，**複数回の連続撮影を行うdynamic CTP**の2種類の撮影法がある（**図1**）．心筋CTPの評価は定性評価が基本であり，心筋虚血は心内膜下優位の低吸収域として描出される（**図2**）．

dynamic CTPでは，**myocardial blood flow (MBF)** という定量指標が算出できるため，**定性評価に加え，定量的な心筋血流評価が可能**になる．そのため，dynamic CTPでは，定性的に心筋虚血が疑われる領域のMBFが，他領域と比

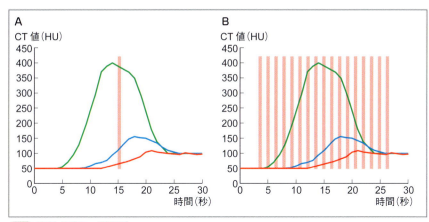

図1 心筋CTPの撮影法
A：1時相のみ撮影を行うstatic CTP．
B：複数回の連続撮影を行うdynamic CTP．
それぞれ，大動脈（——），正常心筋（——），および虚血心筋（——）の時間-濃度曲線と，撮影タイミング（■）を示している．

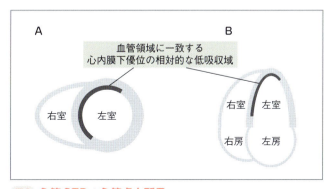

図2 心筋CTPの心筋虚血所見
左前下行枝（LAD）領域の心筋虚血のシェーマ（**A**；左室短軸像，**B**；左室四腔像）．心筋虚血は，血管支配領域に一致する心内膜下優位の相対的な低吸収域として描出される（黒色）．

較して相対的に低下しているかどうかも併せて確認する．また，冠動脈CTが既に撮影されている場合には，心筋CTPの低灌流領域が冠動脈支配領域に一致するかどうかを確認することも重要となる（図3）．

A　RCAのCT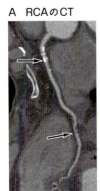

B　LADのCT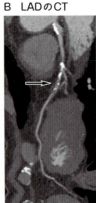

C　LCXのCT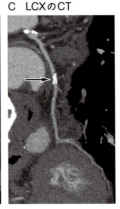

D　負荷時CTP定性画像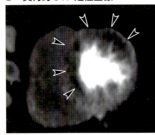

E　負荷時CTP定性画像（MBF）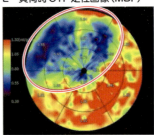

F　心臓CTとMBFマップのfusion像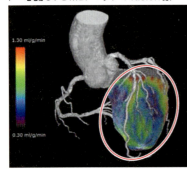

図3　70代，男性　LAD，LCX領域の心筋虚血症例

A〜C：RCA#1，#3（**A**），LAD#6，#7（**B**），LCX#13（**C**）に，有意狭窄が疑われる（→）．

D, E：前壁中隔〜側壁の心内膜下に低吸収域が認められ（**D**；▶），同領域のMBFも低下している（**E**；○印）．

F：LADとLCXの支配領域に一致した心筋血流低下が確認できる（○印）．

RCA：右冠動脈，LAD：左冠動脈前下行枝，LCX：左冠動脈回旋枝

参考文献
1) Nakano S, et al: JCS 2022 Guideline focused update on diagnosis and treatment in patients with stable coronary artery disease. Circ J 86: 882-915, 2022.
2) Sud M, et al: Association between adherence to fractional flow reserve treatment thresholds and major adverse cardiac events in patients with coronary artery disease. JAMA 324: 2406-2414, 2020.
3) Tanabe Y, et al: Computed tomographic evaluation of myocardial ischemia. Jpn J Radiol 38: 411-433, 2020.

（吉田 和樹，田邊 裕貴）

2 心臓CT

Q19 CTの細胞外容積分画（ECV）評価について教えてください．

A
- 細胞外容積分画（extracellular volume fraction；ECV）は，心筋障害の定量的指標である．
- CTのECV算出法には，**サブトラクション法**と**ヨード法**がある．
- CTのECVは，特に**心アミロイドーシス**の診断に有用である．

▶ CTのECVとは

心臓MRIのT1マッピングを用いて算出されるECVは，**心筋組織の細胞外容積の割合を示す指標**である．特に，心筋組織の線維化や間質へのアミロイド沈着などの病的な変化を，定量的に評価するために広く用いられている．遅延造影CT（p.75-77, 2-Q17参照）のデータを使用することで，CTでもECVを算出することができる[1]．近年のメタ解析により，CT-ECVとMRI-ECVの間に良好な一致と高い相関が報告され，**MRIの代替手段としてCT-ECVが注目を集めている**[2)3)]．臨床使用では，**心アミロイドーシスの診断において特に有用**である（図1）[4]．

A　大動脈弁狭窄症のCT-ECV

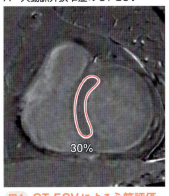

30%

B　心アミロイドーシスのCT-ECV

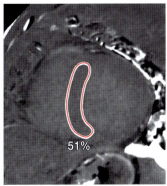

51%

図1 CT-ECVによる心筋評価
A, B：大動脈弁狭窄症（A）と心アミロイドーシス（B）はいずれも心肥大を引き起こし，臨床像も類似している上，両者を合併することもある．心アミロイドーシスでは，心室中隔のECVが40%を超えることが多く，診断にきわめて有用である．

▶ CT-ECVの算出法

CTによるECVの算出法には，**single energy CTで実施可能な心筋の造影効果に基づいたサブトラクション法**と，**dual energy CTのヨード密度値に基づいたヨード法**の2つの方法がある（図2）．サブトラクション法では造影前と造影後の心電図同期撮影データが必要なのに対し，ヨード法は造影後のヨード密度画像だけで解析できる．

遅延造影CTでは，左室側壁や下壁，心尖部でアーチファクトの影響を受けやすく，ECVの精度が低下する可能性がある．ECVの計測においては，左室中間部〜心基部レベルの心室中隔での計測値が最も精度が高いため[2]，非虚血性心筋症を対象とする場合は，この部位での測定が推奨される．心腔との境界領域では，部分容積効果（パーシャル・ボリュームエフェクト）やモーション・アーチファクトの影響が懸念されるため，やや中層側の心筋で計測すべきである（図1）．

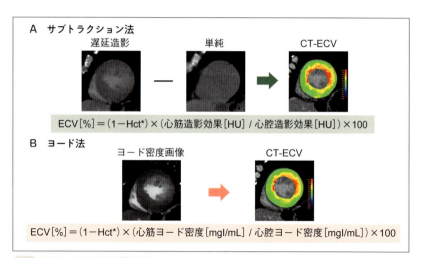

図2 CTによるECV算出法

A：サブトラクション法は，通常のsingle energy CT装置を用いて実施できる利点がある一方，造影前と造影後（平衡相）の2つの画像が必要となり，それぞれの画質や位置のズレ（ミスレジストレーション）がECV値に影響を及ぼす可能性がある．
B：ヨード法は，dual energy CTを使用して実施する．平衡相のヨード密度画像のみを用いるため，ミスレジストレーションの問題を生じない．＊Hct：ヘマトクリット

参考文献
1) Oyama-Manabe N, et al: Myocardial late enhancement and extracellular volume with single-energy, dual-energy, and photon-counting computed tomography. J Cardiovasc Comput Tomogr 18: 3-10, 2024.
2) Zhang H, et al: CT for the evaluation of myocardial extracellular volume with MRI as reference: a systematic review and meta-analysis. Eur Radiol 33: 8464-8476, 2023.
3) Han D, et al: Cardiac computed tomography for quantification of myocardial extracellular volume fraction: a systematic review and meta-analysis. JACC Cardiovasc Imaging 16: 1306-1317, 2023.
4) Kato S, et al: Clinical utility of computed tomography-derived myocardial extracellular volume fraction: a systematic review and meta-analysis. JACC Cardiovasc Imaging 17: 516-528, 2024.

（尾田 済太郎）

2 心臓CT

心臓周囲脂肪の評価について教えてください．

- 心臓周囲脂肪の量や質（CT値）と，**冠動脈疾患，心不全，不整脈**との関係が研究されている．
- 臨床的に心臓周囲脂肪を評価する必要がある状況は，**心外膜アブレーション前**などがある．

▶ CTでは心臓周囲脂肪が目に留まる

　2000年代にわが国に急速に普及した冠動脈CTは，循環器内科の日常診療を大きく変えた．心電図が同期された心臓のCT画像を数多く目にした循環器内科医，放射線科医は，肥満患者においていかに心臓が大量の脂肪に囲まれているかを目の当たりにし，その評価法や病態との関係に注目が集まった．その創成期に，**心臓周囲脂肪量と冠動脈プラーク性状**[1]**，プラーク量**[2]**，左室拡張能**[3]**との関係，心臓周囲脂肪CT値と冠動脈疾患との関係**[4]がそれぞれ明らかになった（**図1**）．現在は，多くの画像解析ワークステーションで心臓周囲脂肪量の自動解析アプリケーションが使用できる．

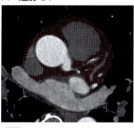
A　造影CT

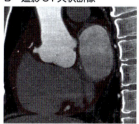
B　造影CT矢状断像

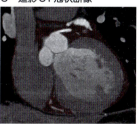
C　造影CT冠状断像

図1 ウインドウ幅（WW）150HU，ウインドウ中心（WC）−120HUで抽出した心臓周囲脂肪

▶ 心疾患との関連

　心臓周囲脂肪と心疾患の病態生理とのかかわりを整理するには，文献5）が有用である．大きく3つに分けて，**冠動脈疾患，心不全，不整脈**との関係が示唆されている（**図2**）．心臓周囲脂肪，そのうち冠動脈周囲脂肪の炎症は冠動脈の外膜側から，コレステロールやリポ蛋白を介した炎症は血管内皮側から，冠動脈硬化に相加的にかかわるとされる．冠動脈周囲脂肪の炎症をCT値で評価する試みは，かなり

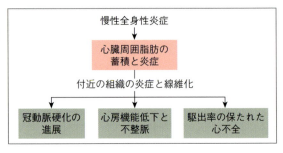

図2 心臓周囲脂肪と心疾患の病態生理の関係

心臓周囲脂肪は，慢性的な全身性炎症障害が冠動脈硬化の進展，心房機能低下と不整脈，および駆出率の保たれた心不全を引き起こす効果の仲介役として機能する可能性がある．

大規模な観察研究で示されている（▶Memo）．心臓周囲脂肪の存在自体による機械的な圧迫や，脂肪の炎症による心筋の線維化および微小血管障害が左室拡張機能障害をもたらし，心不全発症に関与する可能性がある．心臓周囲脂肪の炎症が心房筋の炎症や伝導障害を招き，不整脈の器質となる可能性もいわれている．ただし，心不全との関係においては，高度な肥満患者の少ないアジア人や左室駆出率の低下した心不全では，心臓周囲脂肪が有害であるというエビデンスは乏しい．"肥満パラドックス"や心臓悪液質という観点も合わせると，心臓周囲脂肪の存在を理由に患者に減量を強いる根拠は乏しいと考えられる．心不全患者においては，心臓周囲脂肪の量は左室駆出率と正相関する傾向があった[6]．

心臓周囲脂肪と病態との関係のほとんどは研究段階であり，臨床的に心臓周囲脂肪の評価を必要とされる場面は多くはないが，**不整脈に対し心外膜アブレーションが考慮される場合**がある．10mm以上の心臓周囲脂肪がある部位では，カテーテルからの高周波が到達せず有効でないといわれている[7]．

Memo

▶ 冠動脈周囲脂肪減衰指標（perivascular fat attenuation index；FAI）

- Lancet誌に掲載されたCRISP-CT研究，ORFAN研究などで注目された，冠動脈周囲脂肪組織で計測されたCT値．これらの研究では，冠動脈内径と同じ距離の範囲で計測されており，その値は冠動脈疾患疑い患者の心イベントを予測した．

参考文献
1) Konishi M, et al: Association of pericardial fat accumulation rather than abdominal obesity with coronary atherosclerotic plaque formation in patients with suspected coronary artery disease. Atherosclerosis 209: 573-578, 2010.
2) Konishi M, et al: Total coronary artery plaque burden measured by cardiac computed tomography is associated with metabolic syndrome. J Atheroscler Thromb 18: 939-945, 2011.
3) Konishi M, et al: Accumulation of pericardial fat correlates with left ventricular diastolic dysfunction in patients with normal ejection fraction. J Cardiol 59: 344-351, 2012.
4) Konishi M, et al: Pericardial fat inflammation correlates with coronary artery disease. Atherosclerosis 213: 649-655, 2010.
5) Packer M: Epicardial adipose tissue may mediate deleterious effects of obesity and inflammation on the myocardium. J Am Coll Cardiol 71: 2360-2372, 2018.
6) Konishi M, et al: Simultaneous fat and bone assessment in hospitalized heart failure patients using non-contrast-enhanced computed tomography. J Cardiol 67: 92-97, 2016.
7) Desjardins B, et al: Effect of epicardial fat on electroanatomical mapping and epicardial catheter ablation. J Am Coll Cardiol 56: 1320-1327, 2010.

（小西 正紹）

2 心臓CT

Q21 心房中隔欠損症（ASD）のCTでの評価について教えてください．

A
- **欠損孔の位置，形態**を評価する．
- **他の先天性心疾患との合併**の有無を確認する．

▶ 心房中隔欠損症（atrial septal defect；ASD）とは

ASDとは，**左右の心房を隔てる心房中隔に欠損孔が存在し，短絡を認めるシャント疾患**である．出生後に肺呼吸となり左房圧が上昇すると，左右シャントを生じるようになり，右心室の拡大や肺血流の増加を認める．心房細動などの不整脈合併や心不全発症を認めるようになり，重症症例では肺血管抵抗上昇による肺高血圧症を伴い，右左シャントとなるEisenmenger症候群を合併し予後不良となる．症状に乏しく，心雑音のみの症例では成人期まで診断されず，他疾患の精査目的に行った造影CT検査で偶発的に指摘される症例が増加している（**図1**）．

治療としては外科的閉鎖術や，近年ではデバイスを用いた**経皮的心房中隔欠損閉鎖術**が行われている．心不全症状の出現や肺体血流比2.0以上で，侵襲的治療が検討される．

A　冠動脈造影CT　　B　冠動脈造影CT（angio graphic view）

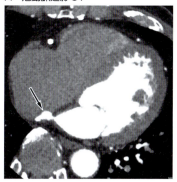
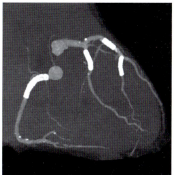

図1　60代，男性　心房中隔欠損症（二次孔型）
ステント留置後の再狭窄評価目的に冠動脈造影CTを施行．
A，B：横断像で心房中隔の頭側に欠損孔と，左房から右房への造影剤の流入を認める（**A**；→）．
二次孔型の頻度はASDの約70％と最多であり，心房中隔の発生異常により生じる．

▶ ASDのパターンと他の先天性心疾患との合併

欠損部位から主に，二次孔型，一次孔型，静脈洞型，冠静脈洞型に分類される（図2）．最も多くみられる先天性心疾患のひとつであり，**部分肺静脈還流異常（partial anomalous pulmonary venous return；PAPVR）**（図3）や**左上大静脈遺残（persistent left superior vena cava；PLSVC），心室中隔欠損症（ventricular septal defect；VSD）**など他の先天性心疾患との合併がみられる．古くから心臓超音波検査や心臓カテーテル検査による評価が行われているが，近年では，検者間の差が小さく視野制限の少ないCTやMRIが，非侵襲的に繰り返し行える検査として評価に用いられている．

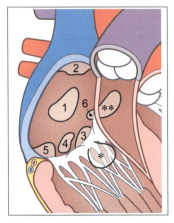

図2 ASDの欠損部位パターン
1：二次孔型，2：上大静脈洞型，3：一次孔型，4：冠静脈洞型，5：下大静脈洞型，6：左室右房短絡．＊：inlet VSD，＊＊：membranous VSD．
(文献1)を参考に作成)

A 心臓造影CT　　B 3D-CT

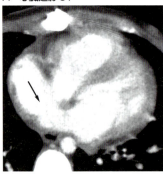
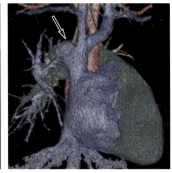

図3 6歳，女児 PAPVRを合併したVSD（静脈洞型）

心臓超音波検査でASDを疑われ，精査目的に心臓造影CTを施行．
A，B：ASDとともに，右肺静脈が上大静脈に連結するPAPVRの合併を認める（→）．
静脈洞型の頻度はASDの10％以下で，上大静脈の連結部レベルに欠損孔を有する上位欠損と，下大静脈側に欠損孔を有する下位欠損が存在する．PAPVRを高頻度に合併するため，治療方針決定のために画像による合併の有無の確認が重要である．

参考文献 1) Tobis J , et al: Percutaneous treatment of patent foramen ovale and atrial septal defects. J Am Coll Cardiol 60: 1722-1732, 2012.

（山本 篤志，長尾 充展）

2 心臓CT

Q22 心室中隔欠損症（VSD）の評価について教えてください．

A
- 心室中隔欠損孔の**サイズ，部位**を同定する．
- **Eisenmenger症候群**のリスクと，VSDの**合併症**に留意する．

▶ 心室中隔欠損症（ventricular septal defect；VSD）と画像所見

VSDは，全出生の約1％に発生する最も頻度の高い先天性心疾患である．心室中隔は，形態的に膜性中隔と筋性中隔に分類される．VSD発生は膜性中隔に多く，1〜2歳の半数以上で自然閉鎖する．膜様部欠損で10％程度，筋性部欠損で40％程度に自然閉鎖が起こるのに対し，**漏斗部型（図1）や流入部型は自然閉鎖しにくい**．Kirklinらの分類[1]に基づいた欠損孔の評価が治療方針に重要となる．心エコーで死角となる**膜様部型VSDは，冠動脈CTで偶然発見される機会が増えている**（図2）．

▶ Eisenmenger症候群

左右短絡が三尖弁より前に存在するVSDは，Eisenmenger症候群を来すリスクがある．Eisenmenger症候群では，肺血管抵抗の増大に伴う肺高血圧は不可逆性で，治療が困難となる．MRIの位相コントラスト法は非造影で，主肺動脈の血流

A 心電図非同期造影CT	B 心電図非同期造影CT	C 造影3D-CT
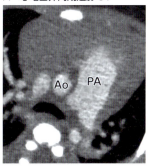	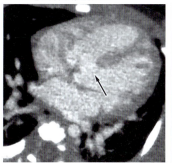	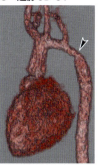

図1 生後20日，男児　大動脈縮窄症合併のVSD
A：大動脈（Ao）に比べ肺動脈（PA）は拡張している．
B：欠損孔7mmの漏斗部VSDを認める（→）．
C：大動脈弓部遠位は径4mmに狭小化し（▶），大動脈縮窄症を合併している．

(Qp)と上行大動脈の血流(Qs)を測定し，Qp/Qsを算出する有用な手法となり，Qp/Qs＞1.5と左右シャント量の多い患者に対し閉鎖術が優先される．

▶ VSD続発症と鑑別診断

漏斗部型VSDのように弁下で筋層のない症例では，シャント血流によって大動脈右冠尖が右室側に逸脱・変形を起こし，弁接合不全から大動脈弁逆流を来すことがある．また，VSDが線維組織で閉鎖される過程で左室圧が加わり，20%程度に心室中隔瘤が形成される（ 図2 ）．**右室二腔症**は，漏斗部より下位に発達した異常筋束により，高圧の三尖弁側と低圧の肺動脈側に分けられる．**70～80%の患者に，膜様部型VSDの合併が認められる**（ 図3 ）．

図2 60代，男性　大動脈閉鎖不全を伴うVSD
家族性高コレステロール血症あり．
A，B：冠動脈評価目的のCTで，膜様部に3mmの欠損孔と右室側に突出する長径20mmの中隔瘤を認める（→）．右冠尖は下方へ偏位し，軽度の大動脈閉鎖不全を伴う．

A　心電図同期造影CT
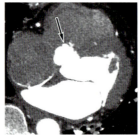

B　心電図同期造影CT冠状断像
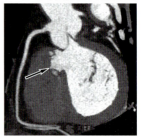

A　造影CT
　　右室流出路長軸断像
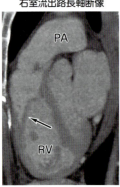

B　造影CT冠状断像
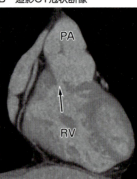

C　シネMRI
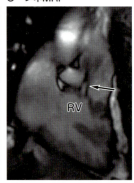

図3 40代，女性　膜様部型VSD自然閉鎖後，右室二腔症
労作時息切れあり，三尖弁閉鎖不全を指摘．
A：右室（RV）流出路と基部中隔を結ぶ肥厚した筋束があり（→），右室流出路は二分されている．
B：交通部分は前後12mmである（→）．
C：交通部分から流出路へ収縮時加速流が発生している（→）．
右心カテーテルで100mmHg以上の右室内圧較差があり，右室二腔症と診断された．

A～C 頭側→尾側
A 心電図同期造影CT

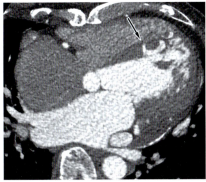

B 心電図同期造影CT

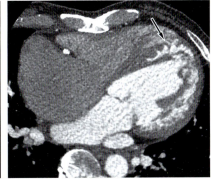

C 心電図同期造影CT

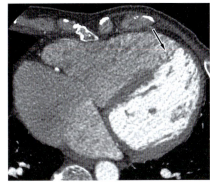

図4 50代，男性　左室緻密化障害
心室頻拍がある．
A～C：中隔筋性部の菲薄化と複数の欠損孔があり，心室間に交通がみられる（→）．左室側壁～心尖部にかけて，網目状の肉柱形成と深い間隙がある．心臓カテーテルで左右短絡は指摘できず，左室緻密化障害と診断された．

　左室緻密化障害では，菲薄化する中隔筋層に深い間隙を形成し心室間交通を呈することがあり，筋性部型VSDとの鑑別に注意する（図4）．

参考文献 1) Kirklin JK, et al: Surgical management of multiple ventricular septal defects. J Thorac Cardiovasc Surg 80: 485-493, 1980.

（長尾 充展）

2 心臓CT

Q23 Fallot四徴症（TOF）の評価について教えてください．

- Fallot四徴症（tetralogy of Fallot；TOF）の**四徴**と**体肺側副血行路**を評価する．
- **肺動脈弁逆流率**と**右室容積**を測定する．

▶ Fallot四徴症（TOF）と画像所見

TOFは，**先天性心疾患の5%を占めるチアノーゼ性心疾患**で，①**心室中隔欠損症（VSD）**，②**肺動脈狭窄**，③**右室肥大**，④**大動脈騎乗**を特徴とする（図1）．肺動脈閉鎖例では肺血流を保つため，動脈管の開存やmajor aortopulmonary collateral artery（MAPCA）と呼ばれる大動脈からの側副血行路の発達がみられる（図2）．

心内修復術は，右室流出路切除と肺動脈弁交連切開術，肺動脈狭窄が高度の場合にtransannular patch，肺動脈弁閉鎖ではRastelli術が選択される．左右肺動脈に狭窄があり，肺血流シンチグラフィでフローが健側の1/4未満に低下していれば，肺動脈形成術が検討される（図3）．ほとんどの患者が小児期に修復術を受け，生命予後は95%以上と良好に経過する．

A～D 頭側→尾側
A 心電図同期造影CT　B 心電図同期造影CT　C 心電図同期造影CT　D 心電図同期造影CT

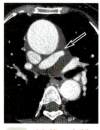 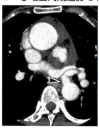 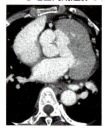 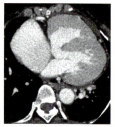

図1 40代，女性　極型TOF
A～D：肺動脈閉鎖により盲端となる右肺動脈（**A**；→）と，下行大動脈から分岐するMAPCAがある（**B**；▶），左肺門にかけて屈曲・蛇行し左肺動脈と連結している．大動脈基部の拡大と右室騎乗，VSD，右室肥大を認める．

A, B 造影3D-CT, VR像

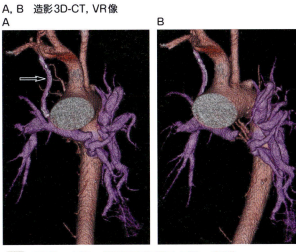

図2 40代, 女性 極型TOF（図1と同一症例）
A, B：右BT（Blalock-Taussi）シャントと右肺動脈が連結し，下行大動脈から起始するMAPCAが左肺全体を供血している（A；→）．左右肺動脈に交通はない．

A 肺血流シンチグラム（a 前面像, b 後面像）

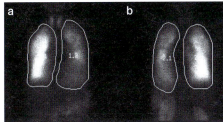

B 肺血流シンチグラム全身像 （a 前面像, b 後面像）

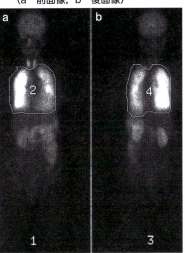

図3 40代, 女性 極型TOF（図1と同一症例）
A：左肺は下肺に比べ上肺の集積が高く，全体に右肺より集積が低下している．MAPCAによる肺高血圧の所見である．肺血流の左右比は37：63であった．
B：右左シャントにより脳，甲状腺，両腎に集積あり，肺外集積と両肺の放射能カウントから求められる右左シャント率は48％であった．

▶肺動脈弁逆流率と右室容積

遠隔期合併症である**肺動脈閉鎖不全**は長期になると右室拡大を伴い，心不全や致死性不整脈を起こし，突然死する患者もいる．このため，**半数程度に肺動脈弁置換術が実施されてきた**．ただし，人工弁の劣化により生涯にわたり複数の開胸手術が課せられる患者も少なくない．これを背景に，再開胸を回避する経カテーテル肺動脈弁留置術（transcatheter pulmonary valve implantation；TPVI）が開発され，2023年から国内で実施されている（図4）[1]．

肺動脈弁置換術は，右室機能不全が不可逆になる前の実施が望ましく，**右室拡張末期容積160mL/m^2，肺動脈逆流率25％などが適応の判断に用いられる**．肺動脈逆流率はphase contrast MRIにより，肺動脈幹の直交断面を通過する順行性血流と逆行性血流の心周期全体の波形から算出される．右室容積は，20 phase/心拍ほどのシネMRIを撮像し，心周期を通じて右室内膜をトレースし計測する．右室容積は三尖弁位置のわかる軸位断で再現性が高く測定できる．

A 4D flow MRI（TPVI前）

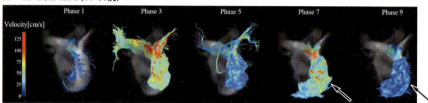

B 4D flow MRI（TPVI後）

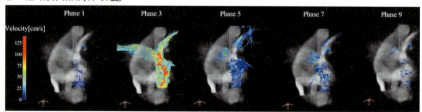

図4 40代，女性　TOFに対するTPVI前後
肺動脈弁逆流（逆流率40％）に対して，TPVIを施行．
A：TPVI前，術前拡張期に渦流を伴う大量の逆流がみられる（→）．
B：TPVI後，拡張期の逆流は消失し，肺動脈幹のサイズは縮小している．

参考文献 1）小暮智仁：経カテーテル肺動脈弁留置術．日心臓血管外会誌 53: xxvii-xxxi, 2024.

（長尾 充展）

2 心臓CT

Q24 経カテーテル的大動脈弁留置術 (TAVI) について教えてください．

A ● 経カテーテル的大動脈弁留置術 (transcatheter aortic valve implantation；TAVI) は，**有症候性の重症大動脈弁狭窄症 (aortic valve stenosis；AS) に対する治療**である．近年，TAVIの適応が拡大されており，その件数は増加傾向である．

▶ 経カテーテル的大動脈弁留置術 (TAVI) の特徴と適応

　TAVIは，2002年にフランスのDr. Alain Cribierにより初めて実施された，**重症ASに対するカテーテル治療**である．従来のSAVRとは異なり，人工心肺を用いず自己弁を取り除かずに生体弁を留置することができる治療法である．一般的に経大腿動脈 (transfemoral；TF) アプローチで行われ，**低侵襲であるため早期リハビリテーションを行うことができ，入院期間が短い**ことが特徴である (図1, 2)．

　わが国では2013年から導入されて以降，TAVI件数は年々増加し，現在，SAVR件数を上回っている．わが国では，**開心術の耐術能が低い症例や併存疾患を多数**

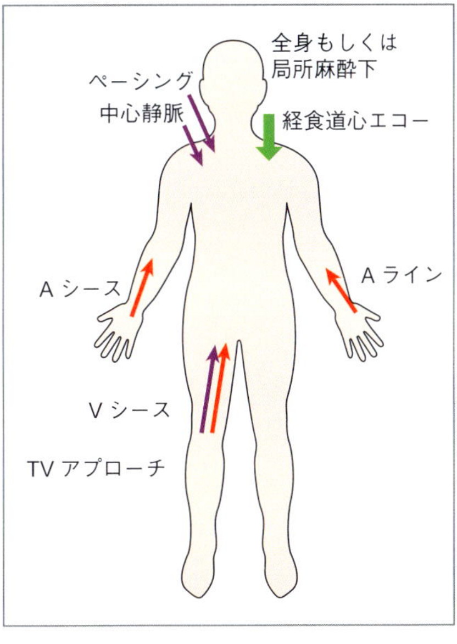

図1 当院でのTAVIの方法
全身もしくは局所麻酔下で施行．TFアプローチにより，大腿静脈に経皮的心肺補助 (percutaneous cardiopulmonary support；PCPS) 用のVシースを確保して，手首よりピッグテールカテーテル挿入用のAシースを挿入する．頸部より一時ペーシングを留置，もしくはLVワイヤでペーシングする．人工心肺を要さず短時間での手術が可能である．

A　LVワイヤー挿入　　B　弁留置

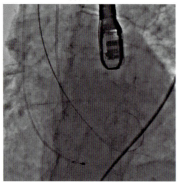
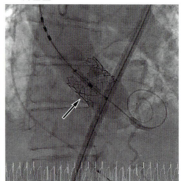

C　大動脈造影

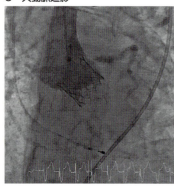

図2　TAVIの流れ
A：弁通し用ワイヤを用いて，左室にワイヤをクロスする．
B：自己拡張弁を留置する（→）．
C：最終造影で弁は良好な位置で留置されており，大動脈造影検査で大動脈弁逆流も認めず，大動脈解離や冠動脈閉塞も認めない．

有する症例，75〜80歳以上でTAVIが考慮される[1]．しかし，欧州では75歳以上[2]，米国では65歳以上でTAVIが考慮されており[3]，欧米ではより若年でTAVIが検討されている．近年では，外科手術低リスク症例や人工弁機能不全に対するvalve-in-valve TAVR，透析症例にも適応が拡大している．弁の耐久性に関しては，留置後10年後まで外科弁と同等であったとの報告もあるが，長期データはまだ十分ではない．最近，無症候性ASに対するTAVIの有効性が示され，今後の適応拡大が予想される．

▶ASと心アミロイドーシスの合併率は高い？

野生型トランスサイレチン型心アミロイドーシス（ATTRwt）は，加齢によりトランスサイレチンという蛋白の4量体が不安定となり単量体となることで，心臓の間質に沈着する疾患であり，ASと同様に高齢者で多くみられる疾患である．

近年，ASとの合併例の頻度が報告され，**TAVI患者におけるATTRwtの合併**

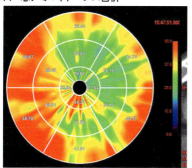 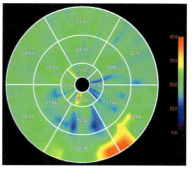

図3 CT-ECV 自験例
A：80代，男性．心アミロイドーシス合併．ECVは中隔では40％を越える著明な上昇を示す．
B：70代，男性．心アミロイドーシス合併なし．ECV 24.20％．
心アミロイドーシス合併例（A）では，ECV高値を認めることが報告されている．

頻度は8〜16％であった[4]．ATTRwtはASと同様に左室肥大，拡張障害を呈するため，心アミロイドーシスの合併が見過ごされている可能性がある．**ATTRwtでは，房室ブロックやlow flow low gradient ASの合併**が多いとされ，このような所見を認めた際には，心アミロイドーシスを疑う必要がある．ATTRwtの診断補助として，CTを用いた細胞外容積分画（extracellular volume fraction；ECV）の有用性が期待されており，TAVIの術前造影CTの際にECVを計測することで，ATTRwtをスクリーニングできる可能性がある（図3）[5]．

ATTRwt合併例は，TAVI後の心不全再入院が多いことが報告されており，弁留置後も治療介入を要する疾患である．現在のATTRwtに対する治療薬は進行抑制薬（タファミジス）であり，病勢が進行したATTRwtに対しての効果が低いことから，ASに合併したATTRwtの早期診断，早期治療が重要である[6]．

参考文献
1) Izumi C, et al: JCS/JSCS/JATS/JSVS 2020 guidelines on the management of valvular heart disease. Circ J 84: 2037-2119, 2020.
2) Vahanian A, et al: 2021 ESC/EACTS guidelines for the management of valvular heart disease. EuroIntervention 17: e1126-e1196, 2022.
3) Otto CM, et al: 2020 ACC/AHA guideline for the management of patients with valvular heart disease: a report of the American College of Cardiology/American Heart Association Joint Committee on clinical practice guidelines. Circulation 143: e35-e71, 2021.
4) Rosenblum H, et al: Unveiling outcomes in coexisting severe aortic stenosis and transthyretin cardiac amyloidosis. Eur J Heart Fail 23: 250-258, 2021.
5) Kato S, et al: Clinical utility of computed tomography-derived myocardial extracellular volume fraction: a systematic review and meta-analysis. JACC Cardiovasc Imaging 17: 516-528, 2024.
6) Maurer MS, et al: Tafamidis treatment for patients with transthyretin amyloid cardiomyopathy. N Engl J Med 379: 1007-1016, 2018.

（寺坂 謙吾，松下 絢介，日比 潔）

2 心臓CT

Q25 経カテーテル的大動脈弁留置術（TAVI）に心臓CTをどのように使うのか教えてください．

- CTは，心臓超音波検査と比較して**大動脈弁複合体の評価**に優れる．
- CTの計測を用いて，使用する**弁の種類やサイズの選択**，**術中リスク評価**を行う．

▶ 術前のCTによる評価とTAVIの合併症のリスク評価

経カテーテル的大動脈弁留置術（transcatheter aortic valve implantation；TAVI）を安全に施行するためには，術前のCTでの評価が不可欠である．CTの計測では，**大動脈弁輪部で弁輪面積や弁周囲長を計測し，人工弁の種類やサイズを決定**する（図1）．

TAVIの合併症として，**冠動脈閉塞，弁輪部破裂，大動脈解離，弁周囲逆流，房室ブロック**などがある．**冠動脈閉塞では，弁輪から冠動脈までの高さが低い症例（＜10mm）や，Valsalva洞径（sinus of Valsalva；SOV）が小さな症例（SOV径＜30mm），弁尖に石灰化が多い症例（600mm³≦）で冠動脈閉塞リスクが高い**と報告されている[1]．弁輪部破裂は，大動脈弁の石灰化量が多い症例や，左室流出路（left ventricular outflow tract；LVOT）に突出する石灰化を認める場合にリスクが増大するとされ，注意する必要がある．

TAVI弁が筋性中隔に干渉すると，房室伝導障害のリスクとなると考えられており，膜性中隔が短い症例（＜2mm）や収縮期のLVOTが大動脈弁輪よりも小さな症例では，完全房室ブロックを生じるリスクが高いと予想される[2,3]．

アクセスルートでは大口径シースが挿入されるため，必要な血管径を満たしているかを確認する．石灰化が強く蛇行している場合は，カテーテルのデリバリーに難渋することが予想される．穿刺部の前壁の石灰化や高位分岐など止血デバイスでの止血に不向きな場合は，外科的カットダウンを考慮する必要がある．大動脈の高度粥状変化や石灰化，蛇行などで経大腿動脈（transfemoral；TF）アプローチが困難な症例では，経鎖骨下動脈，経頸動脈，経上行大動脈，経心尖部アプローチを考慮する必要がある．

96

A〜E 造影CT

A annulus

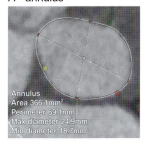

B STJ

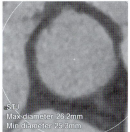

C Hockey view

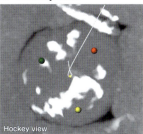

D SOV

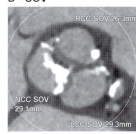

E 冠動脈高

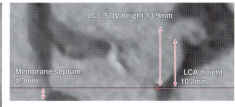

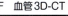

F 血管3D-CT

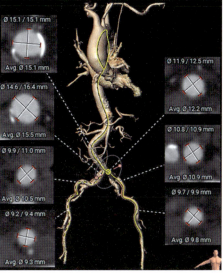

図1 TAVI術前のCT計測

A〜F：弁輪部には石灰化は認めない．Hockey viewでは三尖共に石灰化があり（**C**），無冠尖（noncoronary cusp；NCC）の石灰化が最も強いが（**D**），石灰化の程度は中等度である．洞上行大動脈移行部（sinotubular junction；STJ）に石灰化は認めない（**B**）．冠動脈の分岐は10.2mmであり（**E**），冠動脈閉塞のリスクは高くないと考えた．膜性中隔は1.3mmと短く（**E**），房室伝導障害のリスクがある．浅大腿動脈は高位分岐ではなく，大動脈に一部石灰化を認めるが，穿刺部には石灰化は認めない．血管径は5.5mm以上保たれており（**F**），TFアプローチが可能と考えられる．

本症例は弁輪部面積が366mm^{2}で（**A**），バルーン拡張型弁の23mmを選択，術後の房室ブロックが予想されたため，一時ペーシングを術前に留置し，TAVIを施行した．

参考文献 1) Khan JM, et al: Coronary obstruction from TAVR in native aortic stenosis: development and validation of multivariate prediction model. JACC Cardiovasc Interv 6: 415-425, 2023.
2) Jilaihawi H, et al: Minimizing permanent pacemaker following repositionable self-expanding transcatheter aortic valve replacement. JACC Cardiovasc Interv 12: 1796-1807, 2019.
3) Kikuchi S, et al: Ratio of left ventricular outflow tract area to aortic annulus area and complete atrioventricular block after transcatheter aortic valve replacement for aortic stenosis. Int J Cardiol 397: 131608, 2024.

（寺坂 謙吾，松下 絢介，日比 潔）

2 心臓CT

Q26 心房細動アブレーションについて教えてください．

- 心房細動（atrial fibrillation；AF）アブレーションは，肺静脈周囲の焼灼を行い電気的に隔離する**肺静脈隔離術（pulmonary vein isolation；PVI）**が行われる．
- 症候性の薬剤抵抗性の**発作性心房細動**が適応であるが，最近は，**心不全患者の予後改善効果**も示され，注目されている．

▶ 心房細動（AF）とアブレーション治療

　AFは，左心房が不規則かつ速いペースで興奮する不整脈の一種である．AFの有病率は，加齢に伴い増加する傾向があり，高齢者では特に高い[1]．心房細動は，血栓の形成や，心不全，脳梗塞のリスクを増加させるため，適切な管理と治療が重要とされている．AFの非薬物治療にカテーテルアブレーションがある．心房細動の主な原因は，肺静脈から発生する期外収縮が左房に伝わり，AFのトリガーになることである（図1）[2]．**カテーテルアブレーション治療によって肺静脈周囲を焼灼し，ブロックラインによって肺静脈と左心房を電気的に隔離**することで，期外収縮が左心房に伝播しなくなり，AFの発生を抑制できる（肺静脈隔離術；PVI）．

　PVIには様々な方法があるが，一般的には上下の肺静脈を同時に隔離する拡大肺静脈隔離術が行われている[3]．PVIはあくまで，トリガーに対する治療であり，不整脈の回路を根治しているわけではないので，特に持続性AFに関しては再発も少なくないのが現状である．最近は，**心房細動アブレーションによって重症の心不全患者の予後を改善することも知られており**，心不全患者の治療法としても注目されている[4]．

▶ 心房細動アブレーションの実際

　手技では，まずカテーテルを経皮的に大腿静脈から挿入し，心房中隔を穿刺して左心房に到達させる（ブロッケンブロー法；図2-A）．次に，肺静脈内などに電極を配置し，アブレーションカテーテルで肺静脈周囲を焼灼し，肺静脈と左心房を電気的に隔離する（図2-B）．この方法により，肺静脈内で発生した期外収縮が左心房内に伝わるのを防ぎ，AFの発症を抑制する．また，心臓CTを3Dマッピングシステムに活用することで，カテーテルアブレーションをより効果的に行うことが可能となる（図2-C）．

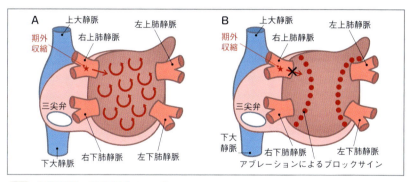

図1 心房細動の発生機序とアブレーション
A：肺静脈内で発生した期外収縮が左房に伝播することで心房細動が発生する．
B：アブレーションによるブロックライン作成によって，肺静脈と左房が電気的に隔離される．そのため，期外収縮が左房に伝播しなくなり，心房細動の発症が抑制される．

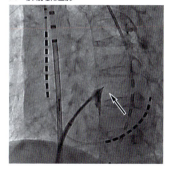

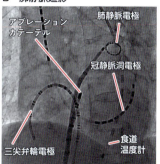

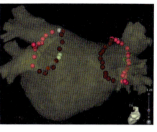

図2 心房細動アブレーションの実際
(70代，男性 発作性心房細動)
A：大腿静脈から挿入したブロッケンブロー針により心房中隔に小孔を作成し（→），右心房から左心房にカテーテルを挿入する．
B：カテーテルアブレーションに際しては肺静脈リング（電極），冠静脈洞の電極，食道温度計などの留置を行う．
C：3Dマッピングシステムに融合(merge)させたCTを用いて両側のPVIを行った．

参考文献
1) Inoue H, et al: Prevalence of atrial fibrillation in the general population of Japan: an analysis based on periodic health examination. Int J Cardiol 137: 102-107, 2009.
2) Haissaguerre M, et al: Spontaneous initiation of atrial fibrillation by ectopic beats originating in the pulmonary veins. N Engl J Med 339: 659-666, 1998.
3) Takigawa M, et al: Simultaneous isolation of superior and inferior pulmonary veins on both the left and right sides could yield better outcomes in patients with paroxysmal atrial fibrillation. Europace 17: 732-740, 2015.
4) Marrouche NF, et al: Catheter ablation for atrial fibrillation with heart failure. N Engl J Med 378: 417-427, 2018.

（加藤 真吾）

2 心臓CT

Q27 心房細動アブレーションにCTをどう使うか教えてください.

A
- CTは心房細動アブレーション前の**肺静脈の形態**, **左房の形態の評価**に用いる.
- 造影CTは**左心耳(left atrial appendage;LAA)の血栓の除外に有用**であり, 血栓が除外できた場合は**経食道心臓超音波検査を省略**できる.
- **心房粗動(atrial flutter;AFL)や上大静脈のアブレーション**にもCTは有用である.

▶ CTを心房細動アブレーションにどう使うか

　左房造影CTは, **左房の解剖学的構造や肺静脈径の評価, そして肺静脈の数や解剖学的変異を把握**するのに有用である. これらの情報は, 手技に使用するカテーテルやシース, リングの選定, さらには最適なアブレーション戦略を計画する際に役立つ. また, **造影CTでLAAの血栓を除外できれば, 経食道心臓超音波検査の省略が可能である** (図1). 左心房が著明に拡大した症例では, LAAに造影不良が生じて評価が難しいこともあるため, そのような症例では平衡相のCTを用いることが重要である. メタ解析によると, 動脈相CTのLAAの血栓検出能は感度95%, 特異度89%であった. 一方, 平衡相は感度98%, 特異度100%で血栓を同定可能であった[1]. また, 平衡相は造影後6分後の画像が, 最も診断能が高いことが示されている[2]. このように, 平衡相を撮影することによって, 多くの症例でLAAの血栓の評価が可能である.

　CTでは, 非常に小さな血栓の同定は困難である. 血栓の疑いがある, もしくは評価が困難な症例では, 経食道心臓超音波検査による精査が必要である. 心房細

A　血栓のない左心耳の造影CT　B　血栓のある左心耳の造影CT

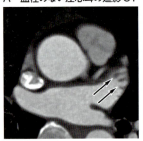
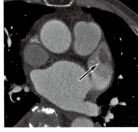

図1 造影CTによるLAA血栓の評価
(A, Bは別症例)
A：櫛状筋が観察される(→).
B：左心耳内部に類円形の病変が認められる(→). 経食道心臓超音波検査で血栓と確認された.

A 左房造影3D-CT 背面像　　B 右房造影3D-CT 側面像　　C 上大静脈〜右房造影 3D-CT 側面像

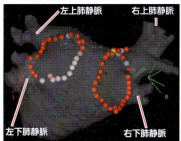 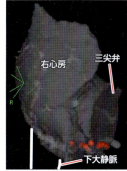 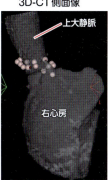

図2 3Dマッピングシステムによる造影CTの3D再構成画像を用いたアブレーション（50代，男性　心房細動＋心房粗動）
A，B：心房細動に対する両側の肺静脈の隔離術が行われている（A）．AFLに対するCTIアブレーションが行われている（B）．各図において赤点が焼灼点である．
C：上大静脈隔離術が行われている．

動のアブレーションでは，心房中隔を穿刺して右心房から左心房にアプローチするブロッケンブロー法が使用されるが，心房中隔に脂肪腫性肥大がある場合や心房中隔欠損症の手術後には，手技に影響を与えることがある．

▶ 3Dマッピングシステムの利用

マッピングシステムを使用して電気解剖学的マップやリアルタイムの透視画像とCTを融合（merge）し，融合画像を用いてアブレーションを行うことができる（図2-A）．AFLのアブレーションである三尖弁輪と下大静脈峡部（cavo-tricuspid isthmus；CTI）の線状焼灼にも，CTを活用できる（図2-B）．また，不整脈の原因となる上大静脈に対してアブレーションが必要なこともあり，上大静脈の解剖学的な評価も可能である（図2-C）．心房細動アブレーションの重篤な合併症のひとつに，左房食道瘻がある[2]．CTで食道の走行を評価することで食道近辺の不要な焼灼を減らし，左房食道瘻の予防にも役立つ（図3）．

造影3D-CT

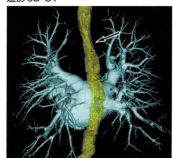

図3 CTによる食道走行の評価
食道が左房の中央部背側を走行しており（→），肺静脈周囲の焼灼においては左房食道瘻のリスクは高くないことがわかる．

参考文献
1) Yu S, et al: Cardiac computed tomography versus transesophageal echocardiography for the detection of left atrial appendage thrombus: a systemic review and meta-analysis. J Am Heart Assoc 10: e022505, 2021.
2) Spagnolo P, et al: Diagnosis of left atrial appendage thrombus in patients with atrial fibrillation: delayed contrast-enhanced cardiac CT. Eur Radiol 31: 1236-1244, 2021.

（加藤 真吾）

2 心臓CT

Q28 肺静脈のCT解剖について教えてください．

- 正常な肺静脈は，4本の肺静脈が左房に独立して接続しており，CTで解剖学的な評価が可能である．
- 肺静脈の解剖学的変異には，左肺静脈共通幹や右肺静脈中間枝などがある．

▶ 正常な肺静脈の解剖

　正常な肺静脈の解剖学的構造は，**4本の肺静脈が左房に独立して接続**しており，約70％の症例ではこのような解剖である．右側には2本の肺静脈，①上肺葉と中肺葉の血流を集める**右上肺静脈（right superior pulmonary vein；RSPV）**，②下肺葉の血流を集める**右下肺静脈（right inferior pulmonary vein；RIPV）**がある．

　左側にも2本の肺静脈，①上肺葉の血流を集める**左上肺静脈（left superior pulmonary vein；LSPV）**，②下肺葉の血流を集める**左下肺静脈（left inferior pulmonary vein；LIPV）**がある（図1）．

▶ 肺静脈の解剖学的変異

　最も頻度の高い肺静脈の変異は**結合静脈（conjoined vein）**であり，2〜25％の症例にみられる[1]．この変異は，上肺静脈と下肺静脈が共通の開口部を介して左心房に接続するもので，**特に左肺静脈で多く確認される（左肺静脈共通幹；図2-A）**．このような変異は，アブレーション計画に影響を与えるため，術前のCTでの評価が重要となる．稀ではあるが，下肺静脈共通幹が存在することもある（図2-C）．他の変異としては**付属静脈**があり，最も一般的なものは**右肺静脈中間枝**で，発生率は9〜26.6％である（図2-B）．その他，right top vein（0.3〜9.3％）や左中肺静脈もある[2]．

　CTは，再構成を行うことによって左房の内部から肺静脈を観察するインナービューの作成が可能であり，肺静脈の分岐や左心耳との位置関係を把握するのに有用である．

A　正常肺静脈造影3D-CT　　　　　　B　正常肺静脈のインナービュー

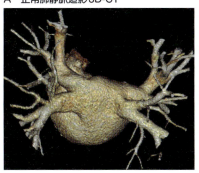
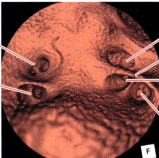

図1 正常肺静脈（60代，男性　発作性心房細動）

A～C　造影3D-CT
A　左肺静脈共通幹　　　　　　　　B　右肺静脈中間枝

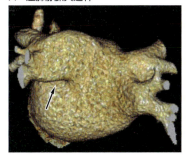
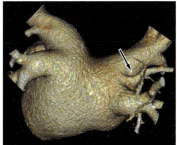

C　下肺静脈共通幹

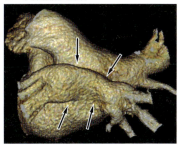

図2 肺静脈の解剖学的変異
A：上下の左肺静脈が共通幹を形成している（→）．右肺静脈に変異は認めない．
B：右肺静脈中間枝が観察される（→）．
C：左右の上肺静脈は独立して左房に連結しているが（→），下肺静脈は共通幹（common inferior trunk；CIT）を形成している．

参考文献　1) Marom EM, et al: Variations in pulmonary venous drainage to the left atrium: implications for radiofrequency ablation. Radiology 230: 824-829, 2004.
2) Pandey NN, et al: Normal pulmonary venous anatomy and non-anomalous variations demonstrated on CT angiography: What the radiologist needs to know? Br J Radiol 93: 20200595, 2020.

（加藤 真吾）

2 心臓CT

Q29 冠静脈のCT解剖について教えてください．

A
- 冠静脈の解剖は，**心臓再同期療法 (cardiac resynchronization therapy；CRT)** などの**不整脈治療**において重要である．
- CTでは冠静脈の詳細な解剖の評価が可能であり，**術前の治療計画に役立つ**．

▶ 冠静脈の解剖と変異

冠静脈の解剖は，CRTや心房細動に対するMarshall静脈の無水エタノール注入 (chemical ablation) において重要である．心臓カテーテル検査では正確な描出が困難なため，造影CTによる評価が非常に有用である（図1）．特に，CRTを計画する際には，左心室リードを冠静脈の分枝（左辺縁静脈など）に正確に留置する必要があるため，心臓静脈の詳細な解剖学的構造を理解することが不可欠である（図2）[1]．

心外膜静脈系は，心臓から静脈血の約70%を排出し，その約2/3は最終的に**大心臓静脈**や**冠静脈洞 (coronary sinus；CS)** に流れ込む．CSは左房室溝に沿って走行し，右心房の後中隔壁で**テーベ弁 (Thebesian valve)** によって区切られている．**前心室間静脈**は心室間溝を上行し，大心臓静脈に合流する．

代表的な変異として，**左上大静脈遺残 (persistent left superior vena cava；PLSVC)** がある．PLSVCの患者では，冠静脈洞が拡大する (giant CS)．右前胸部にデバイスの植込みが必要になることがあるので，術前の評価は重要である．

Marshall静脈 (vein of Marshall；VOM, マーシャル静脈)（図3）は左上大静脈の胎生期の残存物であり，発作性心房細動の原因となることが多い．この静脈は，心房細動治療のターゲットとなることがある．難治性の心房細動や心房頻拍に対しては，VOMに無水エタノールを注入することで治療を行う (chemical ablation) ことがある．特殊な造影プロトコールが必要であるが，造影CTでVOMの描出が可能である．手術前にVOMの位置を把握しておくと，chemical ablationの手技時間の短縮や造影剤の使用量削減といった利点がある[2]．

A～C 造影3D-CT
A

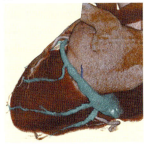

図1 冠静脈のCT解剖
冠静脈洞から分岐する後左心室静脈やMarshall静脈などの分枝の解剖が評価可能である.

AIV : anterior inter-venticular vein, CS : coronary sinus, GCV : great cardiac vein, LMV : left marginal vein, MCV : middle cardiac vein, OVLA : oblique vein of left atrium, vein of marshall, PVLV : posterior vein of left ventricle

B

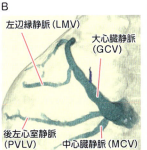

左辺縁静脈（LMV）
大心臓静脈（GCV）
後左心室静脈（PVLV）
中心臓静脈（MCV）

C

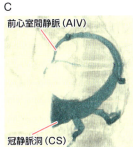

前心室間静脈（AIV）
冠静脈洞（CS）

D

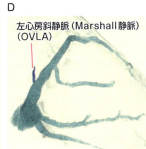

左心房斜静脈（Marshall静脈）（OVLA）

A 造影3D-CTによるPVLVの描出

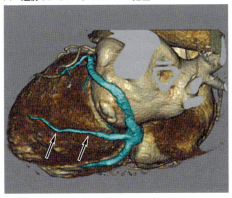

B 冠静脈造影

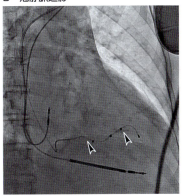

図2 70代, 女性 心サルコイドーシス. 植え込み型除細動器（cardiac resynchronization therapy；CRT）術前
A：造影CTによる後左心室静脈（posterior vein of left ventricle；PVLV）が描出されている（→）.
B：造影CT（**A**）を参考に, CRTの左室リードが留置された（▶）.

A　Marshall静脈造影

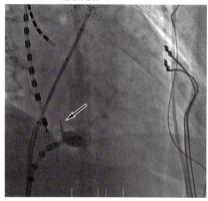

図3　50代，男性　心房細動＋心房頻拍．Marshall静脈に対する心房細動治療
A：冠静脈洞からの造影によって，Marshall静脈が描出されている（→）．
B：左房後壁に低電位領域は認めない．
C：右肺静脈〜僧帽弁輪部までの広範な領域で無電位〜低電位になっており，良好な効果が得られている（→）．

B　chemical ablation施行前の左房voltage map

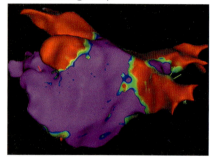

C　chemical ablation施行後の左房voltage map

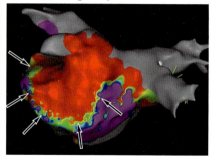

○ ○ ○ ○ ○ ○ Memo ○ ○ ○ ○ ○ ○

▶ **心房細動患者の術前CTにおけるECV評価**

● 心房細動患者と心アミロイドーシスの関連性が注目されている．
● アブレーションの予定された心房細動患者で心アミロイドーシスのred flag症状/所見をもつ患者をCT-ECVで評価したところ，57名中16名でCT-ECVが高値（＞35％）となり，そのうち6名が生検でATTR型心アミロイドーシス陽性と診断された[3]．CT-ECVは術前CTに簡単に組み込むことができるため，今後の活用が期待される．

参考文献
1) Tang ASL, et al: Cardiac-resynchronization therapy for mild-to-moderate heart failure. N Engl J Med 363: 2385-2395, 2010.
2) Takagi T, et al: Optimized computed tomography acquisition protocol for ethanol infusion into the vein of Marshall. JACC Clin Electrophysiol 8: 168-178, 2022.
3) Yamasaki H, et al: Efficacy of Computed Tomography-Based Evaluation of Myocardial Extracellular Volume Combined With Red Flags for Early Screening of Concealed Cardiac Amyloidosis in Patients With Atrial Fibrillation. Circ J 88: 1167-1175, 2024.

（加藤　真吾）

2 心臓CT

Q30 心房細動アブレーションの合併症について教えてください．

- 心房細動アブレーションによる**合併症**には，**心タンポナーデ**，**肺静脈狭窄**，**急性胃拡張**，**横隔神経麻痺**，**左房食道瘻**が含まれる．これらの中には，CTやMRIなどの画像診断が有用となるケースもある．

▶ 心房細動アブレーションの合併症

　心房細動アブレーションの合併症には以下のようなものがあり，画像診断が有用なものも存在する．

　心タンポナーデ：心房細動アブレーション時に心臓壁を過度に焼灼することで心外膜に穴が開き，心嚢内に血液が溜まり，心タンポナーデを引き起こす可能性がある．迅速な対応が必要であり，CTなどの画像診断が有効となるケースは少ない．

　肺静脈狭窄（図1）：肺静脈の過度な焼灼が原因で瘢痕形成が進行し，狭窄を引き起こすリスクがある．経過観察でCTやMRIによって発見されることがある．バルーンによる狭窄部位の拡張が試みられる場合もある．

　急性胃拡張（図2）：食道周囲の迷走神経叢に対する焼灼が原因で胃の蠕動機能が低下し，幽門部の攣縮が生じ，急性胃拡張を引き起こすことがある．CTでは

アブレーション後の造影3D-CT

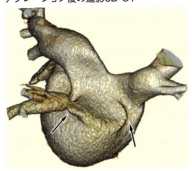

図1 肺静脈狭窄
左下肺静脈の狭窄と右下肺静脈の高度狭窄もしくは閉塞が疑われる（→）．

腹部単純CT

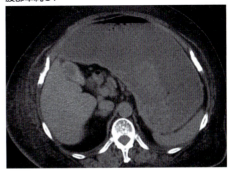

図2 急性胃拡張
胃の著明な拡張を認め，アブレーションによる急性胃拡張の所見である．

A～C　胸部単純X線正面像
A　アブレーション前

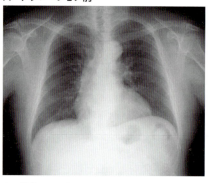

B　術後1日目

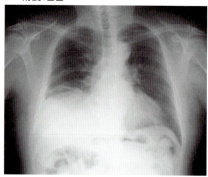

C　術後6か月後

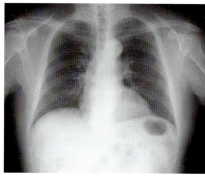

図3　横隔神経麻痺
A～C：アブレーション直後に右横隔膜の挙上が出現し（B），横隔神経麻痺と診断した．経過観察を行ったが，術後6か月で軽快した（C）．

著明な胃の拡張が確認される．

横隔神経麻痺（図3）：上大静脈周囲を走行する横隔神経が焼灼されることで，麻痺が生じることがある．ただし，通常は可逆性であり，術後6か月程度で回復することが多い．

左房食道瘻：焼灼による食道への損傷が進行すると，左房と食道の間に瘻孔が形成されることがある．この合併症は非常に稀ではあるが，生命を脅かす危険があるため，早期発見と対処が重要である．

最近報告されたメタ解析によると，最も頻度が高い合併症は血管合併症（1.31％）で，次いで，心嚢液貯留／心タンポナーデ（0.78％），脳卒中／一過性脳虚血発作（0.17％）が続いた．最新の5年間の手技関連合併症率は，それ以前の5年間と比べて有意に低下していた（3.77％ vs. 5.31％；$P=0.043$）[1]．

参考文献 1) Benali K, et al: Procedure-related complications of catheter ablation for atrial fibrillation. J Am Coll Cardiol 81: 2089-2099, 2023.

（加藤　真吾）

2 心臓CT

Q31 大動脈瘤の診断について教えてください．

A
- 大動脈の壁が全周性に拡張して正常径の1.5倍以上（胸部45mm，腹部30mm）になった場合を紡錘状瘤，一部のみが瘤状に突出した場合を囊状瘤とする．
- 画像診断では，大動脈瘤の存在部位，サイズや形態，瘤壁の性状，周辺臓器や主要分枝との位置関係の評価が重要である．

▶ 大動脈瘤の定義と基本事項

大動脈瘤は，"**大動脈壁の一部が全周性，または局所性に拡大または突出した状態**"と定義されている[1]．全周性に拡張し，正常径の1.5倍以上に拡張した場合を**紡錘状瘤**（図1），一部のみが瘤状に突出した場合を**囊状瘤**（図2）と称する．両者を明確に区別できない場合は，囊状瘤として取り扱う．成人の大動脈の正常径は胸部で30mm，腹部で20mm程度とされているため，**胸部で45mm，腹部で30mm**を超えて拡大した場合に**瘤（aneurysm）**と診断され，それ以下の拡大は**瘤状拡張（aneurysmal dilatation）**という．瘤の発生部位により胸部大動脈瘤，胸腹部大動脈瘤，腹部大動脈瘤に分類され，胸部はさらに上行，弓部，下行に

A 造影CT（動脈相）　　　　B 造影3D-CT，VR像

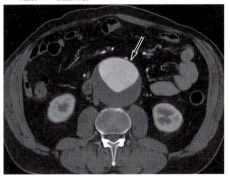
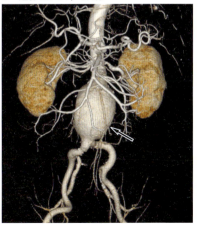

図1 50代，男性　紡錘状腹部大動脈瘤
A，B：腎下部腹部大動脈に厚い壁在血栓を伴う全周性拡大を認める（→）．

A 造影CT（動脈相）　　B 造影3D-CT，VR像

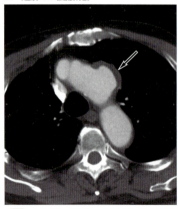 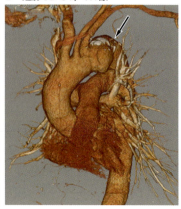

図2　80代，男性　嚢状胸部大動脈瘤
A，B：胸部大動脈の遠位弓部に瘤状の突出を認める（→）．

分かれる．上行大動脈は大動脈弁輪から腕頭動脈まで，弓部は腕頭動脈起始部から第3〜4胸椎（肺動脈左右分岐の部位）まで，下行はそれ以下の部分をいう．腹部は腎動脈を基準に腎上部（supra-renal）と腎下部（infra-renal）に分けられるが，**腹部大動脈瘤の多くは腎下部に生じる**．動脈硬化性を原因とすることが多いが，その他にも，外傷性，炎症性（高安動脈炎やIgG4関連疾患など），感染性，先天性結合組織異常（Marfan症候群など）なども原因となる．

▶ 大動脈瘤の画像診断

　CT検査は存在診断の他，瘤径の正確な評価が可能であり，有用性が高い．さらには，**瘤壁の性状（石灰化や壁在血栓の程度），瘤壁周囲の状況や周辺臓器との関係，大動脈からの主要分枝との位置関係**を評価する．これらの情報を得るため，初回精査においては単純CTの撮影に加え，造影動脈相および平衡相の撮影が望ましい．

　瘤径：瘤径は治療方針の決定に重要であり，その計測には客観性が要求される．**紡錘状瘤では最大短径の計測で問題ないが，囊状瘤を含め偏心性に拡張する大動脈瘤は長径と短径を計測する**ことが推奨されている．また，大動脈が蛇行，斜走する場合にはCTの横断像のみを用いて評価すると，瘤径を過大あるいは過小評価する可能性がある．そのため，正確に評価するにはmulti-planar reconstruction（MPR）像などの3次元再構成画像の活用が望ましい．また，過去との比較の際には同じ解剖学的位置での計測，もしくは画像断面を用いることが重要である．一般に，**胸部大動脈瘤は径55mm以上，腹部大動脈瘤は男性で径55mm以上，女性**

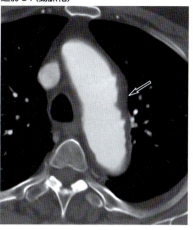

造影CT(動脈相)

図3 70代，男性 shaggy aorta
弓部大動脈には不整な粥腫を認め，一部は棘状を呈している（→）．

で径50mm以上の場合に**手術適応**となる．また，**5mm/6か月の瘤径増大は切迫破裂のリスクが高く**，侵襲的治療が考慮されるため，経時的変化を評価することも重要である．囊状瘤の場合，サイズが小さくとも破裂のリスクが高いと考えられており，迅速な治療が考慮される場合が多い．一方で，瘤のサイズに決まった計測法はなく，破裂リスク評価も確定していないのが現状である．

血管壁の性状評価：**石灰化の存在**，**粥腫や壁在血栓**，**penetrating atherosclerotic ulcer (PAU)** の存在を確認する．粥腫の存在は石灰化とともに動脈硬化性変化を示し，血管壁に沿った造影効果のない低吸収域として観察され，特に粥腫表面が棘状や不整像を示す場合は，**shaggy aorta**と表現される（図3）．自然発生的な末梢塞栓症の原因となりうるだけでなく，カテーテルや外科操作の際に塞栓源となるリスクが高いため，注意しなければならない[2]．PAUは，大動脈の内膜に生じた粥状硬化性不安定プラークに潰瘍が生じた病態であり，炎症の波及に伴って中膜を越えて深部へと進達し，最終的に大動脈の穿通や破裂を生じる[3]．大動脈解離における偽腔内のulcer-like projection (ULP) と形状が似るため混同しやすいが，異なる病態である．

参考文献
1) 日本循環器学会・他: 2020年改訂版 大動脈瘤・大動脈解離診療ガイドライン．p.13, 2020. available at: https://www.j-circ.or.jp/cms/wp-content/uploads/2020/07/JCS2020_Ogino.pdf
2) Fukuda I, et al: Shaggy and calcified aorta: surgical implications. Gen Thorac Cardiovasc Surg 61: 301-313, 2013.
3) Stanson AW, et al: Penetrating atherosclerotic ulcers of the thoracic aorta: natural history and clinicopathologic correlations. Ann Vasc Surg 1: 15-23, 1986.

（安田 尚史）

2 心臓CT

Q32 Adamkiewicz動脈の解剖と評価について教えてください．

A
- Adamkiewicz動脈は，前脊髄動脈への主要な血流供給路である．
- その同定には，造影CTによる特徴的なヘアピンカーブの確認が重要である．

▶ Adamkiewicz動脈の解剖

Adamkiewicz動脈（Adamkiewicz artery，アダムキュービッツ動脈）は，下位胸椎〜腰椎にかけての**前脊髄動脈への主要な血流供給路**であり，胸髄の虚血予防においてきわめて重要である．個体差が大きいものの，通常は第7胸椎〜第2腰椎レベルで，肋間動脈または腰動脈から分岐する．この動脈は特徴的な"ヘアピンカーブ"を形成し，前脊髄動脈に接続する．

この**ヘアピンカーブは，CT上でAdamkiewicz動脈を識別するための重要な所見**である（図1）．

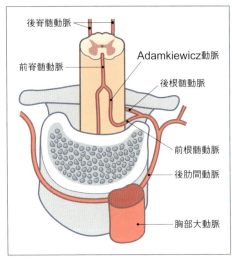

図1 Adamkiewicz動脈の解剖のシェーマ

▶Adamkiewicz動脈の画像所見と評価

造影CTを用いた研究では，大動脈弓部や胸腹部下行大動脈瘤（thoraco-abdominal aortic aneurysm；TAAA）の手術前に撮影されたCTで，1252人の患者のうち1096人（87.6%）でAdamkiewicz動脈が確認されたと報告されており，CTによる評価が非常に有用であることが示されている（図2）[1]．

TAAAの手術において，Adamkiewicz動脈は脊髄虚血を予防するための重要な栄養血管である．そのため，術前にこの動脈を適切に評価し，保護することが手術の成功率を高める鍵となる．

A 造影3D-CT，VR像

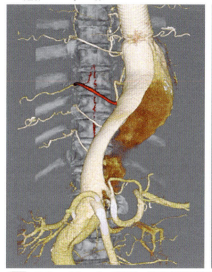

B Aの拡大

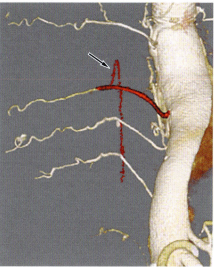

図2 Adamkiewicz動脈の画像所見（60代，男性 TAAA術前）
A，B：Adamkiewicz動脈が明瞭に描出されている．特徴的なヘアピンカーブもみられる（B；→）．

参考文献 1) Tanaka H, et al: The impact of preoperative identification of the Adamkiewicz artery on descending and thoracoabdominal aortic repair. J Thorac Cardiovasc Surg 151: 122-128, 2016.

（加藤 真吾）

2 心臓CT

Q33 胸部ステントグラフト内挿術後のCTの読影ポイントについて教えてください．

A
- 弓部分枝のdebranch，胸部大動脈の特性と合併症，エンドリークや瘤径の変化が，読影ポイントである．

▶胸部ステントグラフト内挿術後のCTの読影ポイント

弓部分枝のdebranch： 胸部ステントグラフト内挿術 (thoracic endovascular aneurysm repair；TEVAR) は，ストレート形状となり，そこに弓部分枝の血流保全 (debranch) を必要に応じて行う．中枢のランディング位置が重要で（図1）[1]，①左鎖骨下動脈開口部にかかる場合は，エンドリーク (p.118-119，2-Q35参照) 予防のために同動脈を塞栓し，左総頸動脈または右腋窩動脈から左腋窩動脈にバイパスを置く場合がある．また，緊急時や患者の状態によっては塞栓のみの場合があるが，上肢は下肢に比べて側副路が発達しているために，虚血は軽度のことが多い[2]．②左総頸動脈開口部にかかる場合は，同様に①②の塞栓を行うため，debranchは右腋窩動脈から二股で左総頸動脈，左腋窩動脈にバイパスすることが多い（図2）[3]．③腕頭動脈にかかる場合は開胸下で上行大動脈から弓部3分枝へのバイパスを行い，ハイブリッドでTEVARを行う．唯一，Najuta (SBカワスミ社) は開窓型ステントグラフトであり[4]，腕頭動脈を温存し，開胸せずにzone 0へのTEVARが可能である（図3）．

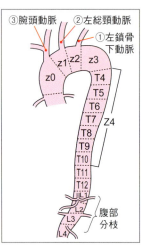

図1 大動脈のステントグラフトランディングおよび移植範囲のzone分類
（文献1）を元に作成）

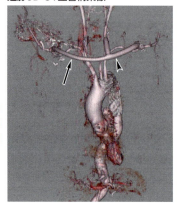

図2 2-debranch TEVAR，右腋窩-左総頸/左腋窩動脈バイパス
→：人工血管，▶：二股部
（文献3）より転載）

造影3D-CT血管構築像

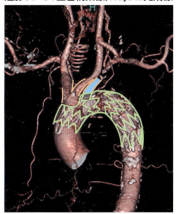

図3 TEVAR（1-debranch Najuta）＋左総頸－左腋窩バイパス後

腕頭動脈と左総頸動脈の開口部（本症例は共通管）にステントグラフトの開窓部が来るように留置，左鎖骨下動脈は根部で塞栓＋バイパスした．

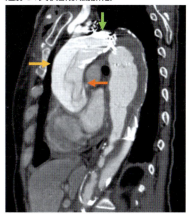

図4 逆行性Stanford A型解離
➡：真腔，⬅：偽腔，⬇：ステントグラフト．ステントの影響で逆行性に解離を生じている．
（文献6）より転載）

胸部大動脈の特性と合併症：胸部大動脈は腹部に比べて**解離のリスクが高く**[5]，ステントグラフトの挿入による合併症（stentgraft-induced new entry）の有無を確認する必要があり，**周囲の血腫や術前の造影剤領域との差異**を確認する．中でも，逆行性のスタンフォードA型大動脈解離は致死的のため，発見次第，再治療（主に開胸手術）が必要となる．

エンドリークや瘤径の変化：エンドリークに関しては，弓部の形状からtype 1の有無が最も重要である．また，瘤径拡張の原因がエンドリークなのか，感染なのかは，**周囲組織の所見も重要な判断基準**である．瘤径が大きな場合には，隣接臓器（主に肺や食道）との関連（主に感染，瘻）を読影することが必要である．

参考文献
1) 日本循環器学会・他：2020年改訂版 大動脈瘤・大動脈解離診療ガイドライン．2020. avaivable at: https://www.j-circ.or.jp/cms/wp-content/uploads/2020/07/JCS2020_Ogino.pdf
2) 緑川博文・他：Zone 2（Z2）に対するTEVARの初期および中期成績―左鎖骨下動脈をどうするべきか？― 日心臓血管外会誌 42: 6-10, 2013.
3) 緑川博文・他：胸部大動脈瘤に対するステントグラフト治療．心臓 44: 991-996, 2012.
4) Iida Y, et al: Clinical outcomes of Najuta thoracic stent graft system for arch aneurysms. Front Surg 10: 1167714, 2023.
5) Hoshina K, et al: Effect of the urgency and landing zone on rates of in-hospital death, stroke, and paraplegia after thoracic endovascular aortic repair in Japan. J Vasc Surg 74: 556-568.e2, 2021.
6) 石田圭一・他：Bovine型大動脈弓における胸部大動脈ステントグラフト内挿術後に発症した脳梗塞を伴う逆行性A型大動脈解離の1救命例．日心臓血管外会誌48: 341-344, 2019.

（望月 大輔，保科 克行）

2 心臓CT

Q34 腹部ステントグラフト内挿術後のCTの読影ポイントについて教えてください．

A ● エンドリーク，瘤径やステントグラフトの形状，穿刺部位の血腫や仮性瘤の有無が，読影ポイントである．

▶腹部ステントグラフト内挿術後のCTの読影ポイント

腹部大動脈瘤（abdominal aortic aneurysm；AAA）に対するステントグラフト内挿術（endovascular aortic repair；EVAR）は，Y型のステントグラフトが留置され，**大動脈血流はその中を通ることで瘤壁への圧が消失もしくは減圧する**メカニズムである．

エンドリーク：ステントグラフトで覆った動脈瘤の中に血液が流れ込む現象．瘤内・ステントグラフトの外側は血栓化しているため，そこに存在する造影剤は，エンドリークである．**type 1や3は瘤に直接血圧がかかるために，再治療が検討される**．type 2は平衡相で造影効果が顕著となり，どの枝（下腸間膜動脈や腰動脈）から逆流してきているかを判断する．また，AFX®（日本ライフライン社）は，ステントが内骨格でグラフトが帆を張るように外側にあり，あたかもステントの外に造影剤が流出しているようにみえるため（図1），デバイスの種類には注意が必要である．

瘤径やステントグラフトの形状：瘤径が拡大している場合には再治療が検討さ

A　造影CT（動脈相）　　　　　　B　造影CT（動脈相）

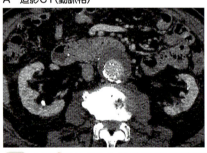 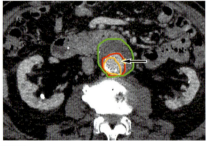

図1　AFX®のステント外グラフト内造影剤貯留
A：一見，ステントグラフト外に血流があるようにみえる．
B：━━：ステントのライン，━━：グラフトのライン，→：グラフト内の造影剤貯留であり，エンドリークではない．━━：瘤のライン．

れ，type 1，3のエンドリークか，感染などの術後合併症を考慮する必要がある．また，デバイスのキンク（折れ曲がり）などによる脚閉塞も，ステント形状をみることで判断できる（図2）[1]．内腸骨動脈再建のために，Y型形状にさらに末梢にY型ステントグラフトを留置する手術（Gore® Iliac Branch Endoprosthesis；IBE[2]）もしばしば行われているので，手術記載を参照することも必要である（図3）．

穿刺部位の血腫や仮性瘤の有無：EVARの挿入部位は主に総大腿動脈であるが，同部の血腫や仮性瘤[3]がないかを確認する必要もある．これは比較的早期の合併症であり，**血腫が後腹膜に拡大**していれば，緊急対応が必要である．

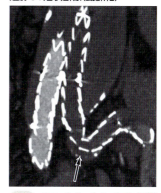

造影CT冠状断像（動脈相）

図2 キンク（→）による左脚閉塞

（文献1）より転載）

ただし，デバイスには種類ごとに特徴があり，AFX®は大動脈分岐部にsit onする独特な形状をとっている[4]など，臨床情報と照らし合わせないと腑に落ちない場合もある．しかし，前述の3点は緊急の対応が検討される場合が多く，まず念頭に置いていただきたい．

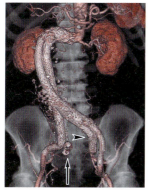

A 造影3D-CT（動脈相）

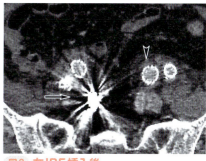

B 造影CT（平衡相，内外腸骨動脈分岐レベル）

図3 左IBE挿入後

A，B：右内腸骨はコイル塞栓（→），左は内腸骨動脈にもステントが留置されている（▶）．

参考文献
1) Ilyas S, et al: Endovascular aneurysm repair (EVAR) follow-up imaging: the assessment and treatment of common postoperative complications. Clin Radiol 70: 183-196, 2015.
2) Schneider DB, et al: Prospective, multicenter study of endovascular repair of aortoiliac and iliac aneurysms using the Gore Iliac Branch Endoprosthesis. J Vasc Surg 66: 775-785, 2017.
3) Gozzo C, et al: CT angiography for the assessment of EVAR complications: a pictorial review. Insights Imaging 13: 5, 2022.
4) Avgerinos ED, et al: Endograft accommodation on the aortic bifurcation: an overview of anatomical fixation and implications for long-term stent-graft stability. J Endovasc Ther 18: 462-470, 2011.

（望月 大輔，保科 克行）

2 心臓CT

Q35 エンドリークの評価について教えてください．

A
- エンドリークは，**大動脈瘤ステントグラフト内挿術後に特有の合併症**である．
- **大動脈瘤破裂予防**のため，**エンドリークの分類**を理解し，適切な画像評価を行う必要がある．

▶エンドリークとは

エンドリークとは，**ステントグラフト内挿術（endovascular aortic repair；EVAR）後，ステントグラフト外側の大動脈瘤内腔に血流が生じることを指す**．EVAR後，エンドリークなどの合併症がない場合，大動脈瘤は時間経過とともに大動脈瘤は徐々に縮小してくることが多い．通常，半数の大動脈瘤は12か月で血栓化し縮小するとされるが，個人差が大きい．縮小しない場合でも，エンドリークがなくサイズが不変であるならば，破裂の可能性は非常に低く，経過観察でよいとされる．

▶エンドリークの分類

エンドリークは，瘤内へのリークの様式により分類されている（図1）．
タイプⅠエンドリーク：ステントグラフトの近位，遠位両端からステントグラフト周囲に及ぶリークをいう．近位側のリークをタイプⅠa，遠位側のリークをタイプⅠbと称する．
タイプⅡエンドリーク：動脈瘤より直接分岐する分枝からステントグラフト周囲に逆行性にリークを来すものをいう．
タイプⅢエンドリーク：デバイスとデバイスの接合部からリークするものをいう．
タイプⅣエンドリーク：グラフトの膜などからリークするものをいう．
タイプⅠあるいはⅢのエンドリークは，瘤壁に大動脈圧が直接かかるhigh flowタイプのエンドリークであり，瘤径拡大あるいは瘤破裂につながる危険性が高く，ステントグラフトの追加留置が必須である．タイプⅡエンドリークは，大動脈圧が直接は瘤内にかからないlow flowタイプのエンドリークである．経過観察でよいとされるが，瘤径が拡大する例では，流入血管と流出動脈の塞栓術を行うことがある．タイプⅣエンドリークは，留置直後にみられるlow flowタイプのエンドリー

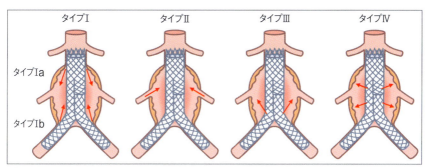

図1 エンドリークの分類のシェーマ
→：瘤内へのリーク方向．

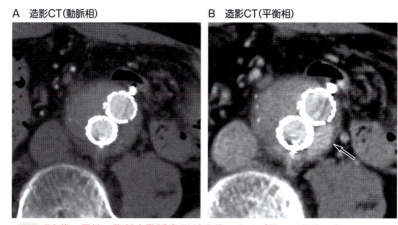

図2 70代，男性 腹部大動脈瘤EVAR後のタイプⅡエンドリーク
A：エンドリークは不明瞭である．
B：エンドリークが造影領域として描出されている(→)．low flowタイプのエンドリークであり，タイプⅡエンドリークと考えられる．

クであり，通常は経過観察で消失し，治療の対象になることは稀である．

タイプⅡエンドリークは最も頻度が高く，EVAR症例の30％に発生し，タイプⅡエンドリークがある症例は，ない症例と比べて**大動脈破裂や大動脈関連の死亡頻度が高い**と報告されている[1,2]．low flowタイプのエンドリークのため，造影CT動脈相だけでなく，平衡相を含めた丹念な読影が肝要となる（**図2**）．

参考文献 1) Fujimura N, et al: Characteristics and risk factors for type 2 endoleak in east Asian population from a Japanese multicenter database. Circ J 80: 118-123, 2016.
2) Seike Y, et al: Nationwide analysis of persistent typeⅡ endoleak and late outcomes of endovascular abdominal aortic aneurysm repair in Japan: a propensity-matched analysis. Circulation 145: 1056-1066, 2022.

（澤村 駿吾）

2 心臓CT

Q36 大動脈瘤切迫破裂の画像診断
について教えてください．

A
- 画像所見では，三日月状の高吸収域（"high attenuating crescent sign"）と**瘤径や性状の変化**が重要である．
- 臨床症状を含めた**総合的な判断**と**迅速な対応**が必要となる．

▶ 大動脈瘤切迫破裂とは

大動脈瘤切迫破裂（impending rupture）とは，**血液の血管外漏出はないが，腹痛や背部痛などの臨床症状を呈し，動脈瘤の形態が急速に変化する病態**のことを指す[1)2)]．**大動脈内腔から壁在血栓もしくは大動脈壁内へ出血が起こり，破裂しやすい状態となっている**（図1）．腹部大動脈瘤破裂後の手術による致死率が50%に対して，破裂前の手術による致死率は4%程度と報告されており[3)]，切迫破裂が疑われた際には，早期の診断と厳重な対応が求められる．

臨床症状は，大動脈瘤の存在部位と一致した胸痛や腹痛，背部痛である．降圧加療をした際に疼痛が緩和された場合は，切迫破裂をより強く疑うことができる．

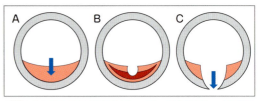

図1 大動脈瘤切迫破裂（A→B）と破裂（C）の模式図
A：動脈瘤内の壁在血栓を示す．
B：壁在血栓内に出血すると新鮮血腫が三日月状の軽度高吸収域を呈し，"high attenuating crescent sign"と呼ばれる．
C：切迫破裂の状態が進行すると大動脈瘤の破裂に至る．

▶ 大動脈瘤切迫破裂の画像診断

疼痛の原因となる器質的疾患の除外が，画像診断の重要な役割となる．それぞれの症状における鑑別診断では，常に他の疾患の存在を念頭に置いた画像診断を行うべきである．

腹部大動脈瘤の存在が知られていて経過観察中であれば，**瘤径の急激な変化は切迫破裂の徴候である**．大動脈瘤の増大速度は5mm/年以下が一般的とされるが，半年で5mm以上の増大は，破裂のリスクが急激に高くなる．切迫破裂を示唆する画像所見としては，単純CTにて，壁在血栓ないし瘤壁内の新鮮血腫が三日月状の

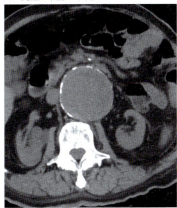 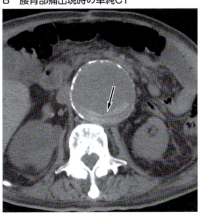

A　発症2年前の単純CT
B　腰背部痛出現時の単純CT

図2　90代，男性　腹部大動脈瘤切迫破裂
A：腹部大動脈瘤の経過観察が行われていた．腹部大動脈瘤内に高吸収域は認めない．
B：他疾患で入院加療中，腰背部痛で撮影．腹部大動脈瘤は軽度増大し，壁内側に沿って三日月状の高吸収域（high attenuating crescent sign）を認める（→）．他に症状の原因となるような器質的疾患は指摘できなかったため，腹部大動脈瘤切迫破裂と診断された．

軽度高吸収域を呈する，"high attenuating crescent sign"と呼ばれる所見が挙げられる（図2）．このサインによる切迫破裂の診断は，感度77％，特異度93％と報告されている[2]．必ずしもみられる所見ではなく，**臨床症状や瘤径，性状の変化などを含めた総合的な判断**が重要である．このサインがみられた症例では，術中の動脈瘤破裂などの合併症リスクが上昇するとの報告もあり[2]，予後予測をする上でも重要なサインと考えられる．

Memo

▶ **大動脈瘤切迫破裂の鑑別**
- 画像診断での鑑別となるのは，血栓閉塞型大動脈解離である．
- 解離は動脈壁内に病変があるのに対して，切迫破裂では動脈瘤の壁在血栓に首座を置く病変である．また，病変が大動脈瘤の部分に限局しており，不正な三日月状を示す点も鑑別に有用と考えられる．

参考文献
1) Schwartz SA, et al: CT findings of rupture, impending rupture, and contained rupture of abdominal aortic aneurysms. AJR 188: W57-W62, 2007.
2) Mehard WB, et al: High-attenuating crescent in abdominal aortic aneurysm wall at CT: a sign of acute or impending rupture. Radiology 192: 359-362, 1994.
3) Limet R, et al: Determination of the expansion rate and incidence of rupture of abdominal aortic aneurysms. J Vasc Surg 14: 540-548, 1991.

（澤村　駿吾）

2 心臓CT

Q37 感染性大動脈瘤の画像診断について教えてください．

A
- "**限局した囊状瘤**"，"**動脈瘤周囲の脂肪織濃度上昇，膿瘍形成**"，"**造影CT平衡相で動脈瘤壁および周囲組織の不均一な造影効果**"，"**急速な瘤径の増大**"に注目する．
- 正常な大動脈壁の構造は失われており，**破裂のリスク**が非常に高い．

▶感染性大動脈瘤とは

　感染性大動脈瘤は，**感染に起因した動脈瘤と既存の動脈瘤に感染が加わったものの総称**である．正常な大動脈壁の構造は失われ，仮性動脈瘤となっているため，破裂のリスクは高い．稀な疾患であるが，致死率は23.5〜37％と高く，迅速な診断と治療開始が重要となる．起炎菌はブドウ球菌やサルモネラ菌，大腸菌，肺炎桿菌が多い．感染経路としては，感染性心内膜炎やう歯，尿路感染からの波及などの他，医原性の動脈損傷などがある．いずれの部位にも生じるが，腎動脈下大動脈に多い傾向がある[1]．症状としては，発熱と炎症反応上昇がみられる．炎症が進行すると急速に瘤が拡大し，胸痛，背部痛，腹痛などの症状を生じる．大動脈瘤壁や血液培養から細菌が検出され，身体所見および炎症反応上昇があれば診断可能だが，既に抗菌薬投与された血液培養陰性例では画像所見が重要となる．

▶感染性大動脈瘤の画像診断

　特徴的CT所見は，"**限局した囊状瘤**"，"**動脈瘤周囲の脂肪織濃度上昇，膿瘍形成**"，"**造影CT平衡相で動脈瘤壁およびその周囲組織の不均一な造影効果**"，"**急速な瘤径の増大**"である（図1）．また，瘤辺縁部の囊胞状構造や液体貯留は，膿瘍形成である可能性が高く，感染性大動脈瘤を強く疑わせる所見である．感染性大動脈瘤と炎症性大動脈瘤は異なる疾患概念であるため，混同しないようにする必要がある．炎症性大動脈瘤の特徴としては紡錘状瘤の形態が多く，瘤の外側に帯状軟部影を伴うこと（mantle sign）が多い[2]．感染性大動脈瘤に対して，炎症性大動脈瘤の治療であるステロイドや免疫抑制薬の投与を行うと増悪の可能性があるため，臨床所見とも併せた正確な診断が必要である．

　なお，既存の紡錘状瘤に感染を併発している場合は，形態のみから感染の合併を

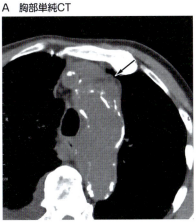
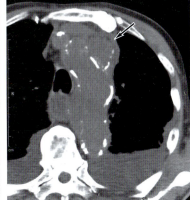
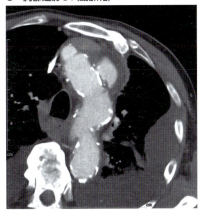
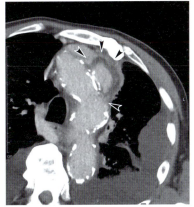

図1　90代，男性　敗血症加療中に発症した感染性大動脈瘤
敗血症に対して入院加療中．
A：大動脈弓部左側に突出する軟部濃度構造を認める（→）．
B：大動脈弓部左側の軟部濃度構造は短期間で急速な増大を認める（→）．
C, D：厚い壁を有する囊状瘤であることがわかる．造影平衡相では，動脈瘤の周囲組織の造影効果を認める（**D**；►）．

判断することが困難な場合もあり，症状や炎症反応などと総合的な評価が重要になる．

参考文献
1) 日本循環器学会・他；2020年改訂版 大動脈瘤・大動脈解離診療ガイドライン．p.91, 2020. available at: https://www.j-circ.or.jp/cms/wp-content/uploads/2020/07/JCS2020_Ogino.pdf
2) Ishizaka N, et al: Infected aortic aneurysm and inflammatory aortic aneurysm--in search of an optimal differential diagnosis. J Cardiol 59: 123-131, 2012.

（澤村 駿吾）

2 心臓CT

Q38 急性大動脈解離の診断について教えてください．

A
- 急性大動脈解離は致命的疾患であり，迅速な診断と治療が求められる．CTによる画像診断が推奨されており，初回検査では**単純，造影動脈相，平衡相**を撮影する．
- 侵襲的治療適応の有無を判断することが最も重要であり，**①解離の存在範囲，②偽腔の血流状態，③合併症の評価**を行う．

▶大動脈解離の基本事項

大動脈解離とは"**大動脈壁が中膜のレベルで2層に剥離し，大動脈の走行に沿ってある長さをもち，二腔になった状態**"と定義されている[1]．本来の大動脈内腔を**真腔**，解離により壁内に生じた腔を**偽腔**と呼び，これらは解離flapと呼ばれる隔壁により隔てられる．CTによる画像診断が推奨されており，治療方針の決定にも中心的な役割を担う．大動脈解離が疑われる場合，**初回検査では単純，造影動脈相，平衡相を撮影する**．大動脈基部や上行大動脈においては，心拍動によるアーチファクト低減のために心電図同期撮影を行うことにより，正確な評価が可能となる．

▶大動脈解離の画像評価のポイント

大動脈解離の**進展範囲（Stanford分類）**と，**偽腔の血流状態［偽腔開存型・偽腔閉塞型・ulcer-like projection（ULP）型］**を評価する．

1）解離の存在範囲の評価

解離の進展範囲による分類として**Stanford分類**，**DeBakey分類**が知られている．特に，上行大動脈の解離の有無によりA型とB型に分類するStanford分類は，簡便かつ治療方針とも直結する優れた分類で広く使用されている．A型は上行大動脈に解離が及び，きわめて予後不良の疾患であるため，緊急外科手術の適応となる（**図1**）．B型は，破裂や臓器の循環障害（malperfusion）などの重篤な合併症がないuncomplicated症例には内科治療，合併症のあるcomplicated症例には侵襲的治療が推奨されている．DeBakey分類は，解離の範囲とentryの位置によりⅠ型，Ⅱ型，Ⅲ型（a, b）と分類している．

2）偽腔の血流状態の評価

わが国の大動脈瘤・大動脈解離診療ガイドラインでは，**偽腔の血流状態により**

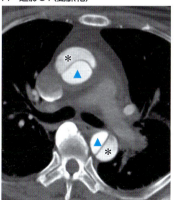
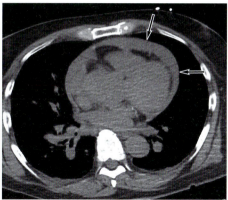

図1 60代，男性 偽腔開存型大動脈解離（Stanford A型）
A：胸部上行大動脈と下行大動脈に解離を認める．偽腔（＊）には，真腔（▲）よりも弱い造影効果を認める．
B：心嚢液の吸収値が高く（→），血性心嚢液と考えられる．

偽腔開存型，偽腔閉塞型，ULP型に分類されている．

偽腔開存型：造影CT動脈相で大動脈の二腔構造を確認することで診断が確定する．特に，**内膜裂孔（tear）の有無，解離の範囲**は，治療方針の決定に大きくかかわる重要な所見である．内膜のtearは大動脈解離の真腔と偽腔の交通部として描出され，真腔から偽腔へ血液が流入するtearをentry，真腔へ再流入するtearをre-entryと表現する（図2）．

偽腔閉塞型：この解離の急性期には，単純CTで偽腔内の新鮮血腫が大動脈壁に沿って三日月状の淡い高吸収域（**hyperdense crescent sign**）として認識できることがある[2]．この際，造影CTのみでは動脈硬化性プラークや慢性期の解離と鑑別が困難となる場合があり，単純CTの撮影が非常に重要である．また，**内膜石灰化の内側偏位**はflapの存在を示唆する所見であり，これらの所見があれば大動脈解離を診断することができる（図3）．

ULP型：造影CT/MRIや血管造影において"**閉塞した偽腔における大動脈長軸方向の広がりが15mm未満の造影域**"と定義されている．ULPは発症時にみられなくても経過中に新たに検出されることがあり，これを起点に瘤化，破裂，偽腔開存型解離へ移行するものもあるため，注意深い経過観察が必要となる（図4）．

3）合併症の評価

破裂（縦隔・胸腔・腹腔内への出血），心タンポナーデ，胸部および腹部大動脈分枝の臓器や四肢の虚血を診断する．心タンポナーデは急性大動脈解離の死因と

A 造影CT(動脈相,大動脈弓レベル)　　B 造影CT(動脈相,左腎動脈分岐レベル)

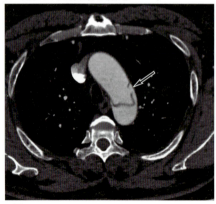 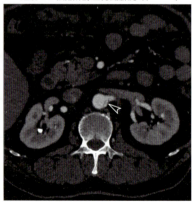

図2 50代,男性　偽腔開存型大動脈解離(Stanford B型)
A, B：大動脈弓部(**A**；→)と左腎動脈分岐部(**B**；▶)に解離flapの裂孔を認め，それぞれentryとre-entryである．

A 単純CT　　B 造影CT(動脈相)

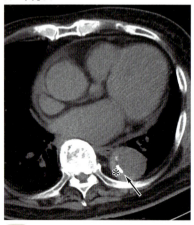 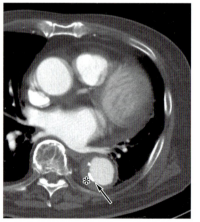

図3 80代,男性　偽腔閉塞型大動脈解離
A：胸部下行大動脈に内膜石灰化の偏位(→)，偽腔(＊)の高吸収域(hyperdense crescent sign)を認める．
B：内膜石灰化の偏位を認めるが(→)，偽腔(＊)内に造影効果を認めず，偽腔閉塞型大動脈解離である．

して最多であり，大動脈解離の心囊内破裂による血性心囊液貯留が，単純CTで高吸収の液体として認められる(図1-B)．臓器虚血のメカニズムには**静的閉塞(static obstruction)**と**動的閉塞(dynamic obstruction)**の2種類があり，

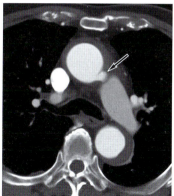 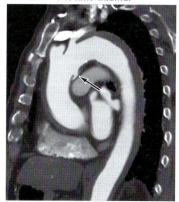

図4 80代，男性　ULP型大動脈解離
A, B：弓部大動脈の血栓閉塞した偽腔内に10mmほどの造影域がみられ（→），ULP型大動脈解離である．

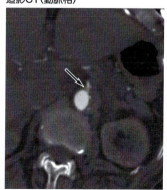

図5 70代，女性　上腸間膜動脈のstatic obstructionを呈した偽腔閉塞型大動脈解離
上腸間膜動脈に解離が進展しており，真腔は狭小化している（→）．

前者は分枝自体に解離が進展して分枝血流が低下し，後者は大動脈偽腔圧が上昇して真腔が圧排されることで臓器灌流障害が生じる[3]．それぞれに対応が異なるため，的確な画像診断が必要不可欠である（図5）．

参考文献
1) 日本循環器学会・他：2020年改訂版 大動脈瘤・大動脈解離診療ガイドライン．p.16, 2020. available at: https://www.j-circ.or.jp/cms/wp-content/uploads/2020/07/JCS2020_Ogino.pdf
2) Yamada T, et al: Aortic dissection without intimal rupture: diagnosis with MR imaging and CT. Radiology 168: 347-352, 1988.
3) Williams DM, et al: The dissected aorta: part III. Anatomy and radiologic diagnosis of branch-vessel compromise. Radiology 203: 37-44, 1997.

（安田 尚史）

2 心臓CT

Q39 下肢閉塞性動脈疾患(LEAD)の診断について教えてください.

A
- 閉塞性動脈疾患は,末梢動脈疾患の中でも最も頻度の高い**下肢閉塞性動脈疾患(lower extremity artery disease；LEAD)**を指すことが多い.
- LEADの画像診断では,**狭窄部位と狭窄率,プラークの性状,血管走向や側副血行路の発達有無,瘤や解離の有無,他臓器の合併病変のスクリーニング**などが重要である.
- CT angiography (CTA) の評価は横断像のみでなく,**再構成画像(MIP,CPRなど)を用いて評価**を行う.

▶下肢閉塞性動脈疾患(LEAD)とは

　末梢動脈疾患(peripheral arterial disease；PAD)は,四肢動脈,頸動脈,腹部内臓動脈などの閉塞性疾患を包括する概念であるが,その中でも最も頻度の高いのが,LEADである.2022年に改訂された末梢動脈疾患ガイドラインより,従来,閉塞性動脈硬化症(arteriosclerosis obliterans；ASO)と呼称されていた病態が,下肢においてはLEADと称されるようになっている[1].

▶LEADの画像診断

　病歴や理学所見よりLEADが疑われる患者において,画像診断は必須ではなく,多くの場合は足関節上腕血圧比(ankle brachial index；ABI)などの機能評価によって診断可能である.画像診断の目的は,**LEADの全体像の把握や治療方針の決定**である.**治療前の画像診断の評価項目としては,狭窄部位と狭窄率,プラークの性状,血管走向や側副血行路の発達有無,瘤や解離の有無,他臓器の合併病変のスクリーニング**などが挙げられる.治療後の画像診断の目的としては,治療部位の効果判定,未治療部位の動脈硬化の進行の有無の評価が挙げられる.

　画像評価ではCTAが施行されることが多い.LEADの進行により正常血管が描出されていないことも多く,**正常解剖を正しく理解することが病変の把握に重要**である(図1).LEADでは動脈に多発する狭窄病変がみられることが多く,横断像のみをみていると全体像の評価は困難である.このため,maximum intensity projection (MIP),任意曲線に沿ったcurved planar reconstruction (CPR),volume rendering (VR)法などの**再構成画像を用いることで,全体像の把握が容易**となる(図2).

図1 右下肢の正常CTA，MIP像

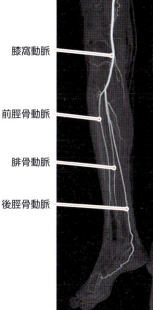

- 外腸骨動脈
- 内腸骨動脈
- 総大腿動脈
- 深大腿動脈
- 浅大腿動脈
- 膝窩動脈
- 前脛骨動脈
- 腓骨動脈
- 後脛骨動脈

A　CTA, MIP像　　B　CPR像

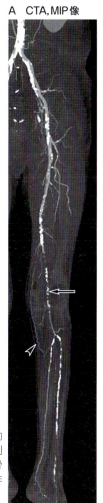
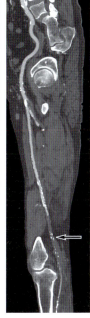

図2 60代，男性　LEAD（左下肢）

A：下肢の動脈には石灰化が目立ち，左浅大腿動脈遠位～膝窩動脈の内腔描出は不良（→）で側副血行路の発達（▶）もみられる．下腿でも前脛骨動脈の石灰化が目立ち，内腔の描出は不良．腓骨動脈の描出も不良である．

B：左浅大腿動脈から膝窩動脈にかけてのCPR．血管の走行に沿った再構成により内腔評価が行いやすい．左浅大腿動脈遠位～膝窩動脈の内腔は閉塞している（→）．

○ ○ ○ ○ ○ **Memo** ○ ○ ○ ○ ○

▶ **化学療法中の末梢動脈疾患**
- 悪性腫瘍に対する化学療法中に動脈の壁在血栓が短時間で増大することが稀に報告されており，特に**シスプラチン**を含むレジメンで多い．動脈閉塞により有症候性となることもあり，化学療法中の症例では壁在血栓の増大の有無も注意深く比較読影する必要がある[2]．
- 担癌患者において急速に進行した末梢動脈疾患（図3）では，うかつにTrousseau症候群と考えず，薬剤性の可能性も考慮する．

図3　50代，男性　薬剤性による末梢動脈疾患
肺癌化学療法開始2週間後に左下肢痛を発症．
A：左総腸骨動脈閉塞を認める（→）．左外腸骨動脈まで閉塞がみられた（非提示）．
B，C：大動脈の壁在血栓が短時間で増大している（→）．シスプラチンによる薬剤性が疑われた．

A　骨盤部造影CT（化学療法開始2週間後）

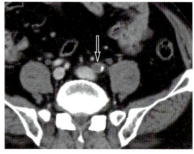

B　上腹部造影CT（化学療法開始前)

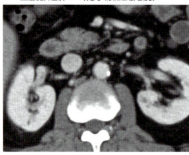

C　上腹部造影CT（化学療法開始2週間後）

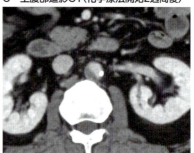

参考文献
1) 日本循環器学会・他: 2022年改訂版 末梢動脈疾患ガイドライン．p.12-19, 2022. available at: https://www.j-circ.or.jp/cms/wp-content/uploads/2022/03/JCS2022_Azuma.pdf
2) Aoki R, et al: Superior mesenteric artery embolism associated with Cisplatin-induced aortic thrombosis. BJR Case Rep 9: 20220149, 2023.

（青木　亮）

2 心臓CT

Q40 高安動脈炎の評価について教えてください．

- 高安動脈炎の画像評価は，**CT，MRI，FDG-PETなど複数のモダリティ**による診断，経過観察が行われる．
- 急性期の高安動脈炎の造影CTでは，**double ring-like pattern**がみられる．

▶ 高安動脈炎の画像評価

　高安動脈炎の画像評価において，病変として頻度の多い**大動脈および弓部三分枝を注視する必要がある**が，その他の主要な分枝動脈，冠動脈，肺動脈にも病変は生じうる．急性期だけでなく，慢性期においても動脈瘤や血管狭窄を合併することから，長期的な画像評価を要することが多い．CTは全身の血管病変の評価に有用だが，発症年齢が若年であることも多く，被ばくを要するCT（特にダイナミックによる多相造影）での経過観察は，適応をしっかり検討する必要がある[1]．

　MRIは被ばくがなく，造影剤を使用しなくても血管内腔や壁肥厚を評価可能である．腎不全や造影剤アレルギーの患者において特に有用だが，検査時間が長く，石灰化の検出はCTよりも劣る．^{18}F-FDG-PETは血管壁の炎症を検出することができ，病変の局在，活動性評価，治療効果判定に有用であり，2018年より保険適用となっている．

▶ 高安動脈炎のCT所見

　急性期の単純CTでは，血管内腔よりやや高吸収の動脈壁肥厚がみられる．ダイナミックCTでは，動脈相で壁の造影効果は目立たないため，血管内腔と動脈壁のコントラストが良好に得られる．平衡相では動脈壁の中膜〜外膜が造影され，内膜が造影不良となり，**double ring-like pattern**として描出される（図1）[2]．急性期の画像診断上の鑑別疾患として，巨細胞性動脈炎などの血管炎の他，感染性大動脈瘤，IgG4関連疾患の動脈病変，G-CSF製剤による薬剤性血管炎，頸動脈痛（carotidynia）などが挙がる．**肺動脈病変の存在は，他の動脈炎に比べて高安動脈炎に比較的特徴的な所見**であり，肺動脈病変を正しく拾い上げることは鑑別に重要である（図2）．慢性期の高安動脈炎の画像所見は，大動脈瘤，内腔狭窄，壁の石灰化が認められる．これらは非特異的だが，若年発症の場合，年齢不相応な血管病変としてみられる（図3）．

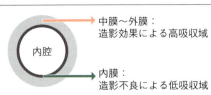
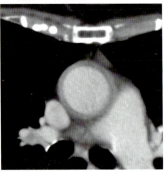

図1 double ring-like pattern

A：double ring-like patternのシェーマ．
B：70代，女性．上行大動脈に壁肥厚がみられ，**A**のように内側が低吸収，外側が軟部濃度（高吸収）を示す．

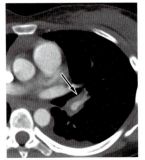
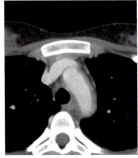
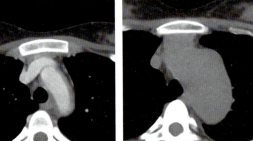

図2 10代後半，女性 高安動脈炎の肺動脈病変

左肺動脈周囲に軟部濃度域があり（→），肺動脈病変を示唆する．

図3 女性 高安動脈炎

A，B：急性期（10代時；**A**）に大動脈弓に壁肥厚がみられているが，慢性期（7年後；**B**）で弓部大動脈は瘤化した．

○　○　○　○　○　**Memo**　○　○　○　○　○

▶ G-CSF製剤による大血管炎

- 近年，顆粒球コロニー形成刺激因子（granulocyte colony stimulating factor；G-CSF）製剤による大動脈炎の発症が，多く報告されている．高安動脈炎と同様に，大動脈や弓部三分枝に発症することが多く[3]．画像所見も高安動脈炎に類似する．
- 抗癌薬治療中の方に使用されることが多いが，読影時の臨床情報にはG-CSF製剤使用者であることは記載されないことが多い．そのため，担癌患者での血管炎では，G-CSF製剤の使用の有無をしっかり確認することが肝要である．

参考文献
1) 日本循環器学会・他：血管炎症候群の診療ガイドライン（2017年改訂版）．p.9-28, 2018. available at: https://www.j-circ.or.jp/cms/wp-content/uploads/2020/02/JCS2017_isobe_h.pdf
2) Restrepo CS, et al: Aortitis: imaging spectrum of the infectious and inflammatory conditions of the aorta. RadioGraphics 31: 435-451, 2011.
3) Takamatsu A, et al: Single-center analysis of pegfilgrastim-induced aortitis using a drug prescription database and CT findings. Radiology 305: 729-740, 2022.

（青木　亮）

3章
心臓MRI

3 心臓MRI

Q01 心臓MRIの読影に最低限必要な画像解剖を教えてください．

A
- シネMRIで，**左心室の形態的な評価**や**心機能解析**，**心臓周囲の臓器の異常**を評価できる．
- 基本断面である**短軸像**，**二腔像**，**三腔像**，**四腔像**における心臓の解剖を理解する（図1）．

▶ シネMRIの代表的な撮像断面

心臓MRIの撮像では，多くのMRI断面を用いて心疾患の形態，機能などを評価する．シネMRIは，1心拍当たり約20 phase程度の画像を撮像し，心臓の解剖を評価する基本的な撮像プロトコルである．シネMRIの代表的な撮像断面には，**体軸横断像**，**左室長軸像（二腔像，三腔像，四腔像）**，**左室短軸像**がある[1]．

体軸横断像（図1-A）：体幹を水平に切った断面で撮像され，**心臓とその周辺臓器の関連性を評価**できる．

左室長軸像（二腔像）（図1-B）：左心室と左心房が描出され，**心臓の前壁や下壁の壁運動を評価**できる．

左室長軸像（三腔像）（図1-E）：左室流出路（left ventricular outflow tract；LVOT）が描出され，閉塞性肥大型心筋症（hypertrophic obstructive cardiomyopathy；HOCM）による**流出路狭窄**や，大動脈弁逆流，大動脈弁狭窄症などが可能である．大動脈弁狭窄症の患者では大動脈弁短軸断面を追加すると，大動脈弁の形態（2尖弁など）や弁口面積の評価が可能である．

左室長軸像（四腔像）（図1-D）：左右心室および心房のサイズや心機能の評価が可能である．

左室短軸像（図1-C）：**16セグメントモデルに基づく壁運動の評価**が可能であり，専用ソフトウエアを用いた解析により，**左右両心室の容積や収縮能の評価**も可能である．

心臓の運動だけでなく，心室の形態異常（肥大や拡大），心膜の肥厚や心嚢液の貯留など，**心臓周囲の臓器の評価**も可能である．これらの解剖学的情報を活用するために，各断面における解剖を十分に理解する必要がある．

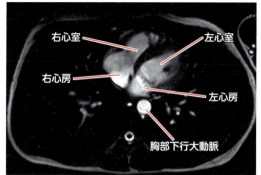
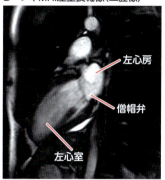
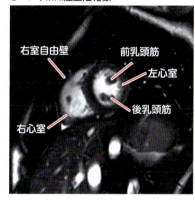
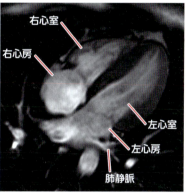
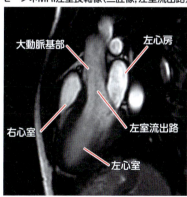
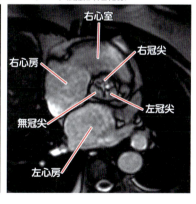

図1 心臓MRIの各断面の解剖

参考文献 1) Kramer CM, et al: Standardized cardiovascular magnetic resonance imaging (CMR) protocols: 2020 update. J Cardiovasc Magn Reson 22: 17, 2020.

(加藤 真吾)

3 心臓MRI

Q02 心臓MRIのプロトコールについて教えてください．

- 疾患（虚血性心疾患，非虚血性心筋症，弁膜症など）ごとに**シーケンスを組み合わせる**．
- 基本シーケンスは**脂肪抑制T2強調像，シネMRI，遅延造影MRI**である．
- 追加シーケンスは評価目的によって**心筋マッピング，perfusion MRI，冠動脈MRA，流速測定**などがある．

　心臓MRI検査では，心臓の形態評価，心機能評価，心筋虚血評価，心筋バイアビリティ評価，心筋組織性状評価，冠動脈形態評価，血管の血流計測など多様な情報が得られる．基本的なプロトコールは米国心臓血管MR学会(Society of Cardiovascular Magnetic Resonance；SCMR)[1]により標準化されており，評価目的に合わせて撮像シーケンスを選択する．参考に，虚血性心疾患に対するプロトコール例を記す（図1）．

▶心臓MRIの基本シーケンス

脂肪抑制T2強調像（図2-A）：血液信号を抑制するblack blood (BB) pulseと脂肪信号を抑制するfat suppression pulseを印加してT2強調像を撮像することで，**心筋浮腫**（心筋炎，心筋梗塞）の病変部位を評価する．

シネMRI（図2-B）：血液信号が高信号となるSSFP (steady state free precession)法により，**形態評価**（心筋や弁），**壁運動評価**（収縮・拡張の動態），心機能解析（心室容積，心拍出量，駆出率）などに用いる．

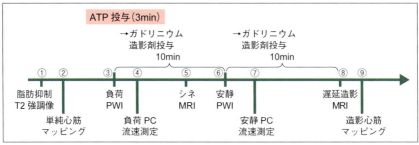

図1　虚血性心疾患を目的とする場合の心臓MRI検査プロトコール例

ATP：adenosine triphosphate（冠動脈拡張薬），PC：phase contrast，PWI：perfusion weighted imaging．

| A 脂肪抑制T2強調像 | B シネMRI | C 遅延造影MRI |

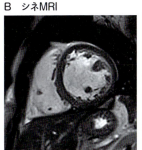
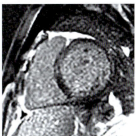

図2 基本シーケンスの各種画像

遅延造影MRI（late gadolinium enhancement；LGE）（図2-C）：ガドリニウム造影剤投与10分後に正常心筋を抑制するPSIR（phase-sensitive inversion recovery）法で撮像すると，造影効果のある障害心筋（壊死，線維化）を評価でき，**心筋バイアビリティ**判定に役立つ．

▶ 心臓MRIの追加シーケンス

心筋マッピング：組織性状をピクセル単位で定量的に評価する手法．

T1マッピング：MOLLI（modified Look-Locker inversion recovery）法などを用いて，心筋のT1緩和時間を測定する．造影前の心筋T1値をnative T1と呼び，細胞内と細胞外間質の因子により変化し，**浮腫，壊死，線維化**を反映する．

ECVマッピング：native T1と造影後の心筋T1値をMOLLI法で取得した後，ヘマトクリット補正により細胞外容積分画（extracellar volume fraction；ECV）を算出する．**心筋線維化**の程度を評価する．

T2マッピング：SSFP法を用いて，複数の時相から心筋のT2緩和時間を測定．心筋の水分含有量を定量化し，**炎症や浮腫**の程度を評価する．

T2*マッピング：gradient recalled echo（GRE）マルチエコー法による複数のTEからT2*緩和時間を測定する．心筋内の鉄量を定量化し，サラセミアやヘモクロマトーシスなどの**心筋内鉄量評価**に用いる．

perfusion weighted imaging（PWI）：薬剤（ATPなど）で心筋に負荷を加えた状態でガドリニウム造影剤を急速注入し，SSFP法で1心拍ごとに撮像する．心筋血流分布を把握し，**虚血**の有無，部位，程度の評価に用いる．

冠動脈MRA：SSFP法に呼吸同期も併用し，**冠動脈の形態**を評価する．主に，小児川崎病における冠動脈瘤の経過観察や冠動脈奇形の評価に用いる．

PC流速測定：PC（phase contrast）法を用いて対象血管の**血流量，流速**を測定する．Qp/Qs（肺体血流量比）計測などに用いる．

参考文献 1) Kramer CM, et al: Standardized cardiovascular magnetic resonance imaging (CMR) protocols: 2020 update. J Cardiovasc Magn Reson 22: 17, 2020.

（出川 輝浩）

3 心臓MRI

Q03 シネMRIの撮像法について教えてください．

A
- シネMRIの撮像法は，**心電図**に合わせて**心拍ごとに画像を取得**し，心臓の動きを**連続的に観察**する技術である．
- ポイントは，**正確な心電図同期，高速撮像によるデータ収集の短縮，適切な撮像断面の選択**である．

▶ シネMRIの撮像法の概要

　シネMRIは，動いている心臓を連続的に撮像し，アニメーション表示によりその動きを評価する．**心電図に同期して，1つの心拍を複数の時相に分け，各時相で画像を取得する**（）．この撮像には高速なシーケンスが必要で，通常はSSFP（steady-state free precession）法とパラレルイメージング（倍速撮像）を組み合わせて行う．SSFP法ではコントラストに優れた画像が得られ，血液は高信号，心筋は低信号で表示される．血液の流れや弁の動き，逆流も視覚的に観察できる．

　シネMRIでは，心臓の解剖学的構造を正確に評価するため，適切な撮像断面を選ぶ．一般的には，左室短軸像，左室長軸像，四腔像を撮像する（）．必要に応じて，右室流出路や左室流出路も撮像する．スライス厚は通常6～8mm，ギャップは2～4mmで，スライス間のギャップを含めて全体で10mmとする[1]．1回の息止めで3スライスを連続撮像し，1スライスの撮像時間は約6秒，息止めは約20秒必要である．これを繰り返して心臓全体を撮像する．得られたデータより心筋の動きを追跡し，心機能やストレイン解析を行う．

▶ 複数回の心拍データ収集とその影響

　シネMRIでは，データ収集の時間的制約から，1心拍で十分な画像を取得するのは難しいため，複数の心拍から同時相のデータを収集し，それぞれを組み合わせて1つのシネ画像を作成する．このプロセスには，正確な心電図同期が不可欠である（図3）．多くの心拍データを使用することで，より多くの時相の画像が得られ，滑らかなシネ動画が生成できるが，息止めの時間が長くなるというデメリットがある．詳細なシネ画像と息止め時間はトレードオフの関係であり，一般的には，1心拍を約45msごとに20～25の時相に分けてデータを収集する[1]．

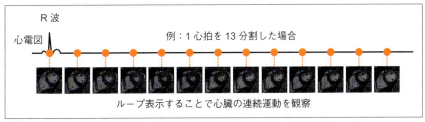

図1 シネMRIの模式図

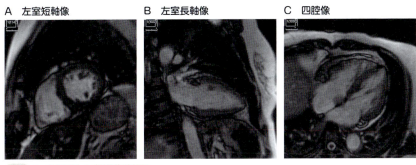

図2 シネMRIの各撮像断面

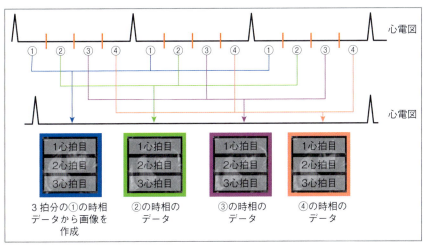

図3 複数の心拍から1心拍分のシネMRIを撮像するイメージ図
3心拍分のデータから4時相（4枚）を撮像した時．

参考文献 1) 石田正樹（訳）佐久間 肇（監）；SCMRによる心臓MRI検査（CMR）標準化プロトコール．2013. available at: http://scmr.jp/wp-content/uploads/2019/08/scmr_protocols_2013_jp.pdf

（平野 恭正）

3 心臓MRI

Q04 遅延造影MRIの撮像法について教えてください．

- 遅延造影MRIは，**反転回復（inversion recovery；IR）法シーケンス**を使用して，**正常心筋**と**損傷心筋**を区別する方法である．
- 重要なポイントは，**適切な反転時間（TI）の設定**と**PSIR（phase-sensitive inversion recovery）法の活用**である．

▶ 遅延造影MRIの撮像法の概要

　遅延造影MRIは，心筋の浮腫や線維化を評価するために，心筋内に分布した造影剤を観察する撮像法である．ガドリニウム造影剤を投与後，通常5〜10分後に撮像を行う．この待機時間により，正常な心筋から造影剤が排出され，病変部に残留した造影像が得られる．正常心筋と病変部のコントラストを高めるために，遅延造影MRIではIR法シーケンスを使用し，**正常な心筋が低信号となるように適切なTIを設定することが重要である**（図1）．TIの設定にはTIスカウト像が用いられるが，TIが短すぎると病変と正常心筋の信号が逆転し，TIが長すぎるとコントラストが低下する（図2）．設定に迷った場合は，やや長めに設定することが有効である．データ収集時には，心電同期と呼吸停止を用いて心臓の動きによるアーチファクトを抑制する．心臓の動きが少ない拡張期に短時間でデータを収集し（図1），1心拍内での撮像時間を短縮するために，通常は2心拍に分けて高速撮像を行う．不整脈がある場合は，収縮期で撮像を行うことや，1心拍での撮像が選択されることもある[1]．

▶ 撮像をサポートするPSIR法

　PSIR法は，TIを厳密に設定しなくても，病変部と正常心筋のコントラストを確保できる撮像方法である（図3）．本法では，1つのIRパルスで異なるTIをもつ2つのデータを収集し，位相補正を行いPSIR像を作成する．従来法では，収集タイミングが適切なTIより早い場合に，血液と心筋のコントラストが低下することがあるが，PSIR法では安定した心筋のコントラストを得ることができる．

参考文献 1) 石田正樹（訳）佐久間 肇（監）；SCMRによる心臓MRI検査（CMR）標準化プロトコール．2013．available at: http://scmr.jp/wp-content/uploads/2019/08/scmr_protocols_2013_jp.pdf

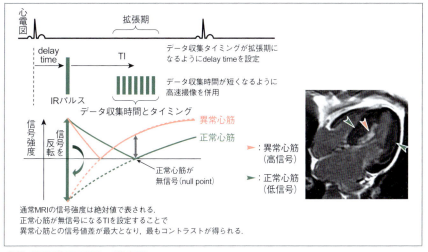

図1 遅延造影MRIの模式図

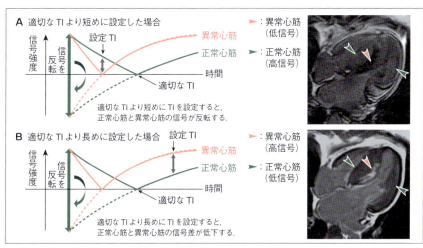

図2 適切なTIより短め/長めに設定した時の模式図

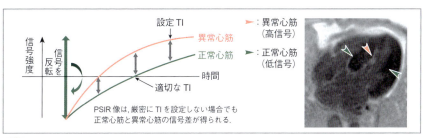

図3 PSIR法の模式図

(平野 恭正)

3 心臓MRI

Q05 perfusion MRIの撮像法について教えてください．

- 撮像スライスは，**心基部，心中央部，心尖部**の3スライスを最低限設定する．
- 造影効果による**心筋の信号上昇がプラトーに達する**まで，**息止め**をする．
- **dark rim artifact**の存在を意識する．

▶ 心筋perfusion MRIの撮像法のポイント

撮像スライスの設定：米国心臓血管MR学会 (Society for Cardiovascular Magnetic Resonance；SCMR) のプロトコール[1]において，左室短軸像で少なくとも1心拍で3スライスの撮像が推奨されている．この設定に関しては，核医学でも使用されているsummed score (17セグメントモデル) を想定し，心基部，心中央部，心尖部にスライスを設定する (図1)．近年では，圧縮センシングの技術の進歩もあり，1心拍でより多くのスライスの設定も可能となっている．しかしながら，スライス枚数の増加は画質の低下を招くので，画質とのトレードオフの関係を考慮する必要がある．

心筋perfusion：SCMRのプロトコールにおいて，心筋perfusionでは造影剤0.05〜0.1mmol/kgを3〜7mL/sで注入することが推奨されている[1]．造影剤は，ガドブトロール (1.0mol/L) とそれ以外の造影剤 (0.5mol/L) に分けられるので，使用する造影剤には注意する必要がある．また，注入速度 (mL/s) は造影剤自動注入装置によって制限されることがあるので注意する (根本杏林堂「MR造影剤注入装置ソニックショット7」では，ガドブトロールは4.0mL/sで制限)．撮像時は，造影剤による心筋の信号上昇がプラトーになるまでは，息止めをすることが望ましい．正常な心機能で4.0mL/sで造影剤を注入した場合，注入後20秒程度で心筋の信号がプラトーになる (症例は3mL/s) (図2)．ただし，左心機能の低下がある場合にはこの限りではない (図3)．

心筋perfusionにみられるアーチファクト：1.5 Tにおいて，心筋perfusionではdark rim artifactがみられることがあり，虚血と間違えないように注意する (p.178-179, 3-Q20参照)．

142

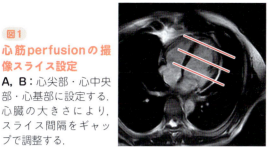
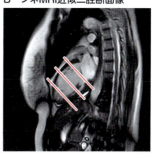

図1 心筋perfusionの撮像スライス設定
A, B：心尖部・心中央部・心基部に設定する. 心臓の大きさにより, スライス間隔をギャップで調整する.

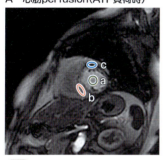
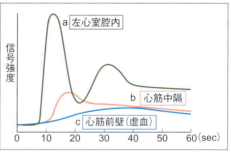

図2 ATP負荷時の心筋perfusion (A) と time intensity curve (TIC) (B)
左心駆出率44％, 撮像時心拍84bpm, 造影剤注入速度3mL/s.
A：ROIの設定, a：左心室腔内, b：心筋中隔, c：心筋前壁（虚血）.

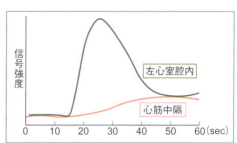

図3 心不全の心筋perfusion TIC
左心駆出率31％, 撮像時心拍84bpm, 造影剤注入速度3mL/s.
心不全においては左心室腔内の信号強度のピークが遅くなり, 心筋の信号上昇もなだらかになる.

▶ splenic switch-off

薬剤（ATPまたはアデノシン）負荷は収縮期血圧低下（10mmHg以上）が確認された場合, 撮像を開始する. 確認されなければ3〜5分で撮像開始とするが, 薬剤の効果はその場では判断できない. その場合, 負荷時と安静時の脾臓の信号を測定し, 負荷時の信号が低下していれば効果が出ていると判断できる（**splenic switch-off**）. ただし, 心筋perfusionでは, 体型による心臓の向きにより撮像スライス内に脾臓が描出されないことがあるので, 注意が必要である.

参考文献 1) Kramer CM, et al: Standardized cardiovascular magnetic resonance imaging (CMR) protocols: 2020 update. J Cardiovasc Magn Reson 22: 17, 2020.

（伊藤 征典）

3 心臓MRI

Q06 冠動脈MRAの撮像法について教えてください.

A
- 呼吸による**横隔膜の動きを最小限に抑制**できるかが,成功の鍵となる.
- **呼吸性モーションアーチファクト**を減らす.
- **撮像時間は可能な限り短縮する**ように,撮像条件を設定する.

▶ 冠動脈MRA

冠動脈MRAは,被ばくの低減,造影剤アレルギー,高度石灰化,冠動静脈の奇形,心臓検診などで検査が行われている.画像処理はVR(volume rendering)(図1)やCPR(curved planar reconstruction),slab-MIP(画像処理装置メーカーごとに名称が異なる)などが利用されている.

▶ belt technique

冠動脈MRAにおいて,呼吸性アーチファクトを最小限にすることが重要である.そこで必要となるのが,**belt technique**と呼ばれる肋骨下部と腸骨稜の間をしっかりと締めて横隔膜の動きを抑制する手技である(図2).ただし,内臓脂肪過多型では十分に抑制できないことがあり,画質に大きく影響を及ぼす.

▶ 撮像条件

撮像範囲の設定:撮像範囲は心臓全体を含むことが基本であるが,頭側は左前下行枝の走行に気をつける.また痩せ型と内臓脂肪過多型では心臓(心尖部)の向きが異なるので,体型による変化にも注意することが重要である.

撮像シーケンス:SSFP(steady-state free precession)を用いた心電図呼吸同期法(1.5T).

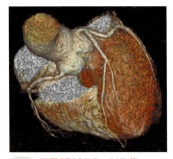
図1 冠動脈MRA,VR像

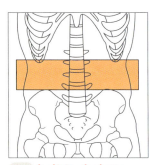
図2 belt technique

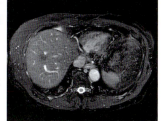
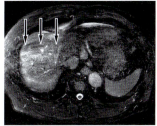

図3 呼吸性アーチファクトは肝臓で判断する
A：肝内血管が明瞭に描出されている．
B：肝臓に複数の呼吸性アーチファクトがみられる（→）．

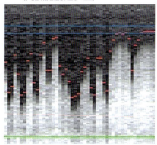

図4 呼吸同期法
A：呼吸の周期と振幅が規則正しい．
B：内臓脂肪過多型で呼吸の振幅が大きく不規則である．

条件設定：撮像時間が長くなるほど呼吸性アーチファクトの影響は大きくなるので，短時間で撮像することを心がける（図3）．冠動脈MRAでは高時間分解能シネMRIを撮像し，低心拍なら拡張中期，高心拍なら収縮期の静止時間を算出し，TFE（turbo field echo）factorを決定する（Philips社）．当然ながら，低心拍の方がTFE factorを大きく設定でき，時間短縮につながるが，**低心拍だから静止時間が長くなるとは限らない**．特に，右冠動脈は静止していない場合があるので，静止時間の決定には注意が必要である．可能ならばβ遮断薬を使用し，低心拍で撮像することを勧める．また，収縮期で撮像した場合，**vascular bridge**により左前下行枝が狭くみえることもあるので，撮像条件には注意が必要である．近年では，圧縮センシングや深層学習再構成法（deep learning reconstruction；DLR）の技術の普及や呼吸同期技術の進歩もあり，撮像時間の短縮と画質の向上に期待したい．

呼吸同期法：横隔膜に励起パルスを設定することで呼吸変動をリアルタイムにモニタリングし，acceptance windowに入った呼吸時相のみを収集して画像を再構成する技術である（図4-A）．冠動脈MRAにおいて呼吸同期法は必須であるが，belt techniqueの効果があることが前提である．この効果があり，acceptance windowに入る呼吸時相が多くなれば，撮像時間の短縮につながる．また，撮像時間が長くなると入眠または緊張が緩和し，横隔膜の位置がズレてacceptance windowから外れてくる（図4-B）．呼吸同期の設定には，acceptance window追従型をお勧めする．

（伊藤 征典）

3 心臓MRI

MRIによる心筋viabilityの評価について教えてください.

- 遅延造影MRIでの壁内深達度によって,心筋viabilityの評価を行う(図1).
- 壁内深達度50%未満では心筋viabilityは残存し,壁内深達度50%以上ではviabilityに乏しいと判断する.

▶ 遅延造影MRIによる心筋viabilityの評価

　心筋viabilityの評価において,**遅延造影MRIはきわめて有用**である.遅延造影MRIでは,**ガドリニウム造影剤が心筋の壊死や瘢痕部位に集積**するため,これらの異常部位が明確に描出される.その結果,**心筋の壊死範囲や瘢痕組織の分布を正確に把握**することができ,**心筋の生存可能性,すなわちviabilityを評価**できる.心筋梗塞が進行する過程においては,"ウェーブフロント現象"と呼ばれる特有のパターンが観察される.この現象は,心筋梗塞が内膜側から外膜側へと波状に広がる過程を示しており,内膜側の心筋は,血流の不足により早期に壊死が始まり,次第に外膜側へと進行する.また,MRIはSPECTと比較して空間分解能が高いため,内膜に限局する小さな梗塞も同定できる(MRIの空間分解能は約2mm,SPECTの空間分解能は約10mm)[1].

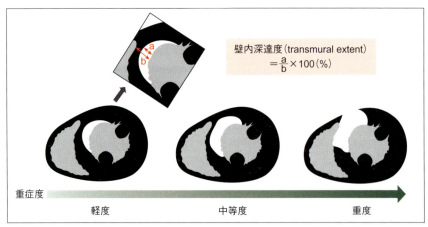

図1 遅延造影MRIでの壁内深達度による心筋viability評価

▶ 壁内深達度の評価

遅延造影MRIによる心筋viability評価では,特に**壁内深達度(transmural extent)が重要な指標**となる[2].壁内深達度は,正常心筋の厚みに対する梗塞心筋の厚みの割合で定義される(図1).壁内深達度が50%以下の場合,その心筋にはまだviabilityが残存し,血行再建術などの適切な治療により局所の心機能が回復する可能性がある.壁内深達度の評価により,どの部分の心筋が治療の対象とすべきか,治療方針を決定できる(図2〜4).

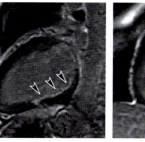

A 遅延造影MRI(左室長軸像)　B 遅延造影MRI(左室短軸像)

図2　50代,男性　陳旧性心筋梗塞(下壁)
A, B:梗塞の壁内深達度は25%程度であり,心筋viabilityは保たれている(▶).

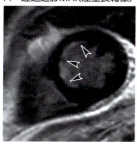 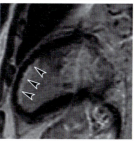 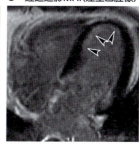

A 遅延造影MRI(左室長軸像)　B 遅延造影MRI(左室短軸像)　C 遅延造影MRI(左室四腔像)

図3　80代,男性　陳旧性心筋梗塞(前壁中隔)
A〜C:梗塞の壁内深達度は50%未満である(▶).心筋viabilityは保たれている.左室内血栓は認めない.

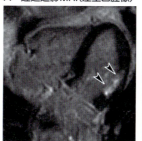 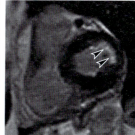

A 遅延造影MRI(左室四腔像)　B 遅延造影MRI(左室短軸像)

図4　70代,男性　陳旧性心筋梗塞(側壁)
A, B:梗塞の壁内深達度は50%程度(一部は75%)である(▶).心筋viabilityは保たれている.

一方，壁内深達度が50％以上の深達度を示す場合，その部分の心筋はviabilityに乏しいと判断される．これは，壊死や瘢痕が心筋の大部分に及んでいるため，血行再建術によって，再び機能を回復する可能性がほとんどないことを意味する（図5～7）．

A　遅延造影MRI（短軸像）　B　遅延造影MRI（四腔像）

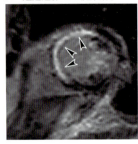
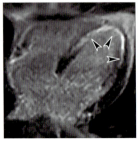

図5　70代，男性　陳旧性心筋梗塞（前壁中隔）
A，B：梗塞の壁内深達度は75～100％であり，梗塞部位の心筋viabilityは乏しい（►）．

A　遅延造影MRI（短軸像）　B　遅延造影MRI（四腔像）

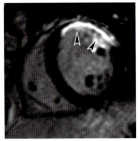
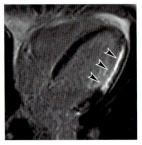

図6　40代，男性　陳旧性心筋梗塞（前側壁）
A，B：梗塞の壁内深達度は75％で一部貫壁性であり，心筋viabilityは乏しい（►）．

A　遅延造影MRI（短軸像）　B　遅延造影MRI（四腔像）

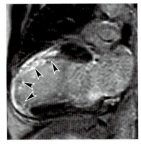
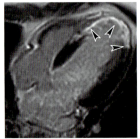

図7　60代，男性　陳旧性心筋梗塞（前壁中隔）
A，B：梗塞の壁内深達度は100％であり，菲薄化もみられる（►）．梗塞部の心筋viabilityは乏しい．
心肥大あり．

参考文献 1) Wagner A, et al: Contrast-enhanced MRI and routine single photon emission computed tomography (SPECT) perfusion imaging for detection of subendocardial myocardial infarcts: an imaging study. Lancet 361: 374-379, 2003.
2) Kim RJ, et al: The use of contrast-enhanced magnetic resonance imaging to identify reversible myocardial dysfunction. N Engl J Med 343: 1445-1453, 2000.

（加藤　真吾）

3 心臓MRI

Q08 急性心筋梗塞のMRIについて教えてください．

A
- 急性心筋梗塞（acute myocardial infarction；AMI）の診断には，**T2強調像での心筋浮腫**が重要である．
- 遅延造影MRIでは，**微小血管閉塞（microvascular obstruction；MO）**がみられ，予後不良の所見である．
- T2強調像での高信号域（area at risk）から梗塞心筋を差分した領域が，治療により救済（salvage）された心筋である．

▶ T2強調像を用いた急性心筋梗塞（AMI）の診断と治療

急性冠症候群のMRI診断においては，**T2強調像を用いた心筋浮腫の診断が病態把握に有用**である．T2強調像は心筋浮腫を明瞭に描出する検査法であり，**遅延造影MRIと組み合わせることにより，急性期梗塞と陳旧性梗塞の鑑別が可能**である．遅延造影MRIでは，急性期梗塞と慢性期梗塞の両者が高信号を示すが，T2強調像ではAMIのみが心筋浮腫による高信号を示す（表1）．

表1 T2強調像と遅延造影MRIを用いたAMIの診断

	black blood T2強調像	遅延造影MRI
気絶心筋	高信号	低信号
内膜下梗塞	高信号	内膜下高信号
貫壁性梗塞	高信号	貫壁性高信号
微小血管閉塞（MO）	等～低信号	低信号（＋辺縁部高信号）

AMIの患者に対する治療の第一選択として，発症早期の経皮的冠動脈インターベンション（percutaneous coronary intervention；PCI）が広く行われている．PCIは，心外膜冠動脈（epicardial coronary artery）の血流を迅速に回復させ，虚血に陥った心筋への酸素供給を改善することを目指すが，すべての患者において完全な心筋血流の回復が得られるわけではない．特に，心外膜冠動脈の血流が回復したにもかかわらず心筋の微小血管レベルでの血流が十分に回復しない場合があり，この現象を"**no reflow現象**"もしくは"**微小血管閉塞（MO）**"と呼ぶ．

▶ 遅延造影MRIでのMO

　AMI患者において，MOの存在は予後不良を示唆する重要な指標である．遅延造影MRIでのMOは，梗塞心筋の中央部に低信号域として描出され，これを囲む高信号域が特徴的な所見を形成する（図1）．さらに，$T2^*$強調像による研究から，MO部位には微小出血が存在する可能性が示唆されている[1]．読影上の注意点として，MO部位はデオキシヘモグロビンのT2短縮効果により，T2強調像で高信号を呈さない場合がある[2]．**T2強調像で高信号を示す領域**は"area at risk"と称される．これが，**血行再建術を施さなければ，梗塞に至る可能性のあった心筋を示す**．また，"area at risk"から梗塞心筋を差分した領域は，**治療により救済（salvage）された心筋**である．このように，AMI患者のMRI所見は多様であり，MOの存在やその特徴が予後に与える影響は大きい（図2～5）．

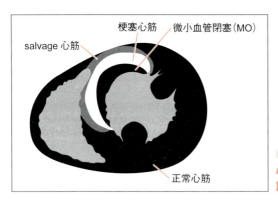

図1 遅延造影MRIでの正常心筋，salvage心筋，梗塞心筋，MOのシェーマ

A　遅延造影MRI（左室長軸像）　B　遅延造影MRI（左室短軸像）　C　black blood T2強調像（短軸像）

 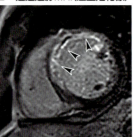 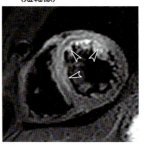

図2 **60代，男性　急性心筋梗塞（前壁中隔）**
A，B：MOを伴う貫壁性梗塞を認める（►）．
C：梗塞周囲に心筋浮腫を認める（→）．梗塞部位の心筋viabilityは乏しい．

A 遅延造影MRI(左室長軸像)　B 遅延造影MRI(左室短軸像)

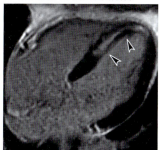
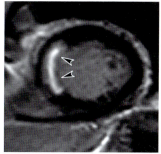

C black blood T2強調像(短軸像)

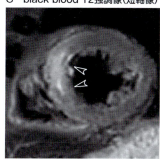

図3　50代，男性　急性心筋梗塞(前壁中隔)

A，B：梗塞部位にMOを認めるものの，壁内深達度は50〜75%程度に留まる(▶)．梗塞部位の心筋viabilityは，心尖部は乏しいものの中央部では保たれている．
C：梗塞周囲に心筋浮腫を認める(▶)．

A 遅延造影MRI(左室長軸像)　B 遅延造影MRI(左室短軸像)

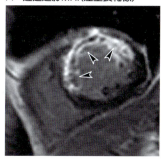
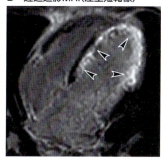

C black blood T2強調像(短軸像)

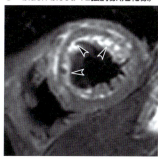

図4　40代，男性　急性心筋梗塞(前壁中隔)

A，B：ほぼ貫壁性のMOを伴う梗塞を認める(▶)．
C：梗塞周囲に心筋浮腫を認める(▶)．MO部位はT2強調像での浮腫が目立たない(心筋内微小出血によるT2緩和時間短縮効果)．

A 遅延造影MRI（左室短軸像）	B black blood T2強調像（短軸像）
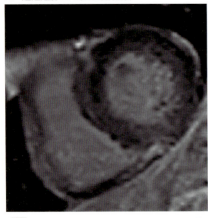	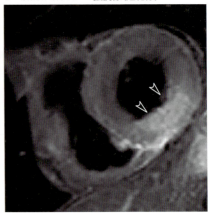

図5 40代，男性　急性心筋梗塞（下壁）
A：梗塞は指摘できない．
B：下壁に明瞭な心筋浮腫を認める（►）．再疎通時間が早かったため，心筋壊死に至らなかったと考えられる（気絶心筋）．

　近年の研究では，遅延造影MRIでMOが確認される場合，慢性期における左室リモデリングや心機能低下，うっ血性心不全の発症リスク，さらには死亡率の増加と関連があることが明らかにされている[3]．MOは，これらのアウトカムにおいて独立した危険因子として機能し，特にPCI後の長期予後を予測する上で重要な指標として注目されている．

参考文献
1) O'Regan DP, et al: Reperfusion hemorrhage following acute myocardial infarction: assessment with T2* mapping and effect on measuring the area at risk. Radiology 250: 916-922, 2009.
2) Mikami Y, et al: Relation between signal intensity on T2-weighted MR images and presence of microvascular obstruction in patients with acute myocardial infarction. AJR 193: W321-W326, 2009.
3) Nijveldt R, et al: Functional recovery after acute myocardial infarction: comparison between angiography, electrocardiography, and cardiovascular magnetic resonance measures of microvascular injury. J Am Coll Cardiol 52: 181-189, 2008.

（加藤　真吾）

3 心臓MRI

Q09 MRIを用いた心筋症の鑑別について教えてください．

- **遅延造影MRIにおける高信号域の分布**で，心筋症の鑑別を行う．
- **冠動脈支配領域に沿った内膜下優位の遅延造影（late gadolinium enhancement；LGE）**は，**虚血性心疾患**を示唆する所見である．
- **非虚血性心筋症のLGE**には，それぞれの疾患に特徴的なパターンがある．

▶ MRIを用いた心筋症の鑑別

心筋症の鑑別において，MRIはきわめて有用なツールであり，虚血性心筋症と非虚血性心筋症の違いを鑑別することができる[1)2)]．心筋症の鑑別には遅延造影MRIが有用である．

虚血性心筋症は，冠動脈の閉塞や狭窄によって引き起こされる心筋の損傷が特徴で，主に心筋の内膜下（心内膜下）領域に限局する梗塞として**内膜下LGE**が観察される．一方，**非虚血性心筋症は冠動脈疾患と関連せず，心筋線維化などの異常が全体的または局所的に広がる**傾向があり，**非内膜下LGE**が観察される（**図1**）．

以下，各心筋疾患のMRI所見について簡潔に説明する．

内膜下梗塞：虚血性心筋症の典型的な特徴であり，MRIでのLGEは内膜下に局在し，**冠動脈の支配領域に一致**する．このパターンは，**冠動脈疾患・梗塞による心筋障害**を考える．

肥大型心筋症：心筋の異常な肥厚が特徴であり，特に，中隔が厚くなる傾向がある．MRIでは，**心室中隔の非対称性肥厚**や，**心尖部の肥厚，肥厚した心筋の中層に斑状のLGE**がみられることが多い．**右室の接合部（RV insertion point）の斑状のLGE**が特徴的な所見である（**図2-A**）．

高血圧性心筋症：慢性的な高血圧による心筋の肥大が特徴である．MRIでは，**心筋の全体的な肥厚**が認められるが，LGEを認めない症例もある．ただし，重症例では，心内膜下や心筋中層に淡いLGEがみられることがある（**図2-B**）．

心アミロイドーシス：アミロイド沈着により心筋が著名な肥大を示す病態であ

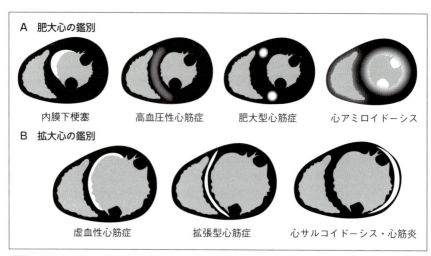

図1 肥大心（A）と拡大心（B）の鑑別
A：内膜下梗塞は心内膜側優位のLGEがみられる．高血圧性心筋症ではLGEはあまり目立たないが，進行すると淡いLGEが散在性にみられる．肥大型心筋症では，肥厚した心筋の中層，右室の接合部などに斑状のLGEがみられる．心アミロイドーシスでは内膜に沿ったびまん性のLGEがみられる．
B：虚血性心筋症では内膜側優位のLGEがみられる．拡張型心筋症では中隔の中層に線状のLGE（mid-wall fibrosis）がみられる．心サルコイドーシス・心筋炎では特異的なパターンはないが，外膜側のLGEがみられることがある．

る．MRIでは，**心筋全体に広がる内膜下のびまん性のLGE**がみられる．アミロイド沈着による著明な間質の拡大を示唆する所見である（図2-C）．

虚血性心筋症：冠動脈疾患による心筋の局所的な損傷が特徴であり，**左室拡大と著明な収縮能の低下**を来す．LGEは冠動脈支配領域に一致し，内膜下に限定されることが多い（図2-D）．

Memo
▶ **重要！ 高血圧性心筋症と拡張型心筋症の鑑別**
- 高血圧性心筋症は進行すると左室内腔と収縮能の拡大を来し，拡張型心筋症と類似した形態を示すことがある．遅延造影MRIではともに中隔の中層に線状のLGEを示し，鑑別に苦慮することがあるが，両者の鑑別には心筋壁厚が鑑別に役立つ．
- 拡張末期で左室中隔が12mmを超える場合には「左室肥大あり」と判断し，高血圧性心筋症を疑う手がかりとなる．また，既往歴に高血圧がある場合には，やはり高血圧性心筋症が疑われる．高血圧性心筋症は有病率も高いので，鑑別として常に念頭に置くべきである．

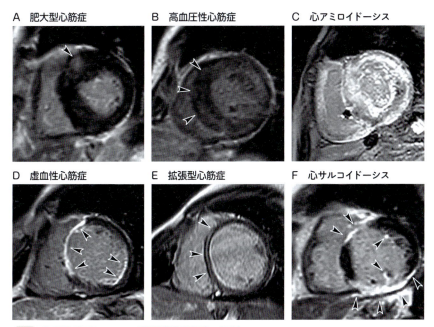

図2 各種心筋症における遅延造影MRIの比較
A：中層にパッチ状のLGEを認める(►)．特に，心室中隔の右室接合部(RV insertion point)のLGEが特徴的である．
B：心筋の肥厚を認めるが，LGEは淡い(►)．中層を中心とした軽度のLGEが認められる．
C：心内膜優位に広範なLGEが認められる．この症例では全層性の顕著なLGEがみられる．
D：左室の著明な拡張を認める(►)．前壁中隔，後壁にLGEを認め，冠動脈の支配領域にも合致し梗塞を疑う．
E：心室中隔の中層に線状のLGE(mid-wall fibrosis)を認める(►)．
F：心室中隔や下壁〜後壁にLGEを認める(►)．下壁〜後壁のLGEは広範であり，内膜〜外膜に連続する非虚血性パターンである．乳頭筋にもLGEが認められる．

拡張型心筋症：心室の拡張と収縮不全が特徴である．MRIでは，**心腔の拡大**とともに，**心筋の菲薄化**が認められる．LGEは心基部の心筋中層にみられることがあり，mid-wall fibrosisと呼ばれる(**図2-E**)．

心サルコイドーシス・心筋炎：これらの疾患では心筋に炎症が生じ，MRIで**斑状のLGE**が認められる．いずれの疾患も特異的なLGEの分布パターンは存在しないが，心サルコイドーシスでは，心室中隔や心外膜の中層や心外膜側にLGEがみられることがある(**図2-F**)．

参考文献
1) Mahrholdt H, et al: Delayed enhancement cardiovascular magnetic resonance assessment of non-ischaemic cardiomyopathies. Eur Heart J 26: 1461-1474, 2005.
2) Kitaoka H, et al: JCS/JHFS 2018 guideline on the diagnosis and treatment of cardiomyopathies. Circ J 85: 1590-1689, 2021.

(加藤 真吾)

3 心臓MRI

Q10 拡張型心筋症の心臓MRI所見について教えてください．

A
- 拡張型心筋症では，**中隔の線状遅延造影（late gadolinium enhancement；LGE）**が特徴である．
- LGEパターンから，**左室の拡大**と**収縮不全**を有する他疾患との鑑別に用いられる．
- T1マッピングでは**細胞外容積分画（extracellular volume fraction；ECV）が軽度上昇**するが，他心筋症と比較し，健常者との差は大きくない．

▶ 拡張型心筋症の心臓MRI所見

拡張型心筋症は，左室の拡大と収縮不全を特徴とする心筋症である．診断は，**左室の拡大と収縮不全を来す他の要因を除外すること**で確定される[1]．拡張型心筋症の心臓MRI所見では，シネMRIで**左室の拡大と壁運動低下**を認める．LGEパターンがみられる割合は，研究にもよるが3〜5割の症例とされる．非虚血性の様々なLGEパターンをとるが，最も典型的とされるのは**中隔に細く線状に分布するもの**である（図1）．T1マッピングのnative T1は，健常者と同じくらいからやや上昇，ECVは軽度上昇するが，心筋炎や心アミロイドーシスなどと比較すると健常者との差は小さいため，T1マッピングのみで診断するのは難しい[2]．

▶ 拡張型心筋症診断において心臓MRIをどのように用いるか

拡張型心筋症において心臓MRIを撮像する理由は，LGE所見を用いた同じく左室の拡大と収縮不全を呈する**他疾患との鑑別目的と，高リスク症例の同定**である．予後に関しては次項（p.158-159，3-Q11）で解説し，本項では診断について述べる．

最も重要なことは虚血性心疾患との鑑別であり，LGEパターンが明確に異なるため容易に鑑別できる．非虚血性の他心筋症，例えば心サルコイドーシスや筋ジストロフィに伴う心筋障害とは，LGEパターンから鑑別できることもあるが，心臓MRI所見だけでは確実な診断は難しく，最終的には病歴や心臓MRI以外の臨床所見を参照する必要がある．それでも，以前に拡張型心筋症と診断されていた症例において，まず心臓MRIを撮像した際に，LGE所見が拡張型心筋症としては非

A シネMRI長軸像	B シネMRI四腔断面像
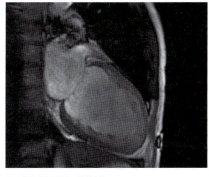	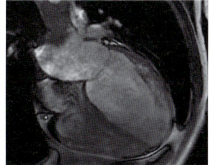
C 遅延造影MRI短軸像	D T1マッピング
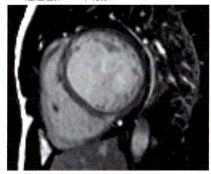	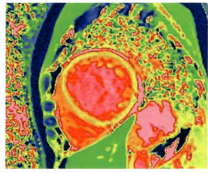

図1 40代，男性　拡張型心筋症の心臓MRI
A，B：左室の拡大と収縮能低下が認められる．
C：線状のLGEを認める（→）．
D：native T1値 1330ms（施設基準値1240±52）であり，軽度上昇に留まる．

典型的な所見がみられ，そこから追加検査を行うことで他の心筋症が診断されることも珍しくない．このように，実臨床に**拡張型心筋症が鑑別に挙がる左室の拡大と収縮不全を呈する症例では，積極的に心臓MRIを行う**ことが推奨される．

参考文献
1) 日本循環器学会・他: 心筋症診療ガイドライン (2018年改訂版), 2019. available at: https://www.j-circ.or.jp/cms/wp-content/uploads/2018/08/JCS2018_tsutsui_kitaoka.pdf
2) Messroghli DR, et al: Clinical recommendations for cardiovascular magnetic resonance mapping of T1, T2, T2*and extracellular volume: a consensus statement by the Society for Cardiovascular Magnetic Resonance (SCMR) endorsed by the European Association for Cardiovascular Imaging (EACVI). J Cardiovasc Magn Reson 19: 75, 2017.

（鍋田　健）

3 心臓MRI

Q11 遅延造影MRIで拡張型心筋症の予後の評価はできますか？

A
- 遅延造影MRIでの高信号（late gadolinium enhancement；LGE）は，拡張型心筋症の様々な**心イベント**に関連する．
- **LGE陽性**症例は，薬物治療後の**左室機能改善が乏しい**ことが多い．
- **遅延造影MRI所見をもとにした治療**が有効であるかは，今後の**ランダム化比較試験**の結果が待ち望まれる．

▶ 拡張型心筋症の遅延造影MRI所見と予後

拡張型心筋症のLGEが**様々な心イベントのリスク因子であることは，複数の研究で示されている**．このテーマで最大規模のものは，米国の3施設で行われた前向きレジストリであり，1,061例の左室駆出率（left ventricular ejection fraction；LVEF）50%以下の非虚血性心筋症で心臓MRIを行い，LGE所見と心イベントとの関連を示している．LGEは461例（43%）に認められ，**LGE陽性症例は，総死亡，心血管死亡，突然死，持続性心室頻拍や植込み型除細動器（ICD）適正作動で定義される不整脈イベント，心移植や植込み型補助人工心臓で定義される心不全イベントが，陰性例に比べて有意に多かった**（表1）．また，LGEの分布も定量しており，**LGEの範囲が広がるほどイベント率が高い**ことが示されている（図1）[1]．薬物治療後の**左室機能改善はLGE陽性例で認めにくく**，治療効果予測にも用いられる[2]．

▶ 遅延造影MRI所見をどのように治療方針決定に用いるか

では，遅延造影MRIの結果をどのように実際の治療方針決定に活用するか，筆者なりの考えを述べる．前述のように，**拡張型心筋症のLGE陽性例はイベントリスクが高いため，より細やかな管理**を行う．具体的には，通常よりも頻繁に外来で経過観察を行ったり，心不全の薬物治療に関しても基本治療のみならず，適応に応じて早期から追加の治療を検討する．

薬物治療以外では，拡張型心筋症では心室頻拍などの致死的な不整脈によって生じ，突然死の原因となることから，予防のためにICDを事前に植え込む，一次予防の植込みを行うことがある．LGE陽性例では突然死リスクが高いため，積極的にICD一次予防植込みを検討してもよさそうである．しかし，現行のガイドライ

表1 LGE有無とイベントリスク

イベントの種類	LGE陽性（vs. 陰性）のハザード比（95％信頼区間）	P値
総死亡	1.68（1.29，2.18）	＜0.001
心血管死亡	2.04（1.47，2.84）	＜0.001
突然死	2.47（1.30，4.69）	0.01
不整脈イベント	2.52（1.68，3.79）	＜0.001
心不全イベント	1.65（1.15，2.35）	0.01

拡張型心筋症において，LGE陽性例はあらゆる心イベントのリスクが高い．
（文献1）の結果を元に筆者作成）

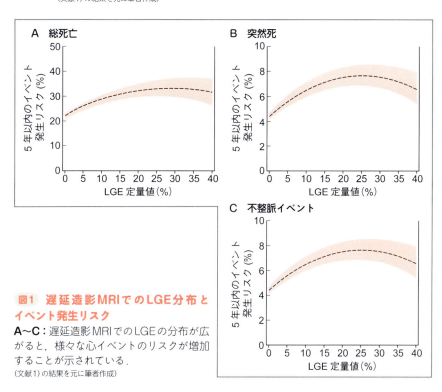

図1 遅延造影MRIでのLGE分布とイベント発生リスク
A〜C：遅延造影MRIでのLGEの分布が広がると，様々な心イベントのリスクが増加することが示されている．
（文献1）の結果を元に筆者作成）

ンでは，遅延造影MRI所見でICD植込み可否を決定したランダム化比較試験がないため，拡張型心筋症のICD一次予防植込みにおいて，遅延造影MRI所見で推奨度が変わることはない．この点において，現在，欧州でランダム化比較試験が行われており（NCT04558723），結果が待ち望まれる．

参考文献 1) Klem I, et al: Relationship of LVEF and myocardial scar to long-term mortality risk and mode of death in patients with nonischemic cardiomyopathy. Circulation 143: 1343-1358, 2021.
2) Xu Y, et al: Myocardial tissue reverse remodeling after guideline-directed medical therapy in idiopathic dilated cardiomyopathy. Circ Heart Fail 14: e007944, 2021.

（鍋田 健）

3 心臓MRI

Q12 心肥大の原因疾患をMRIで鑑別できますか？

A
- 心肥大を呈する代表的疾患として，**高血圧性心筋症，肥大型心筋症，心アミロイドーシス，心Fabry病，アスリート心，大動脈弁狭窄症**などが挙げられる．
- **遅延造影MRIやT1マッピング**などの心筋性状所見が，原因疾患の鑑別に有用である．
- **非典型的所見を呈する症例もある**ため，病歴や家族歴，他の検査所見を踏まえた鑑別診断が重要である．

▶ 心肥大を呈する代表的な原因疾患

心肥大を呈する代表的疾患として，**高血圧性心筋症，肥大型心筋症，心アミロイドーシス，心Fabry病，アスリート心，大動脈弁狭窄症**などが挙げられる．特異的な治療法を有する疾患もあるため，これらの鑑別診断を行うことは臨床上重要である．

▶ 心肥大を呈する代表的疾患のMRI所見

シネMRIでの心形態や，遅延造影MRIでの高信号（late gadolinium enhancement；LGE）パターン，T1マッピングでの心筋性状所見が，**鑑別診断に有用**である（図1）．心肥大を呈する代表的疾患の典型的MRI所見を 表1 にまとめる．ただし，**非典型的所見を呈する症例もあるため，鑑別が難しい場合も多い**．LGE陰性の肥大型心筋症（hypertrophic cardiomyopathy；HCM）や，非典型的LGEパターンを呈する心アミロイドーシスもある[1]．また，心Fabry病では病期の進行とともに，native T1は正常化～延長する[2]．そのため，**病歴や家族歴，他の検査所見を踏まえた鑑別診断が重要**である．

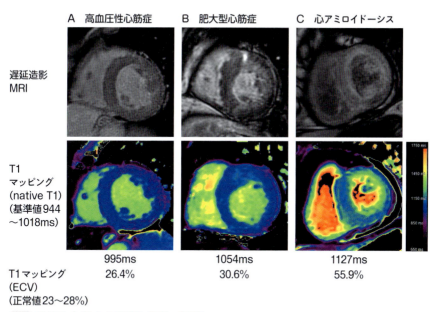

図1 心肥大を呈する代表的疾患のMRI

表1 心肥大を呈する代表的疾患のMRI所見

	高血圧性心筋症	肥大型心筋症	心アミロイドーシス	心Fabry病	アスリート心	大動脈弁狭窄症
形態	対称性・求心性肥大	非対称性・求心性肥大	対称性・求心性肥大	対称性・求心性肥大	対称性・遠心性肥大	対称性・求心性肥大
LGE	非特異的LGE	RV insertion pointsや肥厚心筋内の斑状LGE	心内膜下優位または貫壁性のびまん性LGE	下側壁の心筋中層のLGE	LGEなし	非特異的LGE
T1マッピング (native T1)	→〜↑	→〜↑	↑↑	↓↓	→〜↓	↑
T1マッピング (ECV)	→〜↑	→〜↑	↑↑	→〜↑	↓	↑

参考文献 1) Syed IS, et al: Role of cardiac magnetic resonance imaging in the detection of cardiac amyloidosis. JACC Cardiovasc Imaging 3: 155-164, 2010.
2) Pieroni M, et al: Cardiac involvement in Fabry disease: JACC review topic of the week. J Am Coll Cardiol 77: 922-936, 2021.

(伊藤 みゆき)

3 心臓MRI

Q13 肥大型心筋症のMRI所見について教えてください．

A
- シネMRIでは，肥大型心筋症における特徴的な形態や機能所見を評価可能である．
- 遅延造影MRIでの**心室中隔の右室接合部（RV insertion points）の高信号**は，肥大型心筋症における特徴的所見である．

▶肥大型心筋症とは
　左室心筋または右室心筋の肥大と，左室拡張機能低下を特徴とする疾患群であり，臨床的には，最大壁厚15mm以上（家族歴がある場合は13mm以上）と定義される[1]．類似した病態を呈する二次性心筋症を除外することで診断される．

▶肥大型心筋症でのシネMRIの見方は？
　肥大型心筋症では，**非対称性中隔肥大（asymmetric septal hypertrophy；ASH）**（図1-A）や**心尖部肥大（apical hypertrophy；APH）**（図1-B），僧帽弁複合体や乳頭筋の構造異常（図1-C），**左室流出路狭窄（left ventricular outflow tract obstruction；LVOTO）**，**僧帽弁の収縮期前方運動（systolic anterior motion；SAM）**，**左室中部閉塞（midventricular obstruction；MVO）**（図1-D）などの特徴的な心形態や機能所見を呈する．**心尖部瘤や心内血栓の有無にも注意**を要する．

▶肥大型心筋症の遅延造影MRI所見のポイントは？
　遅延造影MRIでの高信号域（late gadolinium enhancement；LGE）は**心筋線維化を示す．RV insertion pointsや肥大した心筋内の高信号**が特徴的であり（図1-E, F），他の疾患との鑑別に有用である．**LGEの有無やその範囲は，心臓突然死リスクとの関連**が報告されている[2]．

参考文献
1) Elliott PM, et al: 2014 ESC guidelines on diagnosis and management of hypertrophic cardiomyopathy: the task force for the diagnosis and management of hypertrophic cardiomyopathy of the European Society of Cardiology (ESC). Eur Heart J 35: 2733-2779, 2014.
2) Weng Z, et al: Prognostic value of LGE-CMR in HCM: a meta-analysis. JACC Cardiovasc Imaging 9: 1392-1402, 2016.

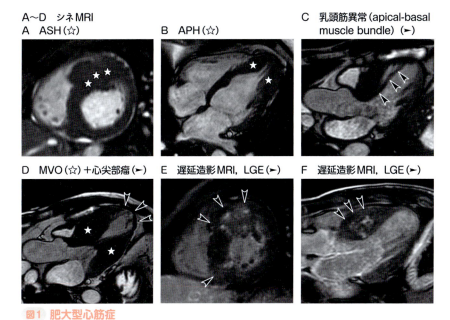

図1 肥大型心筋症
(A, E, F 17歳, 男性, B 50代, 男性, C 40代, 男性, D 50代, 男性)

Memo

▶ **拡張相肥大型心筋症(dilated phase of hypertrophic cardiomyopathy ; d-HCM)**
- 肥大型心筋症の経過中に, 左室収縮機能低下(LVEF＜50％), 左室拡大を呈する病態を拡張相肥大型心筋症という. 左室内閉塞(LVOTOやMVO)が消失し, 心筋の菲薄化と広範なLGEが特徴である(図2).

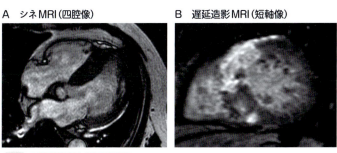

図2 拡張相肥大型心筋症
A：非対称性中隔肥大, 左室収縮能低下を認める.
B：RV insertion pointsや心室中隔に広範なLGEを認める.

(伊藤 みゆき)

3 心臓MRI

Q14 T1マッピングの原理について わかりやすく教えてください．

- **MOLLI（modified Look-Locker inversion recovery）法**などで**心筋のT1値を計測**する．
- **native T1**（造影前のT1値）は，**心筋組織性状の客観的評価方法**である．
- native T1と造影後のT1値で，**細胞外容積分画（extracellular volume fraction；ECV）**を算出する．

▶ native T1 は心筋細胞内外の指標

　T1マッピングは，心筋のT1値をピクセルごとに測定することで組織性状評価を行う手法である．心筋組織は水分，蛋白質，脂質などの様々な成分で構成されているが，それぞれが異なるMR信号を発する．**T1値は，これらの中に含まれる水分子の磁化ベクトルの回復時間**を意味し，0%から元の状態の63.2%まで回復する時間と定義している．このT1値を測定する代表的な手法のMOLLI法は，高い再現性とロバスト性（外部の不確定な変動に影響されにくい性質）がある．MOLLI法は呼吸停止下でSSFP（steady state free precession）シーケンスを用い，心電図同期でタイミングを調整したIR（inversion recovery）パルスにより，複数の画像データを取得する．得られた複数の画像データから，心筋の回復曲線を3-parameter fitting modelで補正し，T1値を算出する[1]．

　造影前に取得した心筋のT1値をnative T1とし，**心筋細胞内成分と細胞外の間質成分の両者が反映**される．心筋浮腫などによる水分量増加，心筋線維化，アミロイド沈着などはT1値が延長し，脂質沈着，鉄沈着，出血などはT1値が短縮する．造影剤不要で計測できるが，装置，磁場強度，シーケンス，心拍数，年齢，性別の影響を受けるため，各施設での基準値設定が必要である[2]．

▶ ECVは心筋細胞外容積の指標

　細胞外容積分画（ECV）は，**造影前と造影後のT1マッピングをヘマトクリット値で補正することで計算**でき（図1），基準値はおおよそ22〜28%で安定した評価が可能である．

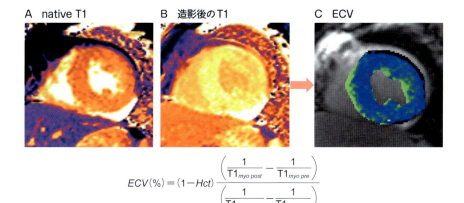

$$ECV(\%) = (1-Hct)\frac{\left(\dfrac{1}{T1_{myo\ post}} - \dfrac{1}{T1_{myo\ pre}}\right)}{\left(\dfrac{1}{T1_{blood\ post}} - \dfrac{1}{T1_{blood\ pre}}\right)}$$

図1 ECVの計算式と対応する画像

　心筋の線維化はコラーゲン線維が増加することと考えられ，細胞外マトリックス（extracellular matrix；ECM）には主にコラーゲン線維が蓄積される．線維化は，置換性線維化（心筋梗塞など）と反応性線維化（弁膜症など）に大別できる．置換性線維化は，細胞脱落が起こりECMにガドリニウム造影剤が溜まりやすくなるが，反応性線維化では細胞脱落がわずかであり，ECMにはガドリニウム造影剤が溜まりにくい特徴がある．**コラーゲン体積分画（collagen volume fraction；CVF）とECVは強い相関**があるため[3]，コラーゲン線維が蓄積されている反応性線維化では，ECVで評価することの有用性が高まっている．

Memo

▶ **T1値の逆数**

- T1強調像の信号強度は，T1値（回復時間）の逆数に概ね比例する．これを活用して，ECVを計算する際にT1値の逆数を使用する．具体的には，T1値が短い組織は信号強度が高く，逆にT1値が長い組織は信号強度が低くなる．
- さらに，ガドリニウム造影剤を使うとT1値が短縮されるため，信号強度が増加する．この関係を把握していると，T1値の逆数を使ってECVの割合を推定することが，直感的に理解しやすくなる．

参考文献
1) Messroghli DR, et al: Modified Look-Locker inversion recovery (MOLLI) for high-resolution T1 mapping of the heart. Magn Reson Med 52: 141-146, 2004.
2) Kellman P, et al: T1 mapping in the heart: accuracy and precision. J Cardiovasc Magn Reson 16: 2, 2014.
3) Miller CA: Comprehensive validation of cardiovascular magnetic resonance techniques for the assessment of myocardial extracellular volume. Circ Cardiovasc Imaging 6: 373-383, 2013.

（出川 輝浩）

3 心臓MRI

Q15 T1マッピングの臨床使用について教えてください．

A
- T1マッピングは，心筋線維化や梗塞などによる心筋障害を定量的に評価できる．
- 非造影のnative T1値と，造影剤を用いる細胞外容積分画（extracellular volume fraction；ECV）の2つの値が得られる．
- T1マッピングは，心アミロイドーシスや心Fabry病の診断に有用性が高い．

▶ T1マッピングの原理

心筋T1マッピングは，**心筋組織の心筋障害を非侵襲的に定量的に評価するMRI技術**であり，心筋症の診断に重要な役割を果たす．この手法は，心筋のT1値をピクセル単位でマッピングすることで，様々な病理組織学的状態の定量的な情報を提供する．T1マッピングからは，**非造影で得られるnative T1値**と，**ガドリニウム造影剤使用による細胞外液分画（ECV）**の2種類の指標が得られる．native T1値とECVを組み合わせることで，様々な心筋症の診断が可能である（図1）．一般に，MOLLI（modified Look-Locker inversion recovery）法やShMOLLI（shortened MOLLI）法が用いられる[1]．

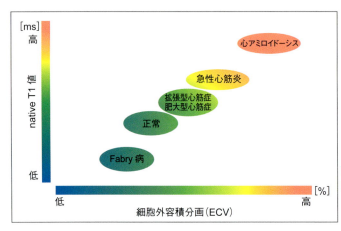

図1 native T1値，ECVと各心筋疾患の関係
［文献1）を参考に作成．Martin Ugander(SCMR 2024)］

▶ T1マッピングの有用な疾患（表1）

T1マッピングは，**急性期の心筋炎において活動性の炎症の有無の評価に有用**である（native T1値の増加・延長がみられる）．native T1値やECVの顕著な増加が特徴的である**心アミロイドーシスの診断や病態の進行度評価**にも適している．また，**心Fabry病では糖脂質の心筋への沈着によってT1値が減少する**ため，疾患特異的な診断指標として有用である．特に，心アミロイドーシスや心Fabry病では**T1値が他の疾患とオーバーラップしない**ため，診断的価値が高い．

ECVの心アミロイドーシスの診断能は高く，感度89%，特異度89%と報告されている[2]（図2）．一方で，異なる機器や撮像条件によるT1値のばらつきが課題であり，施設ごとに基準値を算出した上で臨床に用いる必要がある[1]．

表1 T1マッピングの有用な疾患

疾患	T1マッピングの有用性	特徴的なT1値，ECVの変化
急性心筋炎	・活動性炎症の有無の評価に有用	・心筋浮腫によるnative T1値の増加
心アミロイドーシス（特に有用）	・診断および病態進行度の評価に適している ・特に，ECVの診断能が高い ・他の疾患とオーバーラップが少なく診断的価値が高い	・アミロイド沈着による間質の拡大によるnative T1値およびECVの顕著な増加
心Fabry病（特に有用）	・糖脂質の沈着によるnative T1値の低下がみられる ・native T1値が減少する疾患は少なく，他の疾患とオーバーラップが少なく診断的価値が高い	・native T1値の減少，ECVは正常 ・線維化が進行するとnative T1値の偽正常化（pseudonormalization）やECVの上昇
虚血性心筋症	・梗塞の程度を定量評価し，心筋梗塞後のリモデリングや病態進行の評価に有用	・梗塞によるnative T1値，ECVの上昇
拡張型心筋症，肥大型心筋症	・心筋線維化によるnative T1値およびECVの上昇がみられるが，他疾患とのオーバーラップがある	・線維化によるnative T1値，ECVの上昇

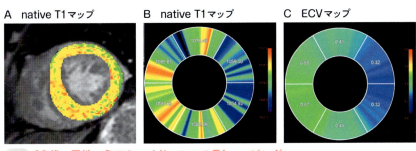

図2 80代，男性　心アミロイドーシスのT1マッピング
重症の大動脈弁狭窄症，手根管症候群の既往あり．
A，B：左室心筋のnative T1値は施設基準値の+2SDを超える値を示した（施設基準値：1016±16ms）．
C：左室心筋のECVは全周性に上昇し，中隔では0.50を超える著明高値であった（正常値：0.25〜0.30）．

参考文献 1) Haaf P, et al: Cardiac T1 mapping and extracellular volume (ECV) in clinical practice: a comprehensive review. J Cardiovasc Magn Reson 18: 89, 2016.
2) Pan JA, et al: Native T1 mapping, extracellular volume mapping, and late gadolinium enhancement in cardiac amyloidosis: a meta-analysis. JACC Cardiovasc Imaging 13: 1299-1310, 2020.

（加藤 真吾）

3 心臓MRI

Q16

心アミロイドーシスのMRI所見
について教えてください.

A

● 心基部優位の心肥大を来し，**全周性肥大**が典型的だが，**非対称性中隔肥大**を来すこともある.

● 遅延造影MRIの典型所見は，**左室内膜下優位のびまん性遅延造影(late gadolinium enhancement；LGE)**，**右室壁や左房壁のLGE**，**心腔内の低信号化(dark blood pool)**である.

● T1マッピングの**native T1**と**細胞外容積分画(extracellular volume fraction；ECV)**が著明な高値を示し，診断にきわめて有用である.

▶ 心アミロイドーシスとは

心アミロイドーシスは，**心筋間質にアミロイドが沈着し，心肥大に伴う拡張機能障害を来し，進行すると収縮能も低下する**疾患である. 主な病型は，①**ALアミロイドーシス(AL)**，②**野生型トランスサイレチン型アミロイドーシス(ATTRwt)**，③**変異型トランスサイレチン型アミロイドーシス(ATTRv)**の3つである.

AL：異常形質細胞によって産生されたモノクローナル抗体が原因となり，進行が早く予後不良であるが，新規治療薬(抗CD38モノクローナル抗体製剤のダラツムマブなど)の登場により，予後は改善傾向にある.

ATTRwt：心不全に多く潜在しており，心肥大，手根管症候群の既往，トロポニンの軽度持続的な高値がATTRwtを疑う重要な臨床徴候とされる. トランスサイレチン四量体安定化薬であるタファミジスの有効性が示されている.

ATTRv：変異型トランスサイレチンを前駆蛋白とする遺伝性アミロイドーシスで，日本では熊本県と長野県に遺伝的な集積を認めるが，集積地以外での診断も増加傾向にある. 核酸医薬(siRNA製剤)であるパチシランの有効性が報告されている[1].

▶ 心アミロイドーシスのMRI所見

シネMRIでは，心基部優位の心肥大を来し左室収縮能は保たれることが多い. 全周性の肥大が典型的だが，非対称性中隔肥大を来すこともあり，肥大型心筋症との鑑別に注意を要する[2]. 遅延造影MRIの典型的な所見は，①**左室内膜下優位のびまんLGE，②右室壁や左房壁のLGE，③心腔内の低信号化(dark blood pool)**である(**図1**). しかし，非典型なLGE所見を呈することも少なくない. 心アミロイドーシスでは，遅延造影MRIを撮像する際にinversion time(TI)の設定

168

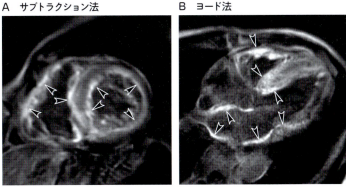

図1　80代，男性　心アミロイドーシスの遅延造影MRI
A，B：左室内膜下優位のびまん性LGE（**A**；▶），右室壁や左房壁のLGE（**B**；▶），心腔内のdark blood poolといった典型的な所見を認める．

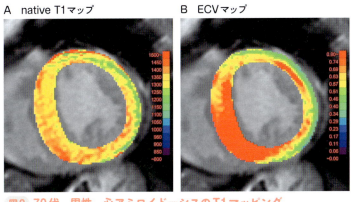

図2　70代，男性　心アミロイドーシスのT1マッピング
A，B：native T1，ECVとも著明な異常高値を呈する（カラーマップの緑色～黄色～赤色は異常高値領域）．

が難しいことが多く，不適切な画像コントラストになりうる．その対策として，phase-sensitive inversion recovery（PSIR）シーケンスの使用が推奨されている[3]．心アミロイドーシスでは**T1マッピングにおけるnative T1とECVがいずれも著明な高値を示すことが多く**，診断にきわめて有用である（**図2**）[4]．

参考文献
1) Adams D, et al: Patisiran, an RNAi Therapeutic, for Hereditary Transthyretin Amyloidosis. N Engl J Med 379: 11-21, 2018.
2) Martinez-Naharro A, et al: Magnetic resonance in transthyretin cardiac amyloidosis. J Am Coll Cardiol 70: 466-477, 2017.
3) Fontana M, et al: Prognostic value of late gadolinium enhancement cardiovascular magnetic resonance in cardiac amyloidosis. Circulation 132: 1570-1579, 2015.
4) Oda S, et al: Trends in diagnostic imaging of cardiac amyloidosis: emerging knowledge and concepts. RadioGraphics 40: 961-981, 2020.

（尾田 済太郎）

3 心臓MRI

Q17 心Fabry病のMRI診断について教えてください.

A
- 心Fabry病は**対称性心肥大**を呈することが多いが，非対称性中隔肥大や心尖部肥大という**肥大型心筋症に類似する形態も呈しうる**.
- 遅延造影（late gadolinium enhancement；LGE）は**心基部の下側壁の中層**に好発する.
- T1マッピングでは心筋への脂質沈着を反映して**native T1が短縮**するが，心筋線維化を混在する場合はT1値が相殺され，偽正常化（**pseudonormalization**）を来す.

▶ Fabry病とは

Fabry病は**ライソゾーム病と総称される疾患群に属し，X連鎖性の遺伝形式をとる先天性スフィンゴ糖脂質代謝異常症**である．α-ガラクトシダーゼの酵素活性低下により，スフィンゴ糖脂質が全身の組織・臓器に進行性に蓄積し発症する．病型は"**男性古典型**"，"**男性遅発型**"，"**ヘテロ女性型**"の3つに分類される．全身の臓器症状を伴う男性古典型は幼少期（4～8歳）に発症し，平均死亡年齢は約40歳と報告されている．男性遅発型は心臓や腎臓など特定の臓器症状のみを呈することが多く，古典型より発症年齢が高い（20～40代）．ヘテロ女性型では，さらに発症年齢が高くなる．心Fabry病は潜在的に多く，日本人の心肥大患者におけるFabry病の頻度は，1～3％と報告されている．

▶ 心Fabry病のMRI所見

シネMRIでは**対称性の心肥大**を呈することが多いが，非対称性中隔肥大や心尖部肥大といった**肥大型心筋症に類似する形態も呈しうる**（図1-A）．遅延造影MRIでのLGEは約35％に認められるとされ，心筋中間層に斑状，帯状にみられることが多く，心基部の下側壁に好発する（図2-B, C）[1]．T1マッピングでは，**心筋への脂質沈着を反映してnative T1が短縮**し，診断に有用である（図1-B）[2]．しかし，心筋線維化を混在する場合はnative T1値が相殺され，**pseudonormalization**を来すため注意が必要である（図2-B, C）[3]．ECVは正常を示すことが多いが，心筋線維化が進むと高値を呈するようになる．また，心病変の進行とともに，T2マッピングにおけるT2値も延長すると報告されている[4]．

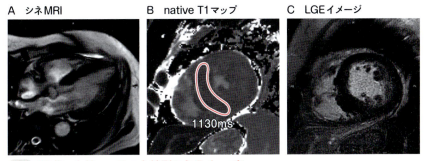

図1 60代，女性　ヘテロ女性型の心Fabry病
A：左室心肥大を認める．
B：中隔のnative T1は，1130ms（施設基準値1200〜1250ms）と短縮している．
C：心筋内にLGEは認めない．

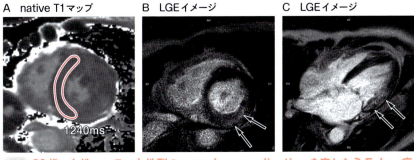

図2 60代，女性　ヘテロ女性型のpseudonormalizationを来した心Fabry病
A：中隔のnative T1は1240ms（施設基準値1200〜1250ms）と基準値の範囲内である．
B，C：心基部の下側壁中層にLGEを認める（→）．心筋線維化の混在により，native T1のpseudonormalizationを来したと考えられる．

参考文献
1) Kozor R, et al: Cardiac involvement in genotype-positive Fabry disease patients assessed by cardiovascular MR. Heart 102: 298-302, 2016.
2) Sado DM, et al: Identification and assessment of Anderson-Fabry disease by cardiovascular magnetic resonance noncontrast myocardial T1 mapping. Circ Cardiovasc Imaging 6: 392-398, 2013.
3) Tower-Rader A, et al: Multimodality imaging assessment of Fabry disease. Circ Cardiovasc Imaging 12: e009013, 2019.
4) Augusto JB, et al: The myocardial phenotype of Fabry disease pre-hypertrophy and pre-detectable storage. Eur Heart J Cardiovasc Imaging 22: 790-799, 2021.

（尾田 済太郎）

3 心臓MRI

Q18 心サルコイドーシスの心臓MRI診断について教えてください.

A
- 心サルコイドーシスでは, 多彩な非虚血性パターンの遅延造影 (late gadolinium enhancement；LGE) 所見がみられる.
- 遅延造影MRIは, 心サルコイドーシスの高い診断能をもつ.
- 遅延造影MRIは心イベント発生にも関連し, リスクの層別化にも有用である.

▶心サルコイドーシスとは

サルコイドーシスは, 非乾酪性類上皮細胞肉芽腫が眼や肺, 皮膚など複数の臓器に生じ, 炎症を引き起こし, 様々な臓器障害を来す疾患である. 心臓にサルコイドーシスが生じたものが, 心サルコイドーシスである. **心サルコイドーシスは心機能低下により心不全を引き起こす**ことがあり, **心室頻拍や房室ブロックなどの重篤な不整脈も生じるため, 早期の診断および治療が重要**である.

▶心サルコイドーシスの心臓MRI所見

心サルコイドーシスでは, 左室, 右室の形態異常がみられ, 特に左室を中心に局所的に病変が生じることが知られている. そのため, シネMRIでの**形態評価においては, 局所的な左室瘤や壁運動低下に注目**する. **診断およびリスクの層別化において, 重要なのは遅延造影MRI**である.

心筋炎症が生じる急性期では炎症を主に反映し, 慢性期ではサルコイドーシスに伴う線維化を反映して, 非虚血性パターンのLGE所見が認められる.

左室の病変分布は, わが国の大規模レジストリによると**心基部寄りに多く, 特に中隔〜前壁にかけて多い**ことが示されている (**図1**)[1]. また, 心外膜側を中心に進行例では, 左室全層性に分布することも知られている (**図2**)[2]. 拡張型心筋症と比較すると, 明瞭なLGEがみられるのも特徴的である. 心サルコイドーシスは心筋炎症を伴うため, 炎症活動性が高い場合には, T2強調像での高信号域やT2マッピングでT2値の上昇がみられる.

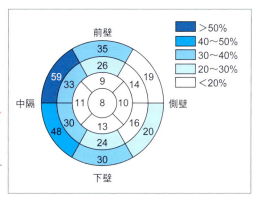

図1 心サルコイドーシスにおいてLGE所見が生じやすい部位
左室の病変分布は心基部寄りに多く，特に中隔〜前壁にかけて多いとされる．
(文献1)を元に著者作成)

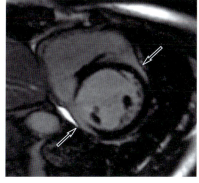

A 遅延造影MRI短軸像

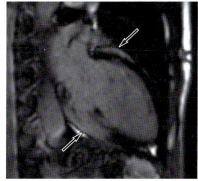

B 遅延造影MRI長軸像

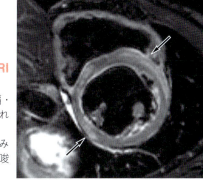

C T2強調像

図2 心サルコイドーシスの心臓MRI所見
A, B：明瞭なLGEが，心基部寄り中隔・右室との境界部分や心外膜寄りにみられる（→）．
C：LGEと一致する部位に高信号域がみられ（→），炎症活動性が高いことが示唆される．

▶ 心臓MRIにおける心サルコイドーシス診断能

　心サルコイドーシスの診断に主に用いられるのは，遅延造影MRIである．心臓以外の臓器でサルコイドーシスが診断され，心サルコイドーシスが疑われる症例に対して，**遅延造影MRIは感度95%，特異度85%という高い診断精度**を示している[3]．これは，同様に心サルコイドーシスの画像診断に用いられる**FDG-PETやガリウム (Ga) シンチグラフィよりも優れている**．このため，国内外の心サルコイドーシスの診断において，遅延造影MRIは診断基準のひとつとなっている[2]．また，**遅延造影MRIは，心エコー図や心電図で検出できない早期の心サルコイドーシスを検出できる**ことが示されており，早期診断においても欠かせない画像診断手法である[4]．T1/T2マッピングやT2強調像も心臓サルコイドーシス診断に有用との報告はあるが，遅延造影MRIと比べると診断精度はまだ確立されておらず，現状では遅延造影MRIが診断の主軸である．

▶ 心サルコイドーシスにおける心臓MRI所見と心イベント

　心サルコイドーシス疑い症例における心臓MRI施行例を対象としたメタ解析では，**遅延造影MRIが陽性の症例では死亡や突然死が高い**ことが示されている[5]．LGE陰性の症例は年間1.2%と，心イベントのリスクがかなり低いため，心サルコイドーシス疑い症例においてLGE陽性がなければ，ひと安心といえる．しかし，心サルコイドーシスでのLGE陽性率は高いため，陽性例に対しては，さらなるリスク層別化が必要となる．

　リスク層別化のひとつの方法として，LGEの範囲を定量化する試みがあり，分布が広いほどイベントリスクが高いことが知られている．具体的には，**左室全体の20%以上の範囲にLGEが認められる症例は，高リスクと定義**される[6]．また，LGEパターンに注目することでリスク層別化を行う試みもある．

　Athwalらは，剖検所見で多くの病変が確認された中隔，右室の自由壁側，心外膜寄りに広がるLGEを**pathology-frequent LGEと定義し，心サルコイドーシス疑い症例において，このパターンを認めた症例は，不整脈や心不全イベントのリスクが高かった**ことを示している（**図3**）[7]．この研究の興味深い点は，pathology-frequent LGEでないLGEが認められた場合，LGE陰性例と同様に不整脈イベントリスクが低いことを示している点である．したがって，心サルコイドーシスでは単にLGEの有無を確認するだけでなく，さらに詳細な所見の確認が重要である．しかし，LGEの定量化方法は現時点で明確に定まっておらず，LGEパターンの再現性や診断者間の診断精度の差に関する問題も残されており，今後の研究が必要である．

A pathology-frequent LGE（シェーマ，遅延造影MRI）

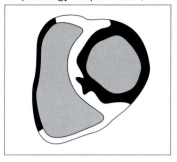 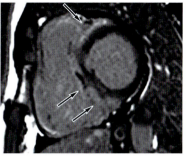

B pathology-rare LGE（シェーマ，遅延造影MRI）

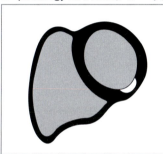 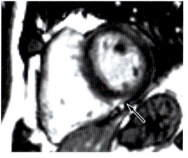

図3 心サルコイドーシスのLGEパターン[7]

A，B：pathology-frequent LGEは，右室自由壁，中隔，心外膜寄りに広汎に分布するLGEと定義され（**A**；→），それ以外をpathology-rare LGE（**B**；→）と定義する．

参考文献
1) Nabeta T, et al: Risk stratification of patients with cardiac sarcoidosis: the ILLUMINATE-CS registry. Eur Heart J 43: 3450-3459, 2022.
2) 日本循環器学会・他: 2016年度版 心臓サルコイドーシスの診療ガイドライン．2016．available at: https://www.j-circ.or.jp/cms/wp-content/uploads/2020/02/JCS2016_terasaki_d.pdf
3) Aitken M, et al: Diagnostic accuracy of cardiac MRI versus FDG PET for cardiac sarcoidosis: a systematic review and meta-analysis. Radiology 304: 566-579, 2022.
4) Kouranos V, et al: Complementary role of CMR to conventional screening in the diagnosis and prognosis of cardiac sarcoidosis. JACC Cardiovasc Imaging 10: 1437-1447, 2017.
5) Stevenson A, et al: Prognostic value of late gadolinium enhancement detected on cardiac magnetic resonance in cardiac sarcoidosis. JACC Cardiovasc Imaging 16: 345-357, 2023.
6) 日本循環器学会・他: 2024年JCS/JHRSガイドライン フォーカスアップデート版 不整脈治療．2024．available at: https://www.j-circ.or.jp/cms/wp-content/uploads/2024/03/JCS2024_Iwasaki.pdf
7) Athwal PSS, et al: Cardiovascular magnetic resonance imaging phenotypes and long-term outcomes in patients with suspected cardiac sarcoidosis. JAMA Cardiol 7: 1057-1066, 2022.

（鍋田 健）

3 心臓MRI

Q19 不整脈原性右室心筋症の評価について教えてください．

A
- 不整脈原性右室心筋症（arrhythmogenic right ventricular cardiomyopathy；ARVC）では，**右室拡大**，**右室瘤**，**右室自由壁の凹凸（scalloping）**を認め，**右室収縮不全**を伴う．
- **不整脈原性心筋症（arrhythmogenic cardiomyopathy；ACM）**という新しい疾患概念が提唱されている．
- "リング様遅延造影 [ring-like LGE (late gadolinium enhancement)]"は，ALVCの特徴的な所見として注目されている．

▶ 不整脈原性心筋症（ACM）の疾患概念

不整脈原性右室心筋症（ARVC）は，**主に右室の心筋が脂肪および線維組織に置き換わり，心室性不整脈や突然死のリスクを引き起こす遺伝性の心筋症**である．特に若年層に多く発症し，家族歴を有することが多い．2020年に発表された新しい診断基準（Padua Criteria）[1]では，ACMとして，右室のみならず左室や両心室の障害も含む疾患概念が再定義された．左室型のACMはarrhythmogenic left ventricular cardiomyopathy（ALVC）と呼ばれる．

心電図，画像診断，病理組織診，遺伝子検査を用いて診断が行われる．特に，心臓MRIによる形態・機能的な心室評価と心室壁の遅延造影MRIの評価は，大基準として採用されており，重要な役割を果たす．

▶ ACMのMRI所見

ARVC：シネMRIでは，**右室の拡大**，**右室瘤**，**右室自由壁の凹凸（scalloping）**が認められ，**右室収縮不全**を伴うことが多い．MRIで右室心筋壁の脂肪を検出するのは難しく，診断基準には画像診断による脂肪検出は含まれない．遅延造影MRIでは，**右室壁にLGE**が認められることがあり，薄い右室壁を注意深く観察する必要がある（図1）．

ALVC：ALVCと拡張型心筋症の表現型にはオーバーラップがあると指摘されており，MRI所見も類似点が多い．シネMRIでは，**左室の拡張**および**左室収縮不全**が認められる．ALVCの心筋脂肪置換は側壁の外膜下に凹状に生じ，"bite-

176

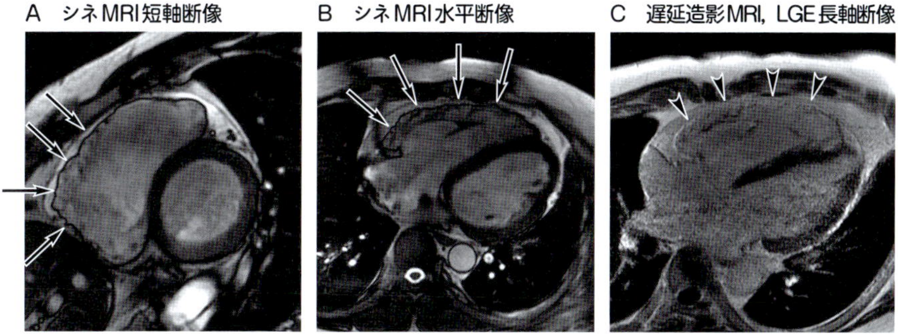

図1 ARVCのMRI

A, B：右室拡大，右室自由壁の凹凸（scalloping）を認める（→）．
C：右室壁にLGEを認める（▶）．

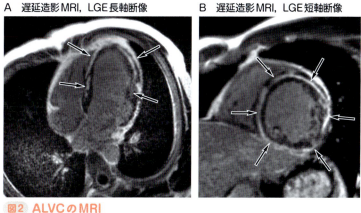

図2 ALVCのMRI

A, B：左室外膜下〜中層にかけて全周性の"ring-like LGE"を認める（→）．

like"パターンと称される．遅延造影MRIでは，**左室外膜下〜中層にかけて全周性または亜全周性のLGE**を認めることが多く，"**ring-like LGE**"と呼ばれ，ALVCの特徴的な所見として注目されている（図2）．また，"ring-like LGE"は，突然死の独立したリスク因子であると報告されている[2]．

参考文献
1) Corrado D, et al: Diagnosis of arrhythmogenic cardiomyopathy: the Padua criteria. Int J Cardiol 319: 106-114, 2020.
2) Augusto JB, et al: Dilated cardiomyopathy and arrhythmogenic left ventricular cardiomyopathy: a comprehensive genotype-imaging phenotype study. Eur Heart J Cardiovasc Imaging 21: 326-336, 2020.

（尾田 済太郎）

3 心臓MRI

Q20 心臓MRIのアーチファクトについて教えてください．

- **A**
- モーションアーチファクトには，**呼吸性**と**心拍性**がある．
- 心筋perfusionでは，**dark rim artifact**に注意する．
- 稀にみられるアーチファクトにも気をつける．

▶ モーションアーチファクト

呼吸性アーチファクト：一番多いアーチファクトで，主な要因は息止め不良である（図1）．器質的疾患（間質性肺炎，慢性呼吸器疾患）の方，難聴により指示が伝わらないような方には，呼吸同期法を利用して撮像することを勧める．

心拍性アーチファクト：主に心房細動や多発期外収縮などの不整脈の方に多くみられる（図2）．遅延造影MRIでは撮像タイミングを収縮期に合わせると，良好な画像が得られる場合がある．

▶ dark rim artifact

心筋perfusion時にみられるアーチファクトで（図3），ガドリニウム造影剤のボーラス注入における磁化率の変化，動き，空間分解能などの複合が原因とされて

A　遅延造影MRI

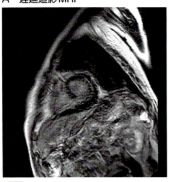

B　遅延造影MRI（再撮像後）

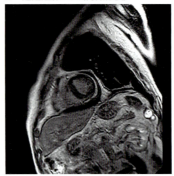

図1　呼吸性アーチファクト
A：息止め不良によるアーチファクトを認める．
B：再撮像後．

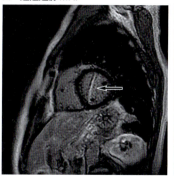
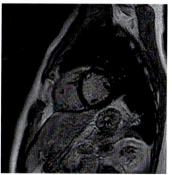

図2 心拍性アーチファクト
A：期外収縮によるアーチファクトを認める（→）．
B：再撮像後（期外収縮なし）．

心筋perfusion

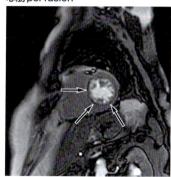

図3 dark rim artifact
心内膜に沿い低信号（→）を認める．

心筋perfusion

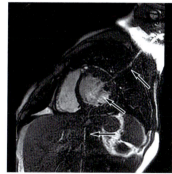

図4 感度マップの相違
アーチファクト（→）は感度マップを再収集して改善した．

いる[1]．1.5Tにおいて心内膜側に出現することが多く，虚血との判別に影響を及ぼす．3Tでは信号雑音比（SNR）の向上により空間分解能を上げることができ，dark rim artifactを改善できる[2]．

▶ 稀にみられるアーチファクト

感度マップの相違によるアーチファクト：参照スキャン型[3]にみられるアーチファクトで，感度マップのスキャン時と収集時に相違がみられた時や，複数回呼吸をすることによるコイルのズレにより発生する（図4）．再度，感度マップをスキャンすることで改善することができる．

心筋perfusion

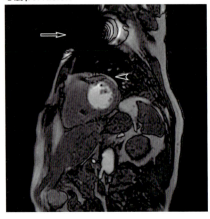

図5 体内デバイスによるアーチファクト
体内デバイスによる欠損（→），心筋前壁にアーチファクト（▶）が認められる．

A　冠状静脈洞流速撮像（PC法）

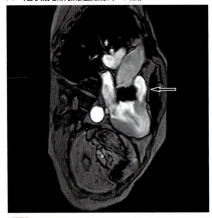

B　シネMRI

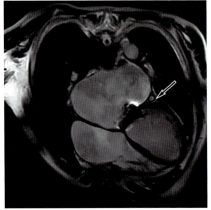

図6 大動脈弁置換術後（A）と僧帽弁置換術後（B）のアーチファクト
A，B：大動脈弁（A），僧帽弁（B）に相当するところに信号の欠損がみられる（→）．

ペースメーカ，植込み型除細動器（ICD）など体内デバイスによるアーチファクト：体内デバイスの固定位置によりアーチファクトの位置は異なるが，図5 の症例では心筋前壁に異常信号が確認された．

弁置換術によるアーチファクト：大動脈弁，および僧帽弁の置換術後．大動脈弁（図6-A）と僧帽弁（図6-B）に信号の低下がみられる．

シネMRI撮像　　　　　　　　　冠状静脈洞流速撮像（PC法）

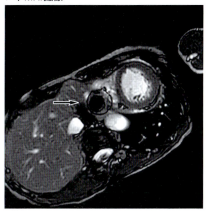 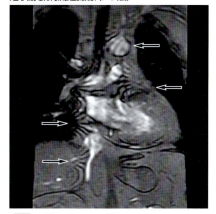

図7　体内金属（胃クリップ）
胃クリップにより右室の一部が欠損している（→）.

図8　aliasing artifact
波紋状のアーチファクト（→）が複数認められる.

胃のクリッピングによるアーチファクト：図7では，右室に異常信号がみられる．問診票には記載がなかったが，本人に確認したところ近々で胃の内視鏡検査を実施したとのこと．胃のクリップが原因と考えられる．

aliasing artifact：冠状静脈洞流速撮像時のシーケンスであるPC（phase contrast）法においてごく稀にみられる（図8）．banding artifactに似たアーチファクトだが，aliasing artifactの一種である．

参考文献
1) Di Bella EVR, et al: On the dark rim artifact in dynamic contrast-enhanced MRI myocardial perfusion studies. Magn Reson Med 54: 1295-1299, 2005.
2) 森田佳明：実際の撮像．江原省一・他（編）；循環器医・放射線医のためのゼロからわかる心臓MRI．文光堂，p.40-41, 2020.
3) 竹島秀則：PI．高原太郎（監）；MRI応用自在，第4版．メジカルビュー社，p.41-47, 2021.

（伊藤 征典）

3 心臓MRI

Q21 心筋炎のMRI診断について教えてください．

- 心筋炎のMRI診断基準では，**T1基準**と**T2基準**を**組み合わせて診断**を行う．
- **T1基準**には，**native T1値の上昇**，**細胞外容積分画（extracellular volume fraction；ECV）値の上昇**，**遅延造影の陽性**が含まれ，**T2基準**には，**T2値の上昇**および**T2強調像での高信号**が含まれる．
- T1基準とT2基準において，それぞれ**1つずつ陽性項目**がある場合に，**急性心筋炎**と診断する．

▶ 急性心筋炎の診断基準［改訂版LCC（Lake Louise Criteria）基準］

心筋炎のMRI診断基準は改訂版LCC基準といい，**T1基準とT2基準を組み合わせて使用する**（図1）[1)〜3)]．T1基準の異常は心筋壊死や線維化を示し，T2基準は心筋浮腫を反映する．

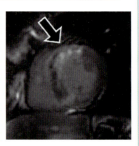

2018年改訂版 Lake Louise criteria

T1を基準とした画像

native T1値上昇 ／ ECV値上昇 ／ 遅延造影陽性（非虚血性造影パターン）

図1　心臓MRIによる急性心筋炎の画像診断基準（2018年改訂版 Lake Louise Criteria）
（日本循環器学会．2023年改訂版心筋炎の診断・治療に関するガイドライン．https://www.j-circ.or.jp/cms/wp-content/uploads/2023/03/JCS2023_nagai.pdf．2025年3月閲覧，文献3）を参考に作図）

画像所見として，T1基準にはnative T1値の上昇，ECV値の上昇，遅延造影MRIでの陽性所見が含まれる．一方，T2基準にはT2値の上昇とT2強調像での高信号が含まれている．診断においては，**T1基準とT2基準において，それぞれ1つずつ陽性所見が確認される場合は，急性心筋炎の可能性が高い**と判断する．この組み合わせにより，心筋炎の感度が向上し，より精度の高い診断が可能となっている．また，T2マッピングの導入により，T2強調像ではアーチファクトの影響で診断が難しかった心筋浮腫の評価が改善された．心筋全体のT2値が60ms以上というカットオフ値は，活動性心筋炎の診断において，感度94%，特異度60%，正確度77%の診断能を示す[4]．

▶ 改訂版LCC基準の課題

改訂LCC基準は有用であるが完璧ではなく，心筋炎の診断においてMRIが撮像されるのは軽症な患者が多いため（選択バイアスが生じる），その場合，遅延造影MRIでのlate gadolinium enhancement (LGE)所見（心筋壊死や線維化）が少量または陰性のことがあり，浮腫の所見のみで診断を行うのは困難である（動的に所見が変化し，すべての施設でマッピング評価ができるわけではない）．また，急性冠症候群（acute coronary syndrome；ACS），冠攣縮，心サルコイドーシス，たこつぼ症候群など急性の浮腫を来す他の疾患が，本当に除外できているかを注意深く検討する必要がある．

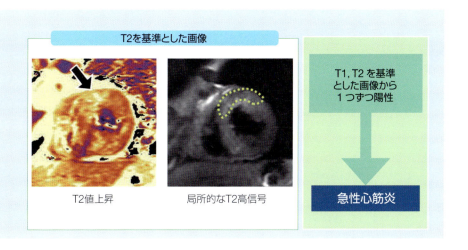

▶ 特殊な心筋炎の遅延造影パターン

　LGE所見（心筋壊死や線維化）の存在や量は，心筋炎患者の予後不良因子であると報告されている（図2）[5]．**好酸球性心筋炎**は心内膜下のびまん性LGEを示すことが知られており，病期に応じて**急性壊死期（acute necrotic stage）**，損傷し

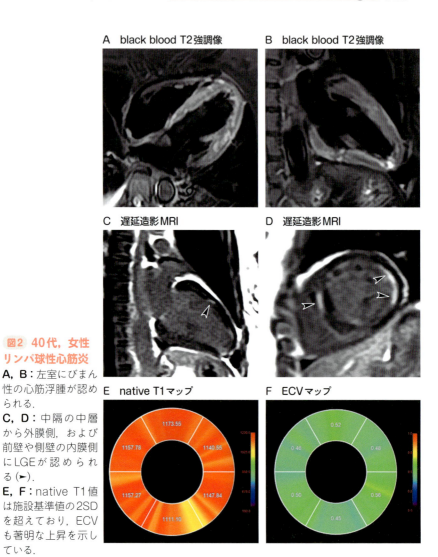

図2 40代，女性 リンパ球性心筋炎
A, B：左室にびまん性の心筋浮腫が認められる．
C, D：中隔の中層から外膜側，および前壁や側壁の内膜側にLGEが認められる（▶）．
E, F：native T1値は施設基準値の2SDを超えており，ECVも著明な上昇を示している．
T1基準およびT2基準ともに認められ，改訂版LCC基準陽性であった．
native T1マップ施設基準値：925±33ms，ECV正常値：0.25程度．

た心内膜に沿った血栓形成を特徴とする**血栓期（thrombotic stage）**，および拘束型心筋症による心機能の変化を特徴とする**線維化期（fibrotic stage）**に分けられる[6]．

　巨細胞性心筋炎（idiopathic giant cell myocarditis）の遅延造影MRIでのLGE所見は心サルコイドーシスと酷似しており，鑑別が難しい．心筋中層や心外膜側のパターンの他，右室から左室中隔に広がる"フックサイン（hook sign）"や右室自由壁におけるLGEもみられることがある[5]．

参考文献
1) Nagai T, et al: JCS 2023 guideline on the diagnosis and treatment of myocarditis. Circ J 87: 674-754, 2023.
2) 日本循環器学会・他: 2023年改訂版 心筋炎の診断・治療に関するガイドライン. 2023. available at: https://www.j-circ.or.jp/cms/wp-content/uploads/2023/03/JCS2023_nagai.pdf
3) Ferreira VM, et al: Cardiovascular magnetic resonance in nonischemic myocardial inflammation: expert recommendations. J Am Coll Cardiol 72: 3158-3176, 2018.
4) Bohnen S, et al: Performance of T1 and T2 mapping cardiovascular magnetic resonance to detect active myocarditis in patients with recent-onset heart failure. Circ Cardiovasc Imaging 8: e003073, 2015.
5) Georgiopoulos G, et al: Prognostic impact of late gadolinium enhancement by cardiovascular magnetic resonance in myocarditis: a systematic review and meta-analysis. Circ Cardiovasc Imaging 14: e011492, 2021.
6) Buchanan CE, et al: Allergy and the heart: eosinophilic myocarditis with biventricular thrombi. JACC Case Rep 2: 1942-1946, 2020.
7) Pöyhönen P, et al: Cardiac magnetic resonance in giant cell myocarditis: a matched comparison with cardiac sarcoidosis. Eur Heart J Cardiovasc Imaging 24: 404-412, 2023.

（加藤 真吾）

3 心臓MRI

Q22 たこつぼ型心筋症のMRI診断について教えてください．

A
- たこつぼ型心筋症では，**心尖部バルーニング**などの特徴的左室壁運動異常や，**T2強調像での高信号（浮腫）**を認める．
- MRI検査は，**虚血性心疾患や心筋炎などの除外診断にも有用**である．

▶ たこつぼ型心筋症の診断

たこつぼ型心筋症の診断基準として **Inter TAK基準**[1] が提唱されている．**精神的・身体的ストレスを契機に発症し，可逆性の左室収縮障害を特徴**とする．**心尖部バルーニングが典型的**だが，左室中部や基部，局所の壁運動異常を呈する場合もある（図1）[2]．新規の心電図異常（ST-T異常やQT延長），トロポニンやクレアチンキナーゼ（CK）などの心筋マーカー上昇を認める．

▶ たこつぼ型心筋症におけるMRI検査

MRI検査では，前述の左室壁運動異常の描出だけでなく，**左室内血栓や左室流出路狭窄，心膜液貯留，右室壁運動異常の合併の有無**なども評価可能である．

▶ たこつぼ型心筋症における遅延造影MRI

たこつぼ型心筋症では，**遅延造影MRIでの高信号（late gadolinium enhancement；LGE，不可逆性の心筋障害）は認められない**．ただし，信号強度の弱い（淡い）LGEを認める場合もあり，このようなLGEは数日～数週間で消失する．また，LGE所見は，**虚血性心疾患（冠動脈支配域に一致した心内膜側のLGE）や心筋炎（斑状・心外膜側のLGE）の除外診断に有用**である．

▶ たこつぼ型心筋症におけるT2強調像

たこつぼ型心筋症では，**T2強調像における壁運動異常領域に一致した高信号**を呈する（図2）．本所見は**心筋浮腫（可逆性の心筋障害）を示す所見**であり，壁運動異常の改善とともに数週間程度で消失する．

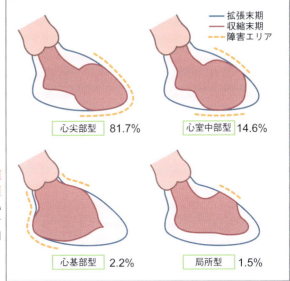

図1 たこつぼ型心筋症の壁運動異常パターンによる分類

心尖部型 (apical type), 心室中部型 (midventricular type), 心基部型 (basal type), 局所型 (focal type) がある.
(文献2) を参考に作成)

A 発症2週間後のT2強調像（四腔像）

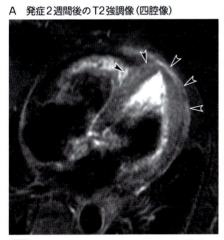

B 発症2週間後のT2強調像（二腔像）

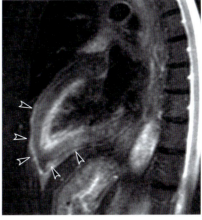

図2 70歳台, 女性　たこつぼ型心筋症
A, B：心尖部の壁運動異常領域に一致した高信号（心筋浮腫）を認める（▶）.

参考文献 1) Ghadri JR, et al: International expert consensus document on Takotsubo syndrome (part I): clinical characteristics, diagnostic criteria, and pathophysiology. Eur Heart J 39: 2032-2046, 2018.
2) Templin C, et al: Clinical features and outcomes of Takotsubo (stress) cardiomyopathy. N Engl J Med 373: 929-938, 2015.

（伊藤 みゆき）

3 心臓MRI

Q23 T2マッピングについて教えてください．

A
- T2マッピングは，**活動性の心筋炎症を定量的に評価できるシーケンス**である．
- **急性心筋炎の診断**や**心サルコイドーシスの活動性評価**において，T2マッピングは有用である．
- **浮腫の診断**において，T2マッピングはT2強調像よりも優れた診断能を示す．

▶ T2マッピングの原理

心筋MRIのT2マッピングは，心筋内の水分量を定量的に評価できる技術である．すなわち，T2マッピングによって，**心筋に存在する炎症や浮腫の程度を定量的に測定**し，異常を早期に検出することが可能となる．T2マッピングは特に，**急性心筋炎や急性心筋梗塞，心サルコイドーシスの活動性評価に有用**である．T2強調像と異なり，T2マッピングは心筋のT2緩和時間を定量的なデータとして評価できるため，治療効果のモニタリングも可能である．

▶ T2マッピングの有用な疾患

T2マッピングは，心筋に炎症を起こす病態の評価に有用である．**主な適応例として，急性心筋炎，急性心筋梗塞，心サルコイドーシスが挙げられる**（表1）．特に，急性心筋炎の診断において有用である（図1）．T2マッピングが追加された『2018年改訂版Lake Louise Criteria (LCC)』は，従来のLCC基準と比較して診断感度が有意に向上したことが報告されている[1]．また，2023年改訂版の日本循環器学会による『心筋炎診断・治療に関するガイドライン』では，T2マッピングによ

表1 T2マッピングの有用な疾患

疾患	T2マッピングの有用性
急性心筋炎	・活動性炎症の検出に有用 ・浮腫を定量的に評価し，診断感度が向上する ・診断基準にも採用されている
急性心筋梗塞	・急性と陳旧性の心筋梗塞の鑑別において高い診断能をもつ
心サルコイドーシス	・活動性病変の評価に役立ち，治療効果のモニタリングにも有用

188

A 遅延造影MRI左室短軸像	B T2マップ左室短軸像	C T2マップ
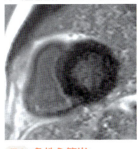	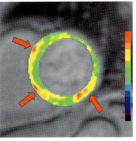	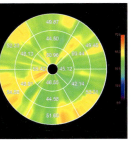

図1 急性心筋炎
A：高信号域は認めず，心筋壊死は認めない．
B, C：→で示す領域は著明なT2緩和時間の延長を示し，心筋浮腫を示唆する所見である．

る心筋浮腫の診断が，クラスIの推奨として位置づけられている[2]．さらに，急性心筋梗塞と陳旧性心筋梗塞の鑑別においても，**T2マッピングは従来のT2強調像よりも高い診断能**を示した[3]．

○ ○ ○ ○ ○ **Memo** ○ ○ ○ ○ ○

▶ **T2マッピングの注意点**
- T1マッピングと同様に，異なるMRI機器や撮像条件によって，T2マッピングの計測値にはばらつきが生じる．このため，各施設で基準値を算出し，それに基づいて臨床で活用することが求められる．
- 施設ごとの基準値に対して+2SD以上の値を異常とする，あるいは閾値を60msと設定することで，活動性心筋炎と陳旧性心筋炎を鑑別できるという報告もある[4]．症例の臨床所見と照らし合わせ，施設ごとの基準値に沿って使用する必要がある．

参考文献
1) Luetkens JA, et al: Comparison of original and 2018 Lake Louise Criteria for diagnosis of acute myocarditis: results of a validation cohort. Radiol Cardiothorac Imaging 1: e190010, 2019.
2) Nagai T, et al: JCS 2023 guideline on the diagnosis and treatment of myocarditis. Circ J 87: 674-754, 2023.
3) Tahir E, et al: Acute versus chronic myocardial infarction: diagnostic accuracy of quantitative native T1 and T2 mapping versus assessment of edema on standard T2-weighted cardiovascular MR images for differentiation. Radiology 285: 83-91, 2017.
4) Bohnen S, et al: Performance of T1 and T2 mapping cardiovascular magnetic resonance to detect active myocarditis in patients with recent-onset heart failure. Circ Cardiovasc Imaging 8: e003073, 2015.

（加藤 真吾）

3 心臓MRI

Q24 MRIによる心筋ストレイン評価について教えてください．

A
- 心筋ストレインは，**心筋の伸び縮み**を**定量的に評価**した心筋機能指標である．
- 左室駆出率よりも，**直接的な心筋収縮の指標**である．
- **feature tracking法**による心筋ストレイン解析は，**シネMRIの後解析**によって実施可能である．

▶ 心臓MRIによる心筋ストレイン評価

　左室の心筋線維は，**心表面側ではらせん方向，筋層中間では円周方向，心内膜側では心表面側とは反対のらせん方向を走行している**．典型的な心筋細胞は，収縮時に長軸方向に15%縮み，短軸方向に8%太くなることが知られている．そのため，長軸方向のみの収縮では，容積の変化量である左室駆出率は15%に留まることになる．しかし，らせん構造などの複雑な3層構造を活かすことによって，左室駆出率を60%まで上昇させることが可能となる[1]．したがって，真の心機能を評価するためには，**容積の変化である駆出率だけでなく，線維方向の収縮の指標であるストレインを評価することが重要**である．

　心筋ストレインは，**心筋線維の走行方向の収縮機能**を評価できる．ストレインの定義は，**心筋セグメントの初期長（L_0，拡張末期）から時間tでの心筋長（L_t）までの変形の割合**である（）．心筋が変形する方向に従って，長軸方向ストレイン（longitudinal strain），円周方向ストレイン（circumferential strain），短軸方向ストレイン（radial strain）を計算することができる（図2）．

　longitudinal strain：基部〜頂点までの縦方向の短縮を表し，負の値で表される．

　circumferential strain：短軸像にて円周方向に沿った心筋線維の短縮を表し，負の値で表される．

　radial strain：心内腔の中心に向かう放射状の心筋の変形であり，正の値で表される．

図1 ストレインの概念図
初期長をL_0とし，一定時間経過後の心筋の長さをL_tとした場合，ストレイン(strain)は初期長に対する長さの変化の割合として定義される．

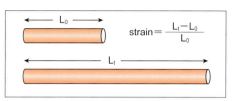

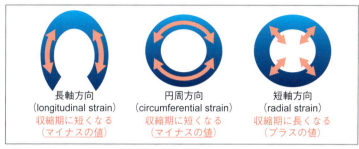

長軸方向
(longitudinal strain)
収縮期に短くなる
（マイナスの値）

円周方向
(circumferential strain)
収縮期に短くなる
（マイナスの値）

短軸方向
(radial strain)
収縮期に長くなる
（プラスの値）

図2 心筋ストレインの種類（変形方向）
心筋ストレインは大きく分けて3つの方向：longitudinal strain, circumferential strain, radial strainで評価される．それぞれの方向での心筋の変化を定量的に把握することで，心機能の詳細な解析が可能となる．

▶ feature tracking法による心筋ストレイン評価

心臓MRIの心筋ストレイン評価には，tagging MRIなど様々な方法が存在する．その中でもfeature tracking法は，ルーチンのシネMRIの後解析で心筋ストレインを解析できる新しい方法であり，追加画像の撮像が不要のため，臨床に組み込みやすい（図3, 4）．心筋梗塞などの心筋障害による局所的な収縮能の低下を，

A feature tracking法による
心筋ストレイン解析（左室短軸像）

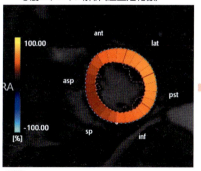

B radial strainの定量値
（AHA16セグメントモデル）

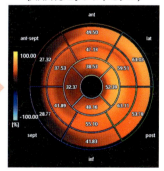

図3 シネMRI短軸像を用いたfeature tracking法による心筋ストレイン解析
A, B：radial strainの定量値が，16セグメントモデルに表示されている．

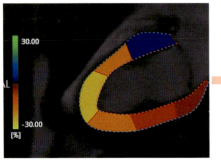
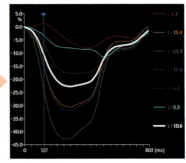

図4 シネMRI二腔像を用いたlongitudinal strain解析
A，B：ストレインカーブの白い線が，global longitudinal strain (GLS) である．

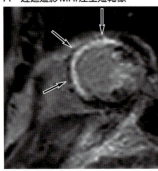
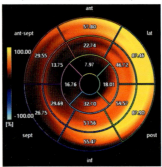

図5 心筋障害：feature tracking法によるストレイン評価
A：前壁中隔に梗塞を認める（→）．
B：feature tracking法によるradial strainは，心基部～心尖部の前壁中隔で低下し，梗塞による心筋障害を反映している．

ストレインによって客観的かつ正確に評価可能である（図5）．MRIのストレインは，心臓超音波検査のspeckle tracking法によるストレイン解析と比較して，梗塞の検出能が優れていると報告されている[2]．

参考文献 1) 大木 崇・他（編）；拡張期学 —Diastologyのすべて—．文光堂，2010．
2) Erley J, et al: Echocardiography and cardiovascular magnetic resonance based evaluation of myocardial strain and relationship with late gadolinium enhancement. J Cardiovasc Magn Reson 21: 46, 2019.

（上出 浩之）

3 心臓MRI

Q25 心筋ストレインの臨床応用について教えてください．

A
- MRIによる心筋ストレイン評価は，**虚血性心疾患（CAD）の心筋障害の定量的評価**に有用である．
- **非虚血性拡張型心筋症（NIDCM）**，**肥大型心筋症（HCM）**における**予後評価**にも有効である．
- **癌治療に関連する心機能障害（CTRCD）**の評価において，global longitudinal strain（GLS）の重要性が注目されている．

CAD：coronary artery disease, CTRCD：cancer therapeutics-related cardiac dysfunction, HCM：hypertrophic cardiomyopathy, NIDCM：non-ischemic dilated cardiomyopathy.

▶ 虚血性心疾患（CAD）における心筋ストレイン評価

急性心筋梗塞患者を対象とした研究において，feature tracking法による円周方向ストレイン（circumferential strain）の低下は梗塞心筋量と相関し，梗塞の壁内深達度が高いほど，円周方向ストレインの低下も顕著であったと報告されている[1]．また，血行再建術を施行したST上昇型急性心筋梗塞患者74名を対象とした検討では，円周方向ストレインの低下が，発症6か月後の心機能低下を高い診断能[AUC（曲線下面積）＝0.86]で予測可能であり，その診断能は遅延造影MRIと同等であった[2]．さらに，taggingを用いたドブタミン負荷ストレインは，心筋虚血による壁運動異常を鋭敏に検出し，将来の心血管イベントの予測にも寄与することが示されている[3]．feature tracking法を用いたドブタミン負荷ストレイン評価の報告もあり，高用量のドブタミン負荷下では，虚血領域の心筋セグメントが虚血のない心筋セグメントと比較して有意に障害され，AUC＝0.78で虚血セグメントを検出可能とされる[4]．

▶ 非虚血性拡張型心筋症（NIDCM）における心筋ストレイン評価

NIDCMにおける心筋ストレインの予後予測能についても報告がある．Bussらは，210名の拡張型心筋症患者を対象にfeature tracking法を用いて心筋ストレイン解析を実施し，5.3年間の経過観察を行った．その結果，すべてのストレインパラメータが死亡率と有意に相関し，特に，GLSが独立した最良の予後予測

因子であると報告した[5]．また，欧米の多施設共同研究においても，feature tracking法によるGLSが，左室駆出率(left ventricular ejection fraction；LVEF)や遅延造影に付加的な予後予測能をもつことが示されている[6]．このように，feature tracking法による心筋ストレイン評価はNIDCM患者の病態解明やリスク層別に有用であると考えられる．

▶ 肥大型心筋症(HCM)における心筋ストレイン評価

HCMにおいて，feature tracking法によるGLSは高血圧性心筋症よりも有意に低下しており，両者の鑑別が可能であった[7]．また，880名のHCM患者を含む8論文のメタ解析では，イベントのあるHCM患者でglobal circumferential strain(GCS)が有意に低下していた．さらに，統計的には有意でなかったが，GLSと拡張期のGCSも，イベントのあるHCM患者で低下傾向にあった[8]．このように，feature tracking法による心筋ストレイン評価は，HCM患者における診断，重症度評価，予後評価に有用である可能性が示唆されている．

▶ 癌治療関連心機能障害(CTRCD)における心筋ストレイン評価

GLSはCTRCDの評価において有用性が注目されている．心臓超音波検査を用いたHER2(humen epidermal growth factor receptor 2)受容体陽性乳癌患者を対象とした研究において，トラスツズマブによる心筋症の発症をGLSはLVEFよりも早期に検出できたことが示されている[9]．MRIを用いた研究でも，抗癌薬による乳癌患者の心筋障害を，投与3か月後の早期段階からfeature tracking-GLSの低下として確認できたと報告されている[10]．さらに，MRIは遅延造影やT1マッピングを用いた心筋組織性状の評価も同時に行うことが可能であり，CTRCDの病態評価において期待が高まっている．

○　○　○　○　○　○　**Ｍｅｍｏ**　○　○　○　○　○　○

▶ MRIの心筋ストレインに正常値はあるか？

● 健常者におけるGLSの正常値について，44件の研究（3,359名の健常者）を対象と
したメタ解析が報告されている[11]．

● この解析によると，使用するソフトウエアによってGLSの値に有意な差が認めら
れた．具体的には，本報告では−17.3，Medisでは−22.63，TomTecでは−19.98
と算出され，それぞれ異質性のP値は＜0.01であった．また，ソフトウエア間の
GLS値の差に関するサブグループ解析でも，P値は＜0.01と有意な不均一性が認
められた．

● この結果から，解析ソフトウエアや研究間でGLSの測定値に有意なばらつきがあ
ることが示唆される．使用する際には各施設で正常者の基準値を測定することが
望ましい．

参考文献

1) Khan JN, et al: Comparison of cardiovascular magnetic resonance feature tracking and tagging for the assessment of left ventricular systolic strain in acute myocardial infarction. Eur J Radiol 84: 840-848, 2015.

2) Buss SJ, et al: Prediction of functional recovery by cardiac magnetic resonance feature tracking imaging in first time ST-elevation myocardial infarction. Comparison to infarct size and transmurality by late gadolinium enhancement. Int J Cardiol 183: 162-170, 2015.

3) Kuijpers D, et al: Dobutamine cardiovascular magnetic resonance for the detection of myocardial ischemia with the use of myocardial tagging. Circulation 107: 1592-1597, 2003.

4) Schneeweis C, et al: Value of additional strain analysis with feature tracking in dobutamine stress cardiovascular magnetic resonance for detecting coronary artery disease. J Cardiovasc Magn Reson 16: 72, 2014.

5) Buss SJ, et al: Assessment of myocardial deformation with cardiac magnetic resonance strain imaging improves risk stratification in patients with dilated cardiomyopathy. Eur Heart J Cardiovasc Imaging 16: 307-315, 2015.

6) Romano S, et al: Feature-tracking global longitudinal strain predicts death in a multicenter population of patients with ischemic and nonischemic dilated cardiomyopathy incremental to ejection fraction and late gadolinium enhancement. JACC Cardiovasc Imaging 11: 1419-1429, 2018.

7) Neisius U, et al: Cardiovascular magnetic resonance feature tracking strain analysis for discrimination between hypertensive heart disease and hypertrophic cardiomyopathy. PLoS One 14: e0221061, 2019.

8) Kato S, et al: Cardiac magnetic resonance-derived tissue tracking strain in patients with hypertrophic cardiomyopathy. Quant Imaging Med Surg 13: 1235-1239, 2023.

9) Fallah-Rad N, et al: The utility of cardiac biomarkers, tissue velocity and strain imaging, and cardiac magnetic resonance imaging in predicting early left ventricular dysfunction in patients with human epidermal growth factor receptor II-positive breast cancer treated with adjuvant trastuzumab therapy. J Am Coll Cardiol 57: 2263-2270, 2011.

10) Houbois CP, et al: Serial cardiovascular magnetic resonance strain measurements to identify cardiotoxicity in breast cancer: comparison with echocardiography. JACC Cardiovasc Imaging 14: 962-974, 2021.

11) Wenjing Yang et al. Myocardial Strain Measurements Derived From MR Feature-Tracking: Influence of Sex, Age, Field Strength, and Vendor. JACC Cardiovasc Imaging 17: 364-379, 2024.

（上出 浩之）

3

心臓MRI

3 心臓MRI

Q26 心アミロイドーシスのapical sparingについて教えてください．

A
- apical sparingとは，**心アミロイドーシス**において心エコー所見と同様に，**心尖部の長軸方向ストレイン（longitudinal strain；LS）が基部や中央部に比べて保たれる所見**を指し，MRIのストレイン評価でも確認可能である．

▶ apical sparingとは

心アミロイドーシスの診断において，非侵襲的な画像診断，特に心臓MRIおよび99mTcピロリン酸シンチグラムの有用性が報告されている[1]．心臓MRIでは，遅延造影MRIにおける心内膜下優位の造影効果や，T1マッピングによるnative T1，および細胞外容積分画（extracellular volume fraction；ECV）の著明な高値が診断に有用とされている[2]．feature tracking法では，心臓超音波検査と同様に，**心尖部のlongitudinal strainが基部や中央部に比べて保たれるapical sparing**が特徴的な所見である（図1）．アミロイドーシスにおける遅延造影MRIでの異常高信号は，心尖部よりも心基部や中央部で強く，これがapical sparingの要因と推測されている[3]．

▶ 心臓MRIにおけるrelative apical sparing

apical sparingの定量的な評価法のひとつとして，**relative apical sparing：average apical LS／(average basal LS＋mid LS)** がある．心臓MRIにおけるrelative apical sparingは，心アミロイドーシスで0.96（0.82～1.18），肥大型心筋症で0.72（0.63～0.88）であり（$P=0.004$），AUC（曲線下面積）＝0.740で両者の鑑別が可能であった[4]．心臓MRIと99mTcピロリン酸シンチグラムを用い，心筋生検を不要とする心アミロイドーシスの診断アルゴリズムも提唱されており，今後，さらに非侵襲的画像診断の重要性が増すと考えられる．

参考文献
1) Gillmore JD, et al: Nonbiopsy diagnosis of cardiac transthyretin amyloidosis. Circulation 133: 2404-2412, 2016.
2) Haaf P, et al: Cardiac T1 mapping and extracellular volume (ECV) in clinical practice: a comprehensive review. J Cardiovasc Magn Reson 18: 89, 2016.
3) Williams LK, et al: Patterns of CMR measured longitudinal strain and its association with late gadolinium enhancement in patients with cardiac amyloidosis and its mimics. J Cardiovasc Magn Reson 19: 61, 2017.
4) Korthals D, et al: CMR-based T1-mapping offers superior diagnostic value compared to longitudinal strain-based assessment of relative apical sparing in cardiac amyloidosis. Sci Rep 11: 15521, 2021.

A シネMRI

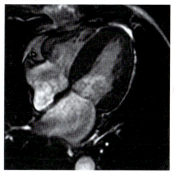

B セグメンテーション

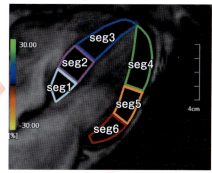

C longitudinal strainのストレインカーブ

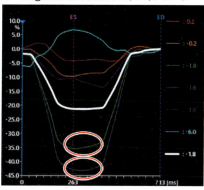

図1 心アミロイドーシスにおける apical sparing
A〜C：MRIのfeature tracking法による global longitudinal strain（GLS）の解析．心尖部のセグメント（seg 3, seg 4）において，長軸方向ストレインが保たれていることが確認できる（**C**：○）．

Memo

▶ **心アミロイドーシスの診療ガイドラインにおけるMRIのストレイン評価の位置づけ**

- MRIのシーケンスの中で，シネMRI，遅延造影MRI，T1マッピングは推奨クラスⅠであり，積極的な使用が推奨される．一方，apical sparingなどの心筋ストレインの評価は推奨クラスⅡaと補助的な位置づけとなっている．

表 心アミロイドーシスにおける心臓MRI（CMR）の推奨とエビデンスレベル

	推奨クラス	エビデンスレベル	Minds推奨グレード	Mindsエビデンス分類
Cine MRIによる心形態および心機能の評価	Ⅰ	C	A	Ⅳb
遅延造影MRIによる他の心筋症との鑑別	Ⅰ	C	A	Ⅳb
T1 mappingによる他の心筋症との鑑別	Ⅰ	C	A	Ⅳb
T2 mappingによる他の心筋症との鑑別	Ⅱa	C	B	Ⅳb
心筋ストレインMRIによる他の心筋症との鑑別	Ⅱa	C	B	Ⅳb

（日本循環器学会：2020年版 心アミロイドーシス診療ガイドライン．
https://www.j-circ.or.jp/cms/wp-content/uploads/2020/02/JCS2020_Kitaoka.pdf．2025年3月閲覧）

（上出 浩之）

3 心臓MRI

Q27 大動脈弁疾患の評価について教えてください．

A
- 大動脈弁狭窄症（aortic valve stenosis；AS）では，心臓MRIによる弁の形態，弁口面積，左室心筋の線維化の評価が有用である．
- 大動脈弁閉鎖不全症においては，位相差シネMRIによる逆流率の評価が病態評価に有用である．

▶大動脈弁狭窄症（AS）の評価

ASは，**大動脈弁の狭窄による左心室から大動脈への血流障害と，それに伴う左心室への圧負荷を特徴とする疾患**である．ASにおいて心臓MRIは，診断，リスク評価，および治療計画の補助において重要な役割を果たす．

左心室機能の評価： ASの進行に伴い左心室に負荷がかかり，肥大やリモデリングが生じる．**心臓MRIは，左心室の構造および機能を正確に評価する手段**であり，以下を評価できる．

- **左心室肥大（left ventricular hypertrophy；LVH）：** 壁厚の定量化が可能（図1-A）．
- **駆出率（ejection fraction；EF）：** 左心室収縮機能を精密に評価できる．
- **心筋ストレイン解析：** 収縮や弛緩の異常を早期に検出できる．

重症度の補助評価： ASの重症度は主に心臓超音波検査で評価されるが，心臓MRIは追加情報を提供できる．心臓超音波検査で観察が不良な場合に，大動脈弁の形態を詳細に可視化するために用いられる（図1-B）．また，弁口面積や圧較差を測定可能である．

心筋線維化の検出： ASの重症度と予後に関連する心筋線維化を，遅延造影MRIやT1マッピングを用いて検出可能である（図1-C）．遅延造影MRIでの線維化は，AS患者の予後不良因子であると報告されている[1]．

A　シネMRI（左室流出路）

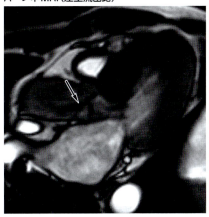

B　シネMRI，大動脈弁の短軸像

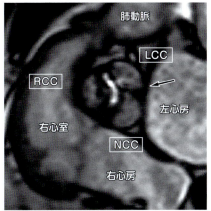

C　遅延造影MRI，中央部左室短軸像

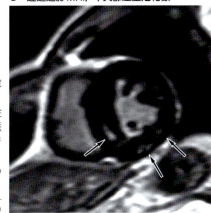

図1　60代，男性　大動脈弁狭窄症

A：大動脈弁の肥厚と収縮期の偏心性のjetを認める（→）．著明な左室肥大を認める．
B：大動脈弁2尖弁であり，左冠尖と無冠尖の間にraphe（縫線）を認める（→）．大動脈弁弁口面積は，planimetry法で0.95cm^{2}であった．
C：中隔の中層や下壁に造影効果を認め（→），心筋線維化を疑う．
LCC：left coronary cusp（左冠尖），RCC：right coronary cusp（右冠尖），NCC：non coronary cusp（無冠尖）

▶ 大動脈弁逆流症（aortic regurgitation；AR）の評価

ARは，大動脈弁の閉鎖不全により，拡張期に大動脈から左心室へ血液が逆流し，左心室容量負荷と心筋リモデリングを引き起こす疾患である．心臓MRIは，逆流率の測定による重症度分類に役立つ．

逆流量と逆流率の定量化（表1　図2）：位相差シネMRIを用いて，逆流量（regurgitant volume）および逆流率（regurgitant fraction）を測定可能で，心臓超音波検査での評価が不十分な場合の補完手段として有用である[2]．正確な評価には，VENC（velocity encoding）の設定が重要である．

表1 心臓MRIの逆流率によるARの重症度分類

心臓MRI逆流グレード	mild	moderate	severe	very severe
AR	<15%	15〜35%	>35〜40%	>50%

(文献2)を参考に作成)

A　シネMRI（左室流出路）

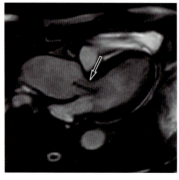

B　上行大動脈の位相差シネMRI（phase contrast cine MRI）

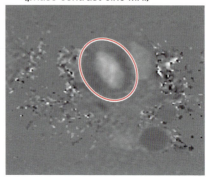

C　上行大動脈の血流解析

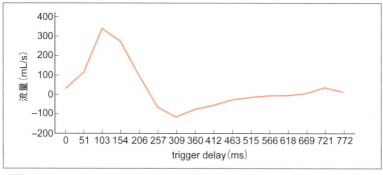

図2　50代，男性　重症大動脈弁逆流症
A：左室流出路では，大動脈弁逆流のjetが観察される（→）．
B：VENC＝150cm/sで設定．
C：上行大動脈の血流解析では，逆流率は38.5％と計算された．
forward flow volume：45.1mL
backward flow volume：17.4mL
逆流率：38.5％

参考文献
1) Musa TA, et al: Myocardial scar and mortality in severe aortic stenosis. Circulation 138: 1935-1947, 2018.
2) Myerson SG: CMR in evaluating valvular heart disease: diagnosis, severity, and outcomes. JACC Cardiovasc Imaging 14: 2020-2032, 2021.

（加藤 真吾）

3 心臓MRI

Q28 僧帽弁疾患の評価について教えてください．

A
- 僧帽弁逆流症ではMRIによる弁の形態，逆流量や逆流率の評価が可能である．
- 僧帽弁狭窄症におけるMRIの役割は限定的であるが，心臓超音波検査を補助する目的で使用されることがある．

▶ 僧帽弁逆流症

逆流量・逆流率の定量評価：僧帽弁逆流症の重症度評価のゴールド・スタンダードは心臓超音波検査であるが，心臓MRIは，心臓超音波検査による評価が不十分な場合の補助的な役割を果たす[1]．心臓MRIでは，**シネMRIのleft ventricular stroke volume (LVSV)** と**上行大動脈の位相差シネMRIの血流計測 (Ao-flow)** によって僧帽弁逆流の重症度を，逆流量（regurgitant volume；MR volume）や逆流率（regurgitant fraction；MRF）として定量的に評価する．僧帽弁逆流症のない患者では通常，LVSV＝Ao-flowとなるが，僧帽弁逆流症の患者ではLVSV＝Ao-flow＋MR volumeとなる．この関係式を利用して，MR volumeは以下のように計算される（図1）．

$$MR\ volume\ [mL] = LVSV\ [mL] - Ao\text{-}flow\ [mL]$$

さらに，MR逆流率は，以下の式で求めることができる．

$$MR逆流率\ [\%] = \frac{MR\ volume\ [mL]}{LVSV\ [mL]} \times 100$$

僧帽弁逆流症の重症度は，表1のように定義されている．

遅延造影MRIによる心筋評価：二次性MRでは基礎心疾患の把握に遅延造影MRIが役立つことがあるので，弁のみでなく心筋の組織性状評価を行いたい場合には，遅延造影MRIやT1マッピングを併せて撮像する必要がある．遅延造影MRIは予後予測にも有用であり，僧帽弁逸脱症（mitral valve prolapse；MVP）患者の28％にlate gadolinium enhancement（LGE）が存在し，LGEの存在は不整脈および心血管イベントの増加と関連するとのデータもある[2]．

A　シネMRI四腔像

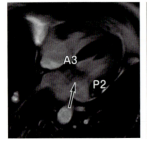

B　上行大動脈の位相差シネMRI

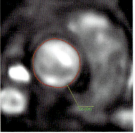

C　上行大動脈の血流解析

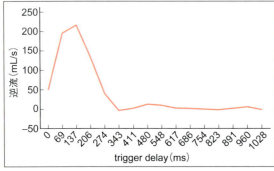

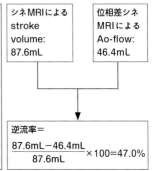

図1　60代，女性　僧帽弁後尖の逸脱による重症僧帽弁逆流症

A：心房中隔に吹きつける偏心性の逆流jetを認める（→）．
B，C：VENC=150cm/sで設定．シネMRIで計算したstroke volumeは87.6mL，位相差シネMRIから計算されるAo-flowは46.4mLであり，僧帽弁逆流症の逆流率は47.0%と計算された．

表1　心臓MRIによる僧帽弁逆流症の重症度

type of MR	severity metric	mild	moderate	severe
primary MR	MRF	<20%	20〜39%	>40%
	MR volume	<30mL	30〜55mL	>55〜60mL
secondary MR	MRF	<20%	20〜34%	≧35%
	MR volume	<30mL	30〜55mL	>55〜60mL

MRF：逆流率，MR volume：逆流量
（文献1）より改変して転載）

▶僧帽弁狭窄症

僧帽弁狭窄症においても，評価のゴールド・スタンダードは心臓超音波検査である．MRIの役割は限定的であるが，心臓超音波検査で描出が困難な症例では補助的な評価として利用できる．**MRIによる僧帽弁口面積の評価**には**短軸像を用いたplanimetry法**が適用され，僧帽弁輪面と平行にスライスを設定し，スライス厚は5mmとする．また，正確な僧帽弁口面積（mitral valve area；MVA）の計算ができるよう，**真の僧帽弁先端をとらえることが求められる**など，撮像条件には十分な注意が必要である（図2）[1]．

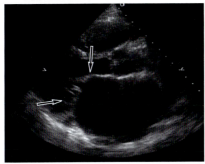
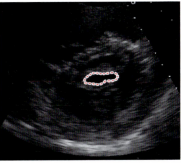
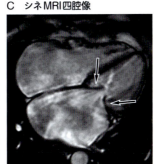
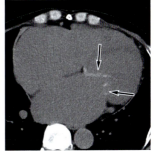

図2 50代，女性 僧帽弁狭窄症
A：僧帽弁狭窄に伴うドーミングを認める（→）．
B：planimetry法による僧帽弁口面積は1.42 cm^2 であり，中等症の僧帽弁狭窄症である．
C：肥厚した僧帽弁が観察される（→）．左房の拡大も顕著である．
D：肥厚した僧帽弁は高吸収であり（→），硬化が疑われる．

参考文献
1) Garg P, et al: Cardiovascular magnetic resonance imaging in mitral valve disease. Eur Heart J Nov 20: ehae801, 2024. doi: 10.1093/eurheartj/ehae801.
2) Constant Dit Beaufils AL, et al: Replacement myocardial fibrosis in patients with mitral valve prolapse: relation to mitral regurgitation, ventricular remodeling, and arrhythmia. Circulation 143: 1763-1774, 2021.

（加藤 真吾）

3 心臓MRI

Q29 収縮性心膜炎の評価と画像の役割について教えてください．

- 収縮性心膜炎は，心膜の肥厚・線維化や石灰化により心臓の拡張が制限され，静脈圧上昇や心拍出量低下を引き起こす．
- CTは心膜肥厚や石灰化の評価に優れ，心膜の解剖学的特徴を評価でき，MRIは炎症や線維化，心室間相互依存性などの機能的異常を評価するのに適している．

▶収縮性心膜炎の特徴と診断

収縮性心膜炎は，**心膜が肥厚・線維化し，場合によっては石灰化を伴うことで，心臓の正常な拡張が制限される疾患**である．これにより，心室間の相互依存性（ventricular interdependence）が増し，**静脈圧の上昇**や**心拍出量の低下**が生じる．原因としては，感染（結核など），手術後，放射線療法，膠原病，または特発性の場合がある．特徴的な病態には，右房圧や静脈圧の上昇，心室内圧の急峻な上昇と平坦化（dip and plateau pattern）が含まれる．

収縮性心膜炎の診断には血行動態の診断が重要なので，心臓超音波検査や心臓カテーテル検査が中心的な役割を果たす．しかし，CTおよびMRIは，収縮性心膜炎の特徴的な**心膜の肥厚などの解剖学的特徴**や，**心膜拘束による心室間相互依存性などの機能的異常**を評価するのに適している．

▶CTの役割（図1-A）

心膜の厚さの評価：CTやMRIで測定される心膜の厚さの上限をおおよそ2mmであり，4mm以上の場合は異常な心膜肥厚である[1]．

石灰化の検出：心膜の石灰化は，収縮性心膜炎で頻繁に認められる所見であり，CTで詳細に評価できる．

心膜と周囲構造の関係性：心膜腔における滲出液や肥厚した心膜が，隣接する肺や他の臓器に及ぼす影響を評価できる．

▶MRIの役割（図1-B〜D）

心膜の性状の評価：MRIは組織の性状評価に優れ，心膜の肥厚や炎症性変化（遅延造影MRIでの高信号）を詳細に描出できる．活動性の心膜炎症（遅延造影

A 造影CT 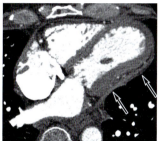   B シネMRI四腔像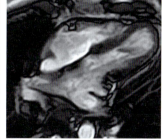

C シネMRI短軸像（拡張期） 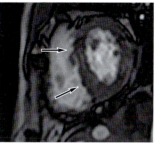   D 遅延造影MRI四腔像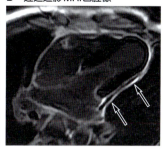

図1 50代，男性 収縮性心膜炎
A：心膜の肥厚を認めるが（→），石灰化は認められない．
B, C：拡張早期の心室中隔の扁平化を認める（C；→）．
D：肥厚した心膜が低信号域として認められる（→）．

MRIでの高信号）は，抗炎症療法による収縮性心膜炎の可逆性を示唆する所見と報告されている[2]．

心機能の詳細な評価：シネMRIでは，**心膜拘束による心室間相互依存性**や，**右室と左室の拡張時の動き**（septal bounce）を観察できる．通常のシネMRIではなく，**自由呼吸下のリアルタイムシネMRIの撮像**が有用である[3]．吸気時に静脈灌流が増加し，右房・右室への血流が増加するため，左室が圧排・拡張障害を起こし，心室中隔の扁平化が顕在化する．この所見は，拘束型心筋症との鑑別にも有用である．

心膜の可動性：タギングMRIは心膜の可動性をリアルタイムで評価できるため，収縮性心膜炎による心膜の癒着を評価できる[4]．

参考文献
1) Wang ZJ, et al: CT and MR imaging of pericardial disease. RadioGraphics 23: S167-S180, 2003.
2) Cremer PC, et al: Quantitative assessment of pericardial delayed hyperenhancement predicts clinical improvement in patients with constrictive pericarditis treated with anti-inflammatory therapy. Circ Cardiovasc Imaging 8: e003125, 2015.
3) Francone M, et al: Assessment of ventricular coupling with real-time cine MRI and its value to differentiate constrictive pericarditis from restrictive cardiomyopathy. Eur Radiol 16: 944-951, 2006.
4) Kojima S, et al: Diagnosis of constrictive pericarditis by tagged cine magnetic resonance imaging. N Engl J Med 341: 373-374, 1999.

（加藤 真吾）

3 心臓MRI

Q30 心臓腫瘍の画像診断について教えてください．

- MRIは腫瘍の組織特性や血流，浸潤の評価に優れる．一方，CTは石灰化や解剖学的描出に適し，いずれも心臓腫瘍の鑑別が可能である．
- MRIのT1強調像，T2強調像，遅延造影MRIの信号パターンによって，心臓腫瘍の鑑別を行う．

▶心臓腫瘍の画像の特徴と鑑別

心臓腫瘍の鑑別において，MRIとCTは相補的な役割を果たす．MRIは，T1強調像，T2強調像や遅延造影MRIを用いて，**腫瘍の組織特性や心機能への影響を評価するのに優れ，血栓との鑑別にも有用である**（表1）[1〜3]．一方，CTは石灰化や脂肪成分の描出，腫瘍の解剖学的な位置関係の迅速な評価に適しており，解剖学的な詳細を把握する際に効果的である．これらの特性を活かし，患者の状態に応じて適切に使い分けることで，診断精度を高めることが可能となる．以下に，代表的な心臓腫瘍の画像の特徴を示す．

左房粘液腫（図1）：左房に最も多く発生する良性腫瘍で，しばしば弁閉鎖不全や塞栓症の原因となる．

CT：境界明瞭な低吸収域，時に石灰化を伴う．造影CTで中等度の造影効果を認める．

MRI：T1強調像で等〜低

表1 MRI信号パターンによる心臓腫瘍の鑑別

	T1強調像	T2強調像	遅延造影MRI
悪性腫瘍			
血管肉腫	↑/⇄/↓	↑/⇄/↓	++
横紋筋肉腫	⇄	↑↑↑	+++
未分化肉腫	⇄	↑↑↑	++
リンパ腫	⇄	⇄	−/+
転移*	↓↓	↑↑	++
良性腫瘍			
粘液腫	⇄	↑↑	++
脂肪腫	↑↑	↑↑	−
線維腫	⇄	↓	++++
横紋筋腫	⇄	⇄/↑	−/+
非腫瘍性腫瘤			
血栓	↓/↑	↓/↑	−
囊胞	↓↓	↑↑	−

T1およびT2強調像の信号強度は，心筋の信号と比較する．
↓：低い，⇄：等強度，↑：高い，−：取り込みなし，+：最小限の後期ガドリニウム増強（LGE）取り込み，++：不均一なLGE取り込み，+++：均一なLGE取り込み，++++：過増強．
*転移性黒色腫はT1強調像では高い信号強度を示し，T2強調像では低い信号強度を示す．
（文献1)2)を参考に作成）

A　シネMRI

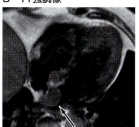

B　T1強調像

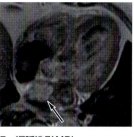

C　造影T1強調像

図1　60代，女性　左房粘液腫
A：心房中隔に付着する径1.5 cm程度の腫瘤を認める（→）．
B, C：腫瘤は低信号で造影効果を認める（→）．
D：腫瘤は明瞭な高信号を示す（→）．
E：腫瘤は不均一な造影効果を示している（→）．

D　black blood T2強調像

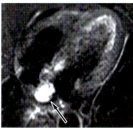

E　遅延造影MRI

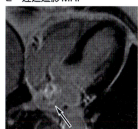

信号，T2強調像で高信号，造影効果を示す．
　血栓（図2）：心房や血管内で形成される血液の固まりで，塞栓症を引き起こすことがある．
　CT：非造影で高吸収（急性期）または低吸収（慢性期），造影CTで造影効果はみられない．
　MRI：T1強調像で信号変化（血栓形成時期による），T2強調像で等～高信号，造影効果はみられない．
　心膜嚢胞（図3）：心膜の発生異常により形成される液体を含む嚢胞で，通常は無症状だが，大きい場合は圧迫症状を引き起こすことがある．
　CT：境界明瞭な薄壁性嚢胞．液体成分に一致した低吸収域がみられる．
　MRI：T1強調像で低信号，T2強調像で高信号．造影効果はみられない．
　線維腫（図4）：稀な心臓の良性腫瘍で，通常は心室内に発生し，流出路閉塞を引き起こすことがある．
　CT：境界明瞭な高密度腫瘤．造影CTで中等度～強い造影効果を示す．
　MRI：T1強調像で等信号，T2強調像で低信号，造影により過増強を示す．

A 造影CT

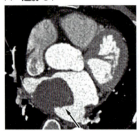

B シネMRI（SSFP像）

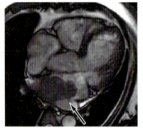

C T1強調像

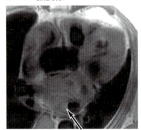

D black blood T2強調像

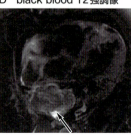

図2 60代，男性
左房内血栓
A：左房後壁に付着する径2.5cm程度の腫瘤を認める（→）．
B：腫瘤は低信号を示す（→）．
C：腫瘤は筋肉と等信号を示す（→）．
D：腫瘤は低信号を示す（→）．

A T1強調像

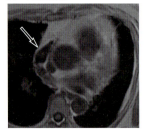

B black blood T2強調像

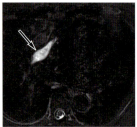

図3 50代，女性
心膜嚢胞
A：上行大動脈の右側に低信号の腫瘤を認める（→）．
B：腫瘤は明瞭な高信号を示している（→）．

A 遅延造影MRI

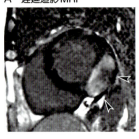

B black blood T2強調像

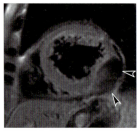

図4 60代，女性　線維腫
A：左室後壁に強い造影効果を示す腫瘤を認める（▻）．
B：腫瘤は低信号を示している（▻）．

血管肉腫（図5）：心臓に発生する稀な悪性腫瘍で，急速に進行して遠隔転移を伴うことが多い．

CT：境界不明瞭，内部不均一な腫瘤．造影CTで不規則な造影パターンを示す．

MRI：T1強調像で等～低信号，T2強調像で高信号，不均一な造影パターンを示す．

心房中隔脂肪腫(lipomatous hypertrophy of the interatrial septum；LHIS)（図6）：心臓の心房中隔に脂肪組織が蓄積する良性の疾患である．

CT：中隔に脂肪濃度を呈する腫瘤がみられる．ダンベルのような形をしており，卵円窩は温存される．

MRI：T1強調像で高信号を示す腫瘤として描出される．

A シネMRI短軸像　　B シネMRI四腔像

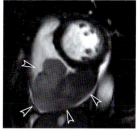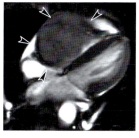

図5　40代，男性　血管肉腫
A：右室の自由壁に不均一な信号を示す腫瘤を認める（▷）．右室壁との境界は不明瞭である．
B：腫瘤は右房を圧排し，心嚢水も貯留している（▷）．

A シネMRI　　B T1強調像

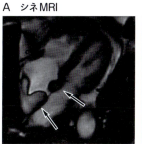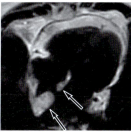

図6　70代，女性　心房中隔脂肪腫
A：中隔に辺縁平滑な腫瘤を認め（→），卵円窩は保たれている．
B：腫瘤は高信号であり（→），心房中隔脂肪腫と診断された．

参考文献
1) Tyebally S, et al: Cardiac Tumors: JACC CardioOncology State-of-the-Art Review. JACC CardioOncol 2: 293-311, 2020.
2) Motwani M, et al: MR imaging of cardiac tumors and masses: a review of methods and clinical applications. Radiology 268: 26-43, 2013.
3) Li X, et al: Cardiac magnetic resonance imaging of primary cardiac tumors. Quant Imaging Med Surg 10: 294-313, 2020.

（加藤　真吾）

3 心臓MRI

Q31 Qp/Qs（肺体血流量比）の評価法について教えてください．

A
- Qp/Qsとは，**肺血流量（Qp）と体血流量（Qs）の比**である．
- MRIではQp/Qsを**非侵襲的かつ正確**に測定できる．基本6断面もしくは10断面の撮像により，**血行動態の把握**が可能である．

▶ Qp/Qs（肺体血流量比）とは

Qp/Qsは，**肺血流量（Qp）と体血流量（Qs）の比を表したもの**である．基本的には右室からの血流量と左室からの血流量は等しいため，Qp/Qs＝1となるが，心房中隔欠損症（atrial septal defect；ASD）や心室中隔欠損症（ventricular septal defect；VSD）などのシャント性疾患があると，値は変わってくる．**左心系から右心系に向かうシャントがあるとQp/Qs＞1**となり，シャント量が多ければ多いほど，その値は大きくなる．一方，Eisenmenger症候群のように**右心系から左心系に向かうシャントがあるとQp/Qs＜1**となる．Qp/Qs≧1.5であれば，中等度以上のシャント量があるとされ，基本的にはシャント性疾患の治療が推奨される．血流比の算出のためには，心臓カテーテル検査で得られた血液サンプルを用いる方法，心臓超音波検査，MRIなどの方法があるが，**MRIではQp/Qsを非侵襲的かつ正確に測定できる**．

▶ MRIでQp/Qsを測定する

心臓MRIの2D-phase contrast（2D-PC）法は，任意の領域の血流量を非侵襲的かつ正確に測定できる．米国心臓血管MRI学会（Society for Cardiovascular Magnetic Resonance；SCMR）ほか関連諸学会から発刊されたガイドラインでも，VSDをはじめとしたシャント性疾患や，Fontan循環の体肺短絡などの心外シャント定量に用いることが推奨されている[1]．2D-PC法では，対象血管の血流方向に垂直な断面を撮像し，任意断面の信号強度を反映した動画と，血流速度を反映した位相差画像の動画がセットで得られる．ソフトウエアを用いて個々の血管・弁口を断面上で囲むことで，この断面を通過する1心拍分の血流量が，順行性，逆行性，差し引きの量として計算・定量される．

先天性心疾患では，よほど複雑な心奇形でない限り，基本6断面もしくは10断面を撮像することで血行動態の把握が可能である（図1）．基本6断面とは**上行大動脈（AAo），主肺動脈（MPA），上大静脈（SVC），下大静脈（IVC）〔＋下行大動**

図1 血流量の測定10断面

1. AAo：ascending aorta（上行大動脈）
2. MPA：main pulmonary artery（主肺動脈）
3. SVC：superior vena cava（上大静脈）
4. IVC：inferior vena cava（下大静脈）
5. RPA：right pulmonary artery（右肺動脈）
6. LPA：left pulmonary artery（左肺動脈）
7. MV：mitral valve（僧帽弁）
8. TV：tricuspid valve（三尖弁）
9. RPV：right pulmonary vein（右肺静脈）
10. LPV：left pulmonary vein（左肺静脈）

＊健常者の場合：
　1＝2＝7＝8＝3＋4＝5＋6＝9＋10
＊ASD患者の場合：
　1＝3＋4＝7＝Qs, 2＝5＋6＝9＋10＝8＝Qp
＊VSD患者の場合：
　1＝3＋4＝8＝Qs, 2＝5＋6＝9＋10＝7＝Qp
＊PDA（動脈管開存症）患者の場合：
　1＝5＋6＝9＋10＝7＝Qp, 2＝3＋4＝8＝Qs

（文献2）を参考に作成）

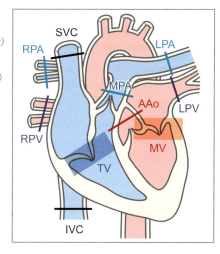

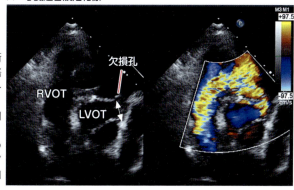

A　心臓超音波短軸像

図2 30代，男性 Qp/QsをMRIで評価したVSD

右胸心，VSDの心内修復術後に10mm程度の遺残短絡を認めた．造影剤アレルギーのため，血行動態および形態評価目的に心臓MRIを施行．

A，B：左室拡張末期容積の拡大はなく（146.6mL），Qp/Qs＝1.33と計算され，追加手術は不要と判断した．

脈（DAo）］，左右肺動脈（LPA，RPA）で，10断面の場合は，**僧帽弁（MV），三尖弁（TV），左右肺静脈（RPV，LPV）**が加わる．これらのデータを 図1 の方程式に当てはめることで，シャント性疾患のQp/Qsを計測することが可能となる（ 図2 ）．

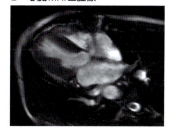

B　心臓MRI四腔像

参考文献
1) Fogel MA, et al: Society for Cardiovascular Magnetic Resonance/European Society of Cardiovascular Imaging/American Society of Echocardiography/Society for Pediatric Radiology/North American Society for Cardiovascular Imaging Guidelines for the use of cardiovascular magnetic resonance in pediatric congenital and acquired heart disease: endorsed by the American Heart Association. J Cardiovasc Magn Reson Imaging 15: eo14415, 2022.
2) Ishikawa Y: Cardiac magnetic resonance imaging. Pediatric Cardiology and Cardiac Surgery 32: 291-306, 2016.

（中島 理恵）

3 心臓MRI

Q32 心室中隔欠損症（VSD）の評価法について教えてください．

- 心室中隔欠損症（ventricular septal defect ; VSD）は**欠損孔のサイズと部位**が，循環動態・症状・治療方針を規定する．
- **VSDに合併する心血管異常**がある．
- MRIでは**両心室の容積や機能**，**Qp/Qs（肺体血流比）**をはじめ，VSDの**定量的または形態的評価**を**非侵襲的**に行える．

▶ 心室中隔欠損症（VSD）の基本

VSDは先天性心疾患の中で最も頻度が高く，約30％を占める．**欠損孔のサイズと部位が，循環動態・症状・治療方針を規定する**．欠損孔のサイズが大動脈弁輪径との1/2（中欠損）以上では，体重増加不良，呼吸器症状，肺高血圧を認め，乳幼児期に手術が行われる．欠損孔の部位は，**漏斗部（円錐部），膜様部，筋性部（流入部，心尖部，流出部）**などに分けられる（図1）．膜様部欠損が最も多く（50％），日本人を含めた東洋人には漏斗部欠損が多いことが特徴であり（30％），未手術の成人VSDでは特に多い（50％）とされる．筋性部欠損の80％は小児期に自然閉鎖するが，成人まで残存することもある[2]．

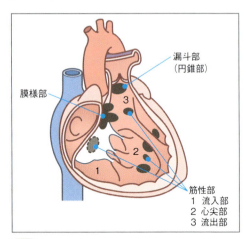

図1 VSDの分類（欠損孔の部位）
（文献1）を参考に作成）

▶ VSDに合併する心血管異常

成人期に問題となるのは，**乳幼児期に治療されなかった小欠損のVSD例**，かつて閉鎖したが**遺残短絡の例**，**肺高血圧合併例**などになる．東洋人に多い漏斗部中隔欠損および高位の膜様部中隔欠損の一部は，**大動脈弁逸脱**を合併する．収縮期

に大動脈弁の一部（多くは右冠尖，時に無冠尖）が，欠損孔にはまり込み（大動脈弁逸脱），変形し，**大動脈弁逆流**を生じる．さらに進行すると，**Valsalva洞動脈瘤破裂**を合併することがある．また，VSDでは右室流出路狭窄（right ventricular outflow tract obstruction；RVOTO）を伴うことがある．代表的なものは右室二腔症で，膜様部欠損で特に多くみられる．他にも，大きな膜様部中隔瘤や，右室流出路へ大きく突出した大動脈弁逸脱によるRVOTOを合併することがある．

▶ VSDをMRIで評価する

心臓MRIでは，**両心室の容積や機能，Qp/Qs（肺体血流量比）**を計測することができる．また，**欠損孔の数や位置，大動脈弁閉鎖不全を含む弁逆流の定量評価，RVOTOなどの形態的評価**を非侵襲的に行うことができる．

図2はValsalva洞動脈瘤破裂を生じた症例で，大動脈右冠尖から右室へのシャント血流が描出されている．この時，Qp/Qs＝3.0で，左室腔の拡大を認めた．

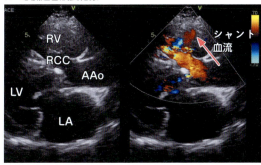
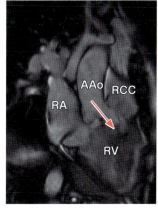

図2 50代，男性 VSD，Valsalva洞動脈瘤破裂
以前からVSDを指摘されていた．突然，労作時息切れを自覚し，病院を受診．聴診でLevine Ⅵ/Ⅵの連続性雑音を聴取し，Valsalva洞動脈瘤破裂を疑って精査した．
Qp/Qs＝3.0で，左室拡張末期容積は正常の198％に拡大しており，修復術が試行された．
A：右冠尖が逸脱し，右室へ向かうシャント血流が確認できる（→）．
B：心臓超音波検査（A）と同様，右冠尖逸脱と右室へのシャント血流を認める（→）．
AAo：ascending aorta（上行大動脈），RCC：right coronary cusp（右冠尖），RA：right atrium（右心房），RV：right ventricle（右心室），LA：left atrium（左心房），LV：left ventricle（左心室）

参考文献 1）白石 公：ここまで知っておきたい発生学：発生・形態形成の基礎知識．日小児循環器会誌 34: 88-98, 2018.
2）Freedom RM, et al: Ventricular septal defect. Robert M, et al (eds)：The natural and modified history of congenital heart disease. Wiley-Blackwell, New Jersey, p.16-30, 2004.

（中島 理恵）

3 心臓MRI

Q33 Fallot四徴症の評価法について教えてください．

- Fallot四徴症 (tetralogy of Fallot；TOF) の心内修復術後遠隔期における最大の問題点は，**肺動脈閉鎖不全**である．
- 肺動脈弁閉鎖不全への治療介入のタイミングは，**症状・右室容積・右室機能・不整脈**で決定する．
- MRIでは**肺動脈弁逆流の重症度，右室容積・機能**を評価する．

▶ Fallot四徴症の心内修復術後遠隔期の問題点

Fallot四徴症は，①**右室流出路狭窄**，②**大動脈騎乗**，③**心室中隔欠損症** (ventricular septal defect；VSD)，④**右室肥大**を特徴とする，**チアノーゼ性先天性心疾患**のひとつである．幼少期に心内修復術が行われるが，術後の生命予後は良好で，わが国における術後25年生存率は95％，イベント回避率は25年で89％との報告がある[1]．しかし，術後遠隔期には様々な合併症が経年的に増加する．術後の問題点として，①肺動脈弁閉鎖不全，②肺動脈弁閉鎖不全や三尖弁閉鎖不全による右室拡大と機能不全，③遺残右室流出路狭窄，④肺動脈狭窄 (分岐部狭窄および末梢肺動脈低形成)，⑤不整脈持続型 (1 単形性心室頻拍，2 房室ブロック，心房粗動・細動)，⑥突然死，⑦遺残短絡；VSDやASD，卵円孔開存 (チアノーゼ，血栓塞栓)，⑧進行性の大動脈閉鎖不全があり，定期的な検査が重要である[2,3]．

長期遠隔期における最大の問題点は肺動脈弁閉鎖不全である．肺動脈弁閉鎖不全により右室拡大が進行すると，容量負荷により機能不全が生じる．特に，成人期に至ってから運動耐容能の低下や右心不全を引き起こすだけでなく，心室頻拍や突然死の危険因子にもなる．そのため，右室機能低下が不可逆的になる前に肺動脈弁置換術を行うことが望ましい．

▶ 肺動脈弁閉鎖不全への治療介入のタイミング

肺動脈弁置換術は，**有症状で運動耐容能が低下した中等度以上の肺動脈弁閉鎖不全に対し適応**となる．自覚症状がなかったとしても，中〜高度の右室機能低下，中〜高度の右室拡大 [右室拡張末期容積係数 (RVEDVI) ≧160mL/m^2，または右室収縮末期容積係数 (RVESVI) ≧80mL/m^2，または右室拡張末期容積 (RVEDV) ≧2×左室拡張末期容積 (LVEDV)] の他，有症状または持続性の上室・

図1 肺動脈弁閉鎖不全に対する経皮的肺動脈弁置換術（TPVI）

肺動脈弁欠損による高度肺動脈弁逆流を認めたFallot四徴症，心内修復術後の症例．
労作時息切れを自覚していたが，治療後は肺動脈弁逆流はほぼ消失し，自覚症状も改善した．

A 胸部正面像

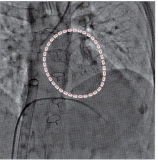

B 胸部側面像

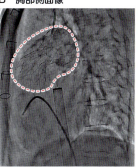

心室性不整脈の出現，中～高度の三尖弁閉鎖不全も手術適応である[2]．肺動脈弁置換術はこれまで外科手術が基本だったが，現在はカテーテルを用いた経皮的肺動脈弁置換術（transcatheter pulmonary valve implantation；TPVI）も国内で実施されるようになり，開胸手術の負担軽減につながっている（図1）．

手術適応を決める上で重要となる右室容積や右室機能の計測，肺動脈弁逆流の定量的評価，心筋障害などの検査の手段としては，MRIが優れている．CTは空間解像能が高く，MRIと同様の計測も可能だが，放射線被ばくと造影剤使用が欠点である．

RVEDV：right ventricular end-diastolic volume, RVEDVI：right ventricular end-diastolic volume index,
RVESVI：right ventricular end-diastolic volume index, LVEDV：left ventricular end-diastolic volume.

▶MRIでの評価

MRIでの心室機能解析は，検者によって断面がずれやすい心臓超音波検査と比較して，再現性という点で非常に有利である．心室容積解析は，シネMRIで撮像した左右心室の短軸像からmodified Simpson法を用いて求めるのが一般的で，各時相の心内膜面をトレースすることで算出される（図2-A, B）．Grothuesらは，RVEDV・心筋重量の検者内および検者間変動係数は6.4％および8.7％と報告している[4]．誤差を生む最大の原因は，心房心室境界と乳頭筋のトレース法にある．右室では心房と心室の境界を正確に同定するのに経験が必要であり，誤差が生じやすい．また，乳頭筋を内腔に含めると左室では容積が6.5％増大するとされ，心肥大の強い右室ではその影響が大きくなることが予想される．

一方，肺動脈弁逆流の重症度は位相コントラスト（phase contrast；PC）法で肺動脈を通過する血流と，逆流する血流を測定し，逆流率を求めることで評価できる（図2-C～E）．また，肺動脈弁逆流以外の弁膜症や短絡がない症例であれば，シネMRIで算出された両心室の心拍出量の差が肺動脈弁逆流によって生じたものであり，間接的に肺動脈弁逆流率を算出することも可能である．

A 心臓MRI矢状断像

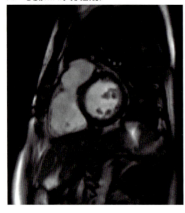

B 両心室の心内膜をトレースして算出した両心室容積と機能

	左心室	右心室
拡張末期容量：EDV	145.8 mL	293.2 mL
収縮末期容量：ESV	69.9 mL	165.5 mL
拡張末期容量係数：EDVI	84.2 mL/m^2	169.4 mL/m^2
収縮末期容量係数：ESVI	40.4 mL/m^2	95.6 mL/m^2
1回拍出量：SV	75.9 mL	127.7 mL
毎分拍出量：CO	5.8 L/min	9.7 L/min
心係数：CI	3.33 L/min/m^2	5.61 L/min/m^2
最大充満速度：PFR	---- EDV/S	
最大充満速度到達時間：TPF	---- ms	
駆出率：EF	52.0 %	43.5 %

身長	167.0 cm
体重	65.0 kg
体表面積	1.73 m^2
心拍数	76.0 bpm
心筋重量	---- g

C PC法で評価した肺動脈弁逆流の重症度

```
Slice Position: SP R11.2    Region: 1
Range, ms: 0 to 764    Venc Adjustment −150 cm/sec  150 cm/sec
Body Surface Area (BSA):            1.73  m²

Velocity
  Peak Velocity:                  103.20 cm/sec
  Average Velocity:                −8.89 cm/sec
Flow
  Average Flow Over Range:        −64.45 mL/sec
  Average Flow Per Minute:         −3.64 l/min
  Forward Volume:                  63.81 mL
  Reverse Volume:                 113.04 mL
  Net Forward Volume:             −49.23 mL
  Net Forward Volume / BSA:       −28.44 mL/m²
Area
  Average Area:                    7.25 cm²
  Mininum Area:                    6.39 cm²
  Maximum Area:                    7.72 cm²
```

D magnitude image

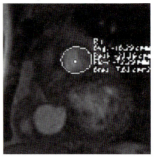

E phase contrast image

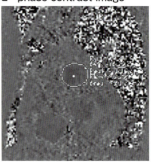

図2 40代，男性　TOF心内修復術後，高度肺動脈弁逆流

Fallot四徴症心内修復術後，高度肺動脈弁閉鎖不全と診断．自覚症状なし．

A〜E：MRIで右室拡張・収縮期末期容積係数の中等度以上の拡大と，高度肺動脈弁逆流（逆流率＝56％）を認めたため，肺動脈弁置換術を施行．手術前後で右室拡張末期容積係数は169.4mL/m^2 → 89.6mL/m^2 へと改善した．肺動脈弁逆流率は56％で重度と診断した．

参考文献
1) Niwa K, et al: Mortality and risk factors for late deaths in tetralogy of Fallot: the Japanese Nationwide Multicentric Survey. Cardiol Young 12: 453-460, 2002.
2) 日本循環器学会・他: 成人先天性心疾患診療ガイドライン（2017年改訂版）．p.88-93, 2018. available at: https://www.j-circ.or.jp/cms/wp-content/uploads/2017/08/JCS2017_ichida_h.pdf
3) Warnes CA, et al: ACC/AHA 2008 Guidelines for the Management of Adults with Congenital Heart Disease: a report of the American College of Cardiology/American Heart Association Task Force on Practice Guidelines (writing committee to develop guidelines on the management of adults with congenital heart disease). Circulation 118: e714-e833, 2008.
4) Grothues F, et al: Interstudy reproducibility of right ventricular volumes, function, and mass with cardiovascular magnetic resonance. Am Heart J 147: 218-223, 2004.

（中島 理恵）

3 心臓MRI

Q34 心筋perfusion MRIによる心筋虚血診断について教えてください．

A
- 心筋perfusion MRIは，**薬剤負荷中の造影剤のファーストパスの動態**から**心筋虚血**を評価する．
- 空間分解能が高いため，**内膜下虚血や多枝病変の検出**に有用である．
- **冠動脈疾患患者の予後予測**にも有用である．

▶心筋perfusion MRIによる負荷心筋虚血の診断

　心筋perfusion MRIは，少量のガドリニウム造影剤をボーラス静注し，**造影剤の心筋ファーストパスの動態から心筋虚血を評価する検査法**である．冠動脈狭窄に伴う心筋血流予備能の低下を描出するために，アデノシン三リン酸（ATP）などの冠血管拡張薬の持続静脈注射が行われる．一般的に運動負荷は行われない．perfusion MRIにおける心筋虚血は，ダイナミック画像上で数フェーズにわたって遷延する低信号として描出される（**図1**）．虚血が最も明瞭に描出される時相を選択し，正確に読影する必要がある．視覚的な評価方法に加え，定量評価には複数の方法が存在する．**半定量的な評価法としてはup-slope法**がよく知られ，**定量的な方法としてはdual bolus法やdual sequence法**が開発されている．

　perfusion MRIによる負荷心筋虚血の診断能は非常に高く，心臓カテーテル検査による有意狭窄を基準とした場合，感度90％，特異度80％という高い診断精度をもつ[1]．また，ヨーロッパで行われた大規模な共同研究では，perfusion MRIの**空間分解能が高いことから，SPECTと比較して多枝病変の検出能に優れている**ことが示されている．さらに，心臓カテーテル検査での冠血流予備量比（fractional flow reserve；FFR）を基準とした場合でも，perfusion MRIによる機能的心筋虚血の検出能が非常に高いことが，メタ解析によって証明されている（**図2～4**）[2]．

A～E 負荷perfusion MRI（下壁の心筋虚血）

A phase 1　　B phase 2　　C phase 3　　D phase 4

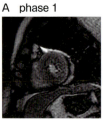
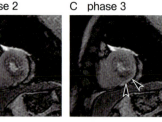
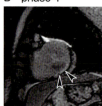

E phase 5　　F 冠動脈造影　　G 正常心筋の信号曲線

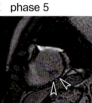
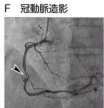
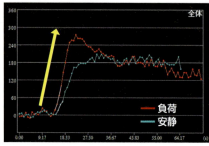

H 虚血心筋の信号曲線

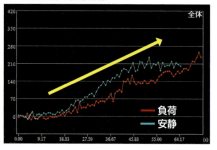

図1　右冠動脈の#2の有意狭窄

A～E：負荷perfusion MRIの心筋虚血は，心筋の最も造影されるタイミングを超えて，数フェーズにわたって遷延する低信号域である（▶）．
F：右冠動脈#2に狭窄を認める（▶）．
G, H：正常心筋と比較して虚血心筋では，造影剤のダイナミック投与における信号の立ち上がり（⇨）が低下している．

A 遅延造影MRI　　B 遅延造影MRI　　C perfusion MRI　　D perfusion MRI
　基部短軸像　　　　中央部短軸像　　　基部短軸像　　　　中央部短軸像

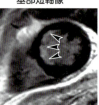
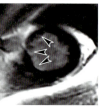
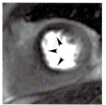
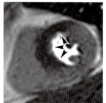

図2　70代，男性　労作性狭心症

A, B：前壁中隔に内膜下梗塞を認める（▶）．
C, D：梗塞よりも広い範囲に低信号域を認め（▶），心筋虚血と考えられる．

A 遅延造影MRI基部短軸像　B 遅延造影MRI長軸像

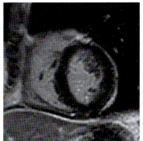
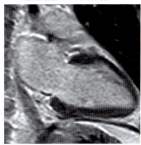

C perfusion MRI基部短軸像　D perfusion MRI中央部短軸像

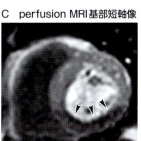
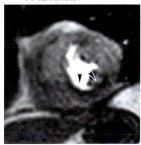

図3　60代，男性　労作性狭心症
A, B：梗塞は認めない．
C, D：心基部〜中央部の下壁に内膜下の心筋虚血を認める（►）．

A 遅延造影MRI中央部短軸像　B perfusion MRI基部短軸像

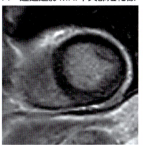
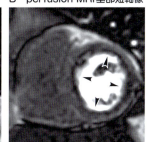

C perfusion MRI 中央部短軸像　D perfusion MRI 心突部短軸像

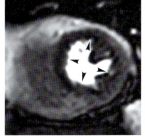
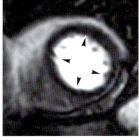

図4　60代，男性　労作性狭心症
A：梗塞は認めない．
B〜D：左室全周性に心筋虚血を認める（►）．
冠動脈造影（非提示）では，左冠動脈主幹幹部に90%狭窄，左冠動脈回旋枝に75%の狭窄を認めた．

219

▶ perfusion MRIによる冠動脈疾患の予後予測

冠動脈疾患の予後予測においても，perfusion MRIは有用である．心筋の10％以上の広範な虚血を認める患者は，虚血が少ない患者と比較して予後が悪いことが示されている[3)4)]．また，最近の研究では，MRIガイド下の経皮的冠動脈インターベンション（percutaneous coronary intervention；PCI）が，FFRガイド下のPCIに対して予後の観点で劣らないことが証明され，MRIはPCI前の心筋虚血評価にも応用され，治療方針の決定に用いることができる[5)]．

▶ perfusion MRIによる読影のピットフォール

読影に際しては，いくつかのピットフォールが存在する．

心筋perfusion MRIでは，狭窄部位への造影剤の到達遅延を心筋虚血としてとらえるため，**冠動脈バイパス術後の虚血評価には適していない**．冠動脈バイパス術後の患者には，心筋SPECTが使用されるべきである．

また，右冠動脈の拡張により，狭窄が存在しないにもかかわらず，造影剤の到達が遅延するケースがある．このような場合，虚血との鑑別が必要となるが，低信号の形態を評価することで鑑別できる（図5）．虚血の場合，内膜優位に低信号が分

A 心筋虚血のシェーマ　　B 造影剤の到達遅延のシェーマ

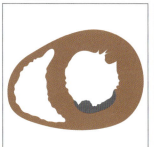

C, D　perfusion MRI
C 下壁虚血（内膜優位）

D 造影剤到達遅延による虚血様所見

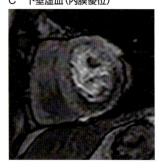
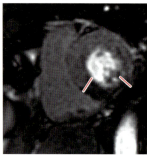

図5 心筋虚血と造影剤の到達遅延の鑑別
A～D：心筋虚血では内膜下優位の分布を示すが（A, C），造影剤の到達遅延では冠動脈の支配領域の境界部分に線を引いたような低信号域としてみられる（B, D）．右冠動脈の支配領域（下壁）で，造影剤の到達遅延がしばしば観察される．

布するが，造影剤の到達遅延による場合には，血流支配領域の境界が明瞭で，扇形の形態を示すことが多い．これにより，虚血と単なる到達遅延を区別することができる．その他にも，**内膜下のdark rim artifact**も虚血と紛らわしい所見である．

Memo

▶ **INOCA 診断と MRI**

● 近年，胸の痛みを伴い，心筋虚血を示す検査所見がみられるが，冠動脈には器質的な有意な狭窄が認められないINOCA（ischemic non obstructive coronary artery disease）が注目されている．INOCAの原因は，冠攣縮性狭心症と冠微小血管疾患（CMD）があり，心臓カテーテル検査による微小循環の評価が中心的に用いられる．

● 心臓MRIは，CMDの診断に有用な可能性がある．perfusion MRIにより，MBF（心筋血流量）が1.82mL/g/min以下の場合，感度88%，特異度89%で三枝病変，CMD，および正常を区別できると報告されている[6]．今後は，MRIを用いた新たなINOCAの診断法の開発が期待される．

参考文献

1) Nandalur KR, et al: Diagnostic performance of stress cardiac magnetic resonance imaging in the detection of coronary artery disease: a meta-analysis. J Am Coll Cardiol 50: 1343-1353, 2007.

2) Danad I, et al: Diagnostic performance of cardiac imaging methods to diagnose ischaemia-causing coronary artery disease when directly compared with fractional flow reserve as a reference standard: a meta-analysis. Eur Heart J 38: 991-998, 2017.

3) Greenwood JP, et al: Prognostic value of cardiovascular magnetic resonance and single-photon emission computed tomography in suspected coronary heart disease: long-term follow-up of a prospective, diagnostic accuracy cohort study. Ann Intern Med 165: 1-9, 2016.

4) Kato S, et al: Stress Perfusion Coronary Flow Reserve Versus Cardiac Magnetic Resonance for Known or Suspected CAD. J Am Coll Cardiol 70: 869-879, 2017.

5) Nagel E, et al: Magnetic resonance perfusion or fractional flow reserve in coronary disease. N Engl J Med 380: 2418-2428, 2019.

6) Kotecha T, et al: Automated pixel-wise quantitative myocardial perfusion mapping by CMR to detect obstructive coronary artery disease and coronary microvascular dysfunction: validation against invasive coronary physiology. JACC Cardiovasc Imaging 12: 1958-1969, 2019.

（加藤 真吾）

3 心臓MRI

Q35 MINOCAの評価方法について教えてください．

A
- MINOCA (myocardial infarction with non-obstructive coronary artery) は，冠動脈に有意な狭窄や閉塞が認められないにもかかわらず，**心筋梗塞の症状や検査所見を示す病態**である．
- 原因として，**冠攣縮**，**冠動脈プラークの破綻やびらん**，**冠動脈解離**，**冠動脈塞栓症**，**微小循環障害**などが挙げられる．
- MINOCAの診断アルゴリズムにおいて，ガドリニウム造影心臓MRIは，**非虚血性心筋障害（心筋炎，たこつぼ症候群，心筋症）の除外**に有用である．

▶ MINOCAの診断基準

MINOCAは，**冠動脈に有意な狭窄や閉塞が認められないにもかかわらず，心筋梗塞の症状や検査所見を示す病態**である．心筋梗塞患者の約6〜10%がMINOCAに該当すると報告されている[1]．MINOCAの原因は多岐にわたり，**冠攣縮**，**冠動脈プラークの破綻やびらん**，**冠動脈解離**，**冠動脈塞栓症**，**微小循環障害**などが挙げられる（図1）[2〜4]．

MINOCAの診断は，以下の3つの項目を満たす場合になされる．
① **急性心筋梗塞**：『Universal Definition 改訂第4版』における急性心筋梗塞の診断を満たす．心筋トロポニン（cTn）の上昇または低下を認め，少なくとも1回の測定値が99パーセンタイル上限を超えること．
② **非閉塞性冠動脈**：冠動脈造影において，主要冠動脈に50%以上の狭窄が認められないこと．
③ **臨床所見を説明する特定の代替診断がない．**敗血症，肺塞栓，心筋炎など，胸痛を呈す他の疾患が除外されていること．

▶ MINOCAの診断アルゴリズムと治療

暫定的MINOCA（working diagnosis）：トロポニン陽性で急性心筋梗塞（acute myocardial infarction；AMI）が疑われた患者において，冠動脈造影で有意な狭窄が認められず，非心臓疾患（敗血症，肺塞栓症，胸部外傷など）の関与がない場合，"暫定的MINOCA（working diagnosis）"とされる（図2）[5]．この場合，冠動脈造影を再確認し，プラーク破綻，塞栓，特発性冠動脈解離（sponta-

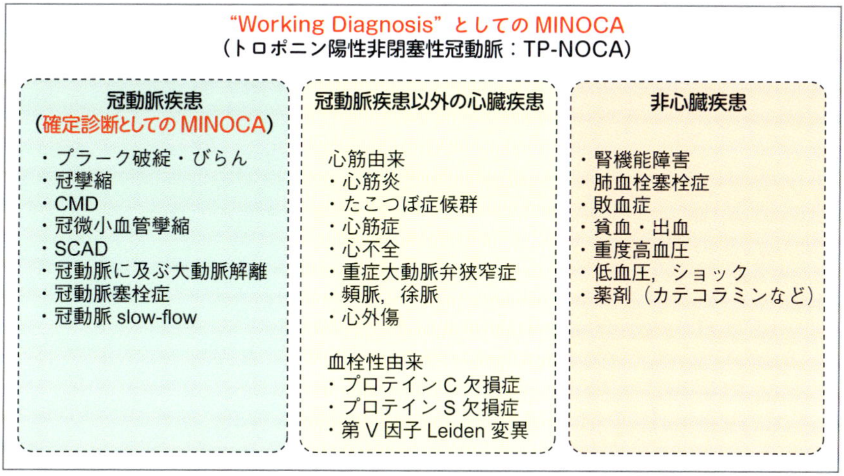
"Working Diagnosis" としての MINOCA
(トロポニン陽性非閉塞性冠動脈：TP-NOCA)
冠動脈疾患
(確定診断としての MINOCA)
・プラーク破綻・びらん
・冠攣縮
・CMD
・冠微小血管攣縮
・SCAD
・冠動脈に及ぶ大動脈解離
・冠動脈塞栓症
・冠動脈 slow-flow
冠動脈疾患以外の心臓疾患
心筋由来
・心筋炎
・たこつぼ症候群
・心筋症
・心不全
・重症大動脈弁狭窄症
・頻脈，徐脈
・心外傷
血栓性由来
・プロテイン C 欠損症
・プロテイン S 欠損症
・第 V 因子 Leiden 変異
非心臓疾患
・腎機能障害
・肺血栓塞栓症
・敗血症
・貧血・出血
・重度高血圧
・低血圧，ショック
・薬剤（カテコラミンなど）

図1 MINOCAの想定される原因疾患

(日本循環器学会/日本心血管インターベンション治療学会/日本心臓病学会．2023年JCS/CVIT/JCCガイドライン フォーカスアップデート版冠攣縮性狭心症と冠微小循環障害の診断と治療．https://www.j-circ.or.jp/cms/wp-content/uploads/2023/03/JCS2023_hokimoto.pdf 2025年2月閲覧，文献3) 4) より作図)
CMD：coronary microvascular dysfunction，SCAD：spontaneous coronary artery dissection

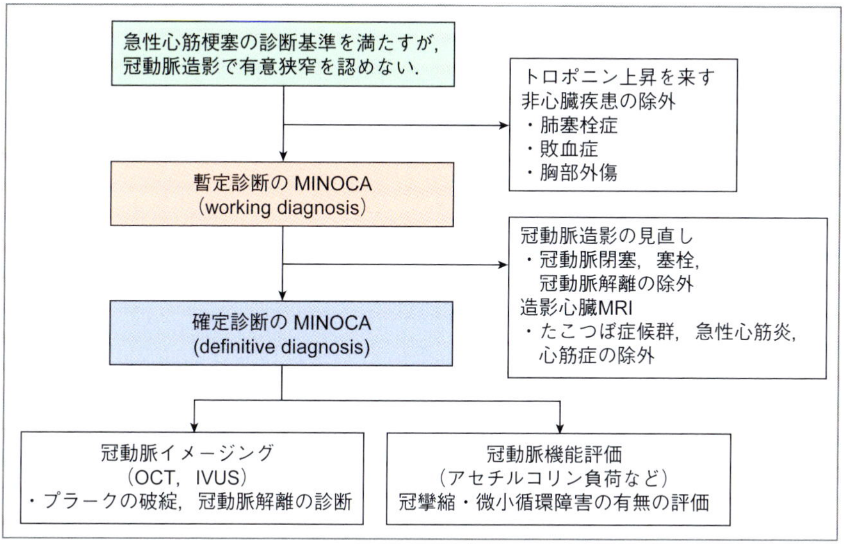
急性心筋梗塞の診断基準を満たすが，
冠動脈造影で有意狭窄を認めない．
トロポニン上昇を来す
非心臓疾患の除外
・肺塞栓症
・敗血症
・胸部外傷
暫定診断の MINOCA
(working diagnosis)
冠動脈造影の見直し
・冠動脈閉塞，塞栓，
冠動脈解離の除外
造影心臓MRI
・たこつぼ症候群，急性心筋炎，
心筋症の除外
確定診断の MINOCA
(definitive diagnosis)
冠動脈イメージング
(OCT，IVUS)
・プラークの破綻，冠動脈解離の診断
冠動脈機能評価
(アセチルコリン負荷など)
冠攣縮・微小循環障害の有無の評価

図2 MINOCAの診断アルゴリズム

(文献5) を参考に作成)

neous coronary artery dissection；SCAD) の見落としがないか，慎重に検証する必要がある．

非虚血性心筋障害：次に，ガドリニウム造影心臓MRIを用いて，非虚血性心筋障害(たこつぼ症候群，心筋炎，心筋症)の除外を行う（図3）．心臓MRIで非虚血

A〜C　black blood T2強調像
A　たこつぼ症候群　　　　B　急性心筋炎　　　　C　拡張型心筋症

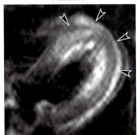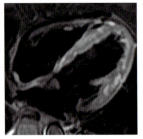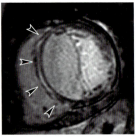

図3　MINOCAの診断アルゴリズムにおいてMRIで除外すべき疾患
A：心尖部の壁運動低下部位（apical ballooning）に一致した心筋浮腫を認める（▶）.
B：左室心筋に全周性の心筋浮腫を認める.
C：心基部の中隔の中層に線状の造影効果（mid-wall fibrosis）を認める（▶）.

性心筋障害が除外された場合，"**MINOCA（definite diagnosis）**"と診断される．MINOCAと診断された場合，冠動脈内イメージング（光干渉断層撮影法；OCTや，血管内超音波法；IVUS）を用いて，プラーク破綻やSCADの有無を確認するとともに，冠動脈機能評価（アセチルコリン・エルゴノビン負荷試験）を行い，冠攣縮や微小循環障害の有無を検討する．

　造影心臓MRIは，冠動脈閉塞のないトロポニン陽性患者の原因診断に非常に有用であり，87％の症例で原因疾患を診断可能であったとの報告もある（急性心筋炎37％，たこつぼ症候群27％，急性心筋梗塞21％，心筋症3％）[6]．また，116例の女性のMINOCAを対象とした研究では，心臓MRIとOCTを組み合わせることで，98％の症例で原因の診断が可能であったと報告されている[7]．

　治療：MINOCAの治療は原因に応じて異なる．例えば，冠攣縮が原因であれば，カルシウム拮抗薬や硝酸薬が有効とされる．しかしながら，MINOCAの標準的な治療法は現時点で確立されておらず，患者個々の状態に応じた対応が求められる．

参考文献
1) Hokimoto S, et al: JCS/CVIT/JCC 2023 guideline focused update on diagnosis and treatment of vasospastic angina (coronary spastic angina) and coronary microvascular dysfunction. Circ J 87: 879-936, 2023.
2) 日本循環器学会・他: 2023年 JCS/CVIT/JCC ガイドライン 冠攣縮性狭心症と冠微小循環障害の診断と治療. 2023. available at: https://www.j-circ.or.jp/cms/wp-content/uploads/2023/03/JCS2023_hokimoto.pdf
3) Pasupathy S, et al: The What, When, Who, Why, How and Where of Myocardial Infarction With Non-Obstructive Coronary Arteries (MINOCA). Circ J 80: 11-16, 2016.
4) Pasupathy S, et al: Myocardial Infarction With Nonobstructive Coronary Arteries (MINOCA): The Past, Present, and Future Management. Circulation 135: 1490-1493, 2017.
5) Tamis-Holland JE, et al: Contemporary Diagnosis and Management of Patients With Myocardial Infarction in the Absence of Obstructive Coronary Artery Disease: A Scientific Statement From the American Heart Association. Circulation 139: e891-e908, 2019.
6) Pathik B, et al: Troponin-positive chest pain with unobstructed coronary arteries: incremental diagnostic value of cardiovascular magnetic resonance imaging. Eur Heart J Cardiovasc Imaging 17: 1146-1152, 2016.
7) Reynolds HR, et al: Coronary optical coherence tomography and cardiac magnetic resonance imaging to determine underlying causes of myocardial infarction with nonobstructive coronary arteries in women. Circulation 143: 624-640, 2021.

〈加藤　真吾〉

3 心臓MRI

Q36 冠動脈MRAの有用性について教えてください．

A
- 放射線被ばくがなく，非造影で冠動脈狭窄の検査ができ，冠動脈石灰化の影響も受けにくいという利点がある．
- 放射線被ばくがないため，冠動脈起始異常（図1）や川崎病の冠動脈瘤（図2）の評価に適している．

▶冠動脈MRAの特徴と有用性

冠動脈MRAは放射線被ばくを伴わず，非造影検査が可能なため，若年者や腎機能障害のある患者の冠動脈の形態評価に適している．MRAの分解能は0.6～0.7mm程度であり，冠動脈CTと比較すると空間分解能は低く，狭窄の診断能は

A～D 冠動脈MRA
A VR画像

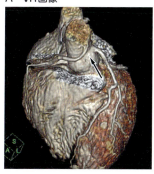

B RCA CPR画像

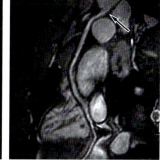

C LAD CPR画像

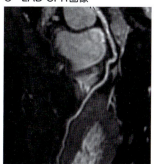

D LCX CPR画像

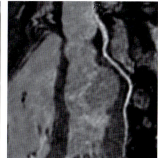

図1 50代，男性 冠動脈起始異常
A, B：右冠動脈は高位から起始し (high-take off)，上行大動脈と肺動脈間を走行している（→）．
C, D：左冠動脈前下行枝や左冠動脈回旋枝には異常は指摘できない．

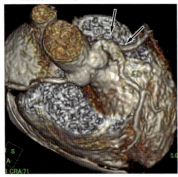
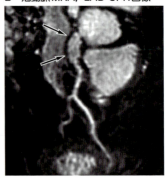

A 冠動脈MRA, VR画像　　B 冠動脈MRA, LAD CPR画像

図2 40代，男性　川崎病冠動脈瘤
A，B：左冠動脈主幹部から左冠動脈前下行枝の近位部に冠動脈瘤を認める（→）．瘤内に明らかな血栓は指摘できない．

劣る．1.5Tでは，有意冠動脈狭窄の検出感度は84％，特異度は83％と報告されている．3.0Tは，1.5Tと比較して高い診断能を有している（感度89％，特異度90％）[1]．冠動脈の石灰化が強くカルシウムスコアの高い症例では，冠動脈MRAが64列MDCTよりも優れた狭窄診断能を示すとの報告もある[2]．冠動脈狭窄の診断には心臓CTをまず用いて，何らかの理由で心臓CTが撮影できない症例に，冠動脈MRAを考慮すべきである．また，冠動脈ステントに関しては，金属アーチファクトによって，ステント内の評価ができないことにも注意する．

▶ ガイドラインにおける冠動脈MRAの適応

　日本循環器学会のガイドラインにおいて，冠動脈MRAは**川崎病の冠動脈瘤の評価**（クラスⅠ），**先天性冠動脈奇形の評価**（クラスⅠ）に対しては，高い推奨クラスとなっている[3]．これらの患者は若年の患者も多いため，経過観察の検査において不要な被ばくは避けるべきである．したがって，非造影で検査できる冠動脈MRAはよい適応である．最近では，deep learning reconstruction（DLR）技術を用いた，高画質かつ短時間で撮像可能な撮像方法の開発がなされている[4]．

参考文献
1) Kato S, et al: Diagnostic accuracy of whole heart coronary magnetic resonance angiography: a systematic review and meta-analysis. J Cardiovasc Magn Reson 25: 36, 2023.
2) Liu X, et al: Comparison of 3D free-breathing coronary MR angiography and 64-MDCT angiography for detection of coronary stenosis in patients with high calcium scores. AJR 189: 1326-1332, 2007.
3) Yamagishi M, et al: JCS 2018 Guideline on diagnosis of chronic coronary heart diseases. Circ J 85: 402-572, 2021.
4) Yokota Y, et al: Effects of deep learning reconstruction technique in high-resolution non-contrast magnetic resonance coronary angiography at a 3-tesla machine. Can Assoc Radiol J 72: 120-127, 2021.

〔加藤　真吾〕

4章
心臓核医学検査

4 心臓核医学検査

Q01 心筋SPECTのプロトコールを教えてください．

A

- 心筋SPECT (single photon emission computed tomography) は，**安静**および**負荷検査**に分かれる．**負荷心筋SPECT**では，運動または薬剤で負荷をかけて**心筋虚血の評価**を行う．
- ²⁰¹Tlを使用する場合は，再分布現象があるため放射性医薬品は**1回投与**で済むが，⁹⁹ᵐTc標識血流製剤を使用する場合は，**2回投与**が必要である．

▶ 心筋SPECTとは

　心臓核医学検査は，**静脈内に投与された放射性医薬品が体外へ放出する放射線を検出・解析し，心筋の血流やエネルギー代謝の状態を画像として可視化する手法**である．この検査は，心疾患の診断や重症度評価，治療方針の決定，さらに予後の予測に至るまで，幅広く活用されている．特に，冠動脈疾患の診断および治療方針の決定には非常に有用であり，回転型γカメラを使用して撮像するSPECT検査が，その中心的役割を担っている[1]．

▶ 安静心筋SPECT

　心筋viabilityや梗塞の評価には，塩化タリウム (²⁰¹Tl) やテクネチウム標識血流製剤 [⁹⁹ᵐTc-sestamibi (MIBI)，⁹⁹ᵐTc-tetrofosmin (TF)] が使用される．さらに，ヨードフェニルメチルペンタデカン酸 (¹²³I-β-methyl-P-iodophenyl-pentadecanoic acid；BMIPP) を用いた**心筋脂肪酸代謝の評価**や，3-ヨードベンジルグアニジン (¹²³I-meta-iodobenzylguanidine；MIBG) を使用した**心臓交感神経機能の評価**も可能である．

▶ 負荷心筋SPECT

　心筋虚血の評価，血行再建の適応やその効果予測，予後の評価，さらには，**心血管イベントのリスク層別化**に用いることができる．冠動脈の有意狭窄の検出能

は，半導体SPECTのメタ解析のデータによると心臓カテーテル検査の冠血流予備量比（fractional flow reserve；FFR）もしくは心筋PET（positron emission tomography，陽電子放出断層撮影）を基準とした場合，感度79％，特異度85％と報告されている[2]．

▶ 心電図同期心筋SPECT

心筋SPECT撮像時に心電図同期法を用いることで，**安静時および負荷後の左室機能（左室容積，左室駆出率，左室壁運動，壁厚変化率，左室拡張機能など）**を評価できる（quantitative gated SPECT；QGS）（図1）．左室容積や左室駆出率については，心臓MRI，心エコーなど，他のモダリティによる算出値とも良好な相関が得られている．

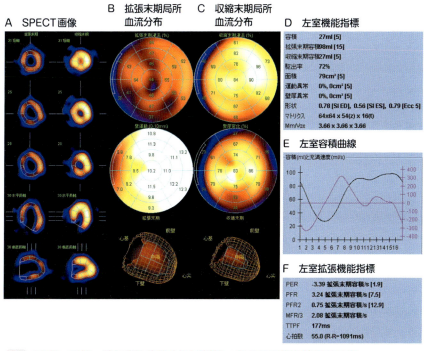

図1　80代，男性　狭心症治療後（虚血陰性）の心電図同期心筋SPECT
A〜F：拡張末期容積98mL，収縮末期容積27mL，左室駆出率72％と正常範囲内であり，左室壁運動異常や壁厚異常の所見は認めない．左室拡張機能はおおむね保たれている．

▶ ²⁰¹Tlを使用する場合の負荷心筋SPECTプロトコール（図2）

負荷-再分布法：²⁰¹Tlを使用する場合は再分布現象があるため，放射性医薬品の投与は負荷時に1度のみで，負荷時像（5〜10分後）と遅延像（3〜4時間後）の2度撮像を行う．

再静注法，24時間遅延撮像法：重症虚血例では不十分な再分布による過小評価の可能性があるため，放射性医薬品の少量追加投与を行う再静注法や，24時間後に撮像を追加する24時間遅延撮像法といった方法が考慮される．

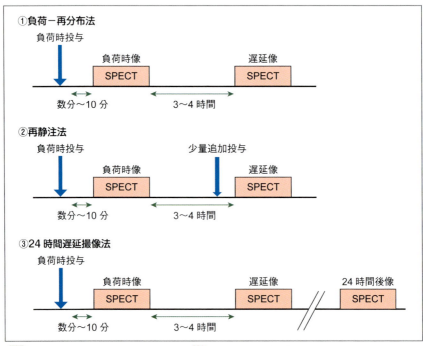

図2 負荷心筋SPECTプロトコール（²⁰¹Tlを使用する場合）

▶ 99mTc標識血流製剤を使用する場合の負荷心筋SPECTプロトコール（図3）

1日法： 99mTc標識血流製剤は再分布現象を示さないため，負荷時と安静時の2回にわたって放射性医薬品を投与する必要がある．1日法では，負荷検査と安静検査を同日に実施し，負荷検査を先に行う"**負荷／安静法**"と，安静検査を先に行う"**安静／負荷法**"がある．いずれの方法においても，初回投与後の放射性医薬品の残存を相殺するため，2回目の検査は初回投与から2時間以上の間隔を空け，投与量を初回の2～3倍に設定する必要がある．

2日法： 負荷検査と安静検査を別日に行う方法では，2回検査室を訪れる必要があるが，検査間の相互影響が少なく，負荷時および安静時ともに多い投与量で撮像が可能であるため，**最も良好な画像が得られる検査法**とされている．

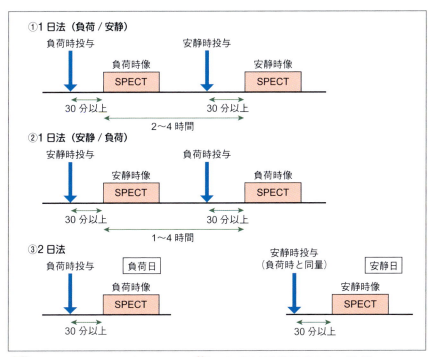

図3 負荷心筋SPECTプロトコール（99mTc標識血流製剤を使用する場合）

参考文献
1) Yamagishi M, et al: JCS 2018 guideline on diagnosis of chronic coronary heart diseases. Circ J 85: 402-572, 2021.
2) Panjer M, et al: Diagnostic accuracy of dynamic CZT-SPECT in coronary artery disease. A systematic review and meta-analysis. J Nucl Cardiol 29: 1686-1697, 2022.

（東　真伊）

4 心臓核医学検査

Q02 心筋SPECTの製剤にはどのようなものがありますか？

- 負荷心筋SPECTで使用する放射性医薬品は、^{201}Tlと^{99m}Tc標識血流製剤である．

▶負荷心筋SPECTで使用する製剤の比較

負荷心筋SPECTでは，**血流依存的に心筋に取り込まれる塩化タリウム（^{201}Tl）やテクネチウム標識血流製剤[^{99m}Tc-sestamibi（MIBI），^{99m}Tc-tetrofosmin（TF）]が使用される**（表1 参照）．

^{201}Tlは1回の投与で負荷時および安静時の両方を撮像することが可能である．虚血部位では，負荷時に正常心筋よりも集積が低下するが，時間経過で心筋から洗い出されるTlが少なく，遅延像（安静時像）では正常心筋と同等の集積を示す再分布現象がみられるためである（図1）[1]．

一方，^{99m}Tc標識血流製剤では，再分布現象がほとんどないため，負荷時および安静時それぞれに対して放射性医薬品の投与が必要である（図1）[1]．^{99m}Tc標識血流製剤は，エネルギーピークが高いため，SPECT撮像や心電図同期法で良好な画質が得られる．

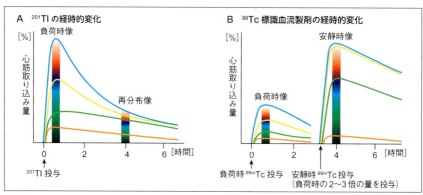

図1 各製剤における心筋動態の経時的変化
A, B：各曲線はそれぞれ正常領域（——），虚血領域（——），著しい虚血領域（——），梗塞領域（——）を表す．
（文献1）より転載）

表1 心筋SPECT製剤の比較

	^{201}Tl	^{99m}Tc標識血流製剤（MIBI，TF）
初期分布	冠血流に比例	冠血流に比例
集積機序	• ATPナトリウムポンプ(Na-K-ATPase)による能動輸送で細胞内に入る	• 受動拡散により細胞内に取り込まれる • 細胞内保持には，ミトコンドリアの膜電位が関与する
心筋集積率	4%	1.5%
心筋摂取率	約90%	約60〜70%
核種の半減期	長い（73時間）	短い（6時間）
放射線エネルギー	70keV	140keV
性状	水溶性	脂溶性
剤形	注射液	注射液，キット（室温，15℃）
投与量	少量（74〜111MBq）	大量（600〜1110MBq）
再分布現象	あり（1回の投与で負荷・安静の撮像可能）	ほぼなし（負荷・安静それぞれに対して投与が必要）
撮像開始までの時間	数分〜10分	15〜30分以降

^{201}Tlの物理的半減期は73時間と長く，被ばく量が多くなるのに対し，^{99m}Tc標識血流製剤は半減期が6時間と短く，被ばく量を低減できる．また，^{99m}Tc標識血流製剤の投与直後は肝臓，胆嚢，消化管への集積が多く，アーチファクトの原因となるため，投与後に最低15〜30分以上の間隔を空けて撮像を行うことが望ましい（ 表1 ）．

参考文献 1) 肥田　敏(監修)；心筋SPECT製剤．心臓画像診断ポケットマニュアル．日本メジフィジックス．available at: https://www.nmp.co.jp/member/heartpm/kakuigaku/spect_form.html
2) 金森勇雄・他(編)；実践 核医学検査．医療科学社，p.106-107, p.122-123, 2009.
3) 日本心臓核医学会．available at: https://jsnc.org/

（東　真伊）

4 心臓核医学検査

Q03 運動負荷について教えてください．

A
- トレッドミルもしくはエルゴメータを用いて運動負荷を行う（症候限界最大運動負荷）．
- 運動負荷には禁忌となる病態や中止基準があるため，それらを十分に理解することが重要である．

▶運動負荷とは

一般的な負荷方法として，**トレッドミルやエルゴメータを用いた運動により，心筋の酸素需要を人為的に増加させて心筋虚血を誘発し，評価を行う**（図1, 2）．この方法により，運動耐容能や血圧，脈拍の変化，心電図変化といった追加情報も得られる．症候の出現や運動耐容能の限界，または目標心拍数を超えるまで運動を継続する必要があるが，下肢の運動能力が不十分な場合（例：閉塞性動脈硬化症，整形外科疾患，サルコペニアなど）には，虚血の診断能が低下する可能性があるため注意が必要である．**運動負荷が望ましくない状態でないか，事前に確認することが重要である**（表1）．

放射性医薬品の投与は，最大負荷時，または胸痛や有意な心電図変化が現れたタイミングで静注し，最低1分間は同レベルの運動負荷を継続して終了とする．高度虚血が出現した場合には，1分以内に終了するか，負荷量を減らす必要があり，負荷試験の終点を適切に見極めることが重要である（表1）．

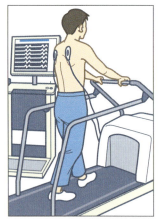

図1 トレッドミルを用いた運動

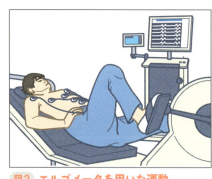

図2 エルゴメータを用いた運動

表1 運動負荷の禁忌および中止の基準となる病態や指標

運動負荷の絶対禁忌	運動負荷の相対的禁忌	運動負荷中止の基準
• 急性心筋梗塞発症早期 • 高リスクの不安定狭心症 • コントロール不良の不整脈 • 症候性の高度大動脈弁狭窄症 • 急性あるいは重症心不全 • 急性肺塞栓または肺梗塞 • 急性心筋炎または心膜炎 • 解離性大動脈瘤などの重篤な血管病変	• 左冠動脈主幹部の狭窄 • 中等度の狭窄性弁膜症 • 高度の電解質異常 • 重症高血圧 • 頻脈性不整脈または徐脈性不整脈 • 閉塞性肥大型心筋症などの流出路狭窄 • 運動負荷が十分に行えない精神的・身体的障害 • 高度房室ブロック	• 心筋虚血徴候の出現（狭心症状の自覚，心電図上有意な虚血性ST-T変化） • 息切れ・疲労の増強 • 年齢予測最大心拍数の85％ • ダブルプロダクト（心拍数×収縮期血圧）＞25,000 • 血圧上昇（収縮期血圧250mmHg以上，拡張期120mmHg以上） • 血圧低下（運動中10mmHg以上の低下，あるいは上昇しない場合） • 重症不整脈

▶ 運動負荷試験

前処置： 抗狭心症薬の当日の投薬は原則中止する（β遮断薬はなるべく中止する）．また，原則として，検査の3〜4時間前から絶食にする．

トレッドミルの場合の負荷方法： 自動で回転するベルトの上を歩行させ負荷をかける．軽い負荷から段階的に負荷量を増やし，目標心拍数まで負荷をかける多段階負荷法が広く用いられている．通常はBruce法のプロトコールで，低負荷より開始し，3分ごとに傾斜角度とスピードを漸増する（**表3**）[1] [2]．

エルゴメータの場合の負荷方法： 臥位もしくは座位の状態で固定式自転車を一定スピードで漕がせ，ペダルの重さを定量的に変化させることで負荷をかける．通常25Wもしくは50Wから開始し，3分ごとに25Wずつ漸増させる多段階負荷法を用いる．

表3 Bruce法

ステージ （各3分）	速度 mile/h（km/h）	傾斜 （%）	予測 METs
1	1.7 (2.7)	10	4.8
2	2.5 (4.0)	12	6.8
3	3.4 (5.5)	14	9.6
4	4.2 (6.9)	16	13.2
5	5.0 (8.0)	18	16.6
6	5.5 (8.8)	20	20.0
7	6.0 (9.6)	22	—

（日本循環器学会. 慢性冠動脈疾患診断ガイドライン（2018年改訂版）. https://www.j-circ.or.jp/cms/wp-content/uploads/2023/03/JCS2023_hokimoto.pdf. 2025年3月閲覧, 文献1）より作表）

参考文献 〉1) Bruce RA, et al: Exercising testing in adult normal subjects and cardiac patients. Pediatrics 32 Suppl: 742-756, 1963.
2) 日本循環器学会: 慢性冠動脈疾患診断ガイドライン（2018年改訂版）. available at: https://www.j-circ.or.jp/cms/wp-content/uploads/2023/03/JCS2023_hokimoto.pdf.

（東 真伊）

4 心臓核医学検査

Q04 薬剤負荷について教えてください．

A
- 薬剤負荷は，**運動負荷が不適当な症例**や，**完全左脚ブロック，ペースメーカ植込み症例**に対して使用される．
- **冠血管拡張薬**として**アデノシン/アデノシン三リン酸 (adenosine triphosphate；ATP)**，または**ジピリダモール**のいずれかを使用して，薬理的負荷をかける．

▶薬剤負荷とは

運動負荷を十分に行うことが難しい症例や，負荷による血圧上昇が好ましくない動脈瘤や，コントロール不良の高血圧症例などでは，薬剤負荷が選択されることがある（図1）．特に，**完全左脚ブロックやペースメーカ植込み症例**においては，薬剤負荷が推奨される．薬剤負荷の禁忌となる病態が存在するので注意が必要である（表1）．

冠血管拡張薬を投与することで，正常な冠動脈領域の血流は通常4〜5倍に増加するが，狭窄領域では血流の増加が制限される．この冠血管の拡張予備能の低下が放射性医薬品の集積差として検出され，それにより虚血心筋を間接的に診断することが可能である．薬剤負荷による検査では，心筋の酸素消費量が低いため，原則として心筋虚血は生じず，安全に検査を実施できる．

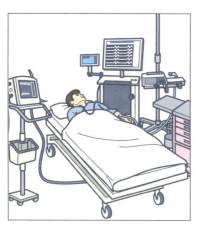

図1 薬剤負荷を受ける患者

表1 薬剤負荷の禁忌となる病態
- 薬物治療に抵抗する不安定狭心症
- ペースメーカ治療が施されていない2度または3度の房室ブロック
- 洞不全症候群
- 著明な徐脈
- QT延長症候群
- 高度な低血圧
- 非代償性心不全
- 薬剤に対する過敏症の既往

▶ 薬剤負荷検査

前処置：抗狭心症薬の当日の投薬は原則中止し，検査の3〜4時間前から絶食にする．また，冠血管拡張薬の効果を減弱させるため，検査24時間前よりカフェイン摂取を制限する必要がある．

負荷方法：薬剤は冠血管拡張薬であるアデノシン／ATPもしくはジピリダモールを使用する（ 表2 ）．持続注入ポンプを用いて，アデノシン／ATPは6分間持続静注し，静注開始後3分の時点で放射性医薬品を投与する．ジピリダモールの場合は4分間静注し，投与終了後3分の時点で放射性医薬品を投与する．

薬剤の作用持続時間は，アデノシン／ATPで静注後10秒〜2分間と比較的短時間であるのに対し，ジピリダモールは静注後2〜4分でピークに達し，約30分間持続する．薬剤投与により，頭痛や悪心嘔吐，血圧低下，呼吸困難などの副作用を認めることがあり，症状が出現した際には，投与の減量や停止，（ジピリダモール投与の場合は）拮抗薬であるアミノフィリンの使用などを考慮する．また，気管支攣縮作用があるため，気管支喘息では投与を避けるべきである．

表2　冠血管拡張薬の比較

	アデノシン／ATP	ジピリダモール
作用機序	内因性のアデノシンを直接増加	アデノシン分解を抑制し，内因性アデノシンを増加
作用持続時間	10秒〜2分	約30分
投与経路	静脈投与	静脈投与
投与量 （投与時間）	アデノシン0.12mg/kg/min（6分） ATP 0.16mg/kg/min（6分）	0.15mg/kg/min（4分）
拮抗薬	なし	あり（アミノフィリン）

○　○　○　○　○　○　**Memo**　○　○　○　○　○　○

▶ 薬剤負荷において患者に注意してもらいたいこと

- 薬剤負荷検査では，カフェイン摂取が検査結果に影響を与えることがあるため，患者への事前の説明が重要である．
- カフェインはコーヒー，紅茶，緑茶だけでなく，ほうじ茶やウーロン茶，コーラ，ココア，エナジードリンク，チョコレートなどにも含まれている．また，カフェインレス製品でも微量に含まれている場合があり，大量に摂取すれば影響が出る可能性がある．
- 市販の解熱鎮痛薬にもカフェインが含有されているものがあり，注意が必要である．

参考文献 1) 中田智明・他：2008年心臓核医学検査リスクマネージメント：負荷心筋血流イメージングに関する安全指針，p.7-8, 2008.
2) 山田實紘：第13章 循環器系．金森勇雄・他（編）；実践 核医学検査．医療科学社，p.106-123, 2009.

（東　真伊）

4 心臓核医学検査

Q05 心筋SPECTの読影方法を教えてください．

A
- 心筋SPECTの読影には，**冠動脈支配領域の理解**が必須である．
- **負荷時と安静時の画像を比較**し，**正常心筋**，**虚血心筋**，**梗塞心筋**の鑑別を行う．
- **冠動脈には解剖学的な変異が多い**ため，それらを考慮して読影を行う．

▶ 冠動脈支配領域のポイント

心筋SPECTの読影において，冠動脈支配領域の理解は不可欠である．基本的に，**前壁および中隔は左冠動脈前下行枝（left anterior descending artery；LAD）の支配領域，下壁は右冠動脈（right coronary artery；RCA）の支配領域，側壁は左冠動脈回旋枝（left circumflex artery；LCX）の支配領域**と理解する．17セグメントモデル（心尖を除いて16セグメントモデルとすることもある）（図1-A）やブルズアイマップ（図1-B）を用いて，虚血の部位と冠動脈支配領域を対応づけることが推奨される．冠動脈の支配領域は，解剖学

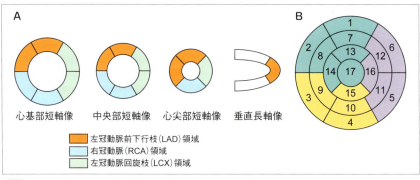

図1　17セグメントモデル（A）とブルズアイマップ（polar map）（B）

B：1. 基部前壁，2. 基部前中隔，3. 基部後中隔，4. 基部下壁，5. 基部後壁，6. 基部前側壁，7.中央部前壁，8. 中央部前中隔，9. 中央部後中隔，10. 中央部下壁，11. 中央部後壁，12. 中央部前側壁，8. 心尖部前壁，14. 心尖部中隔，15. 心尖部下壁，16. 心尖部側壁，17. 心尖．

的な変異により個人差があるため，注意が必要である．例えば，下壁の支配は，右冠動脈または左冠動脈回旋枝の発達度により異なることがある（右冠動脈優位，バランス型，左冠動脈優位の冠動脈）．

心筋の表面を展開する手法として，極座標表示が広く活用されている．短軸断層画像を基に生成されるブルズアイマップ（あるいはpolar map）は，前壁，中隔，下壁，側壁の位置関係を直感的に把握でき，心筋全体を1つの図として示す点で優れている．

▶ 心筋SPECTの読影方法

負荷時に虚血が生じ安静時に正常化する場合，"**完全再分布**"や"**完全fill-in**"と表現し，これを**誘発虚血と判定**する．^{201}Tl製剤では"**再分布**"として表現されるが，^{99m}Tc製剤では再分布がほとんどみられず，"**fill-in（再取り込み）**"という表現が用いられる．一方，負荷時における集積の低下が安静時にも変わらない場合は"**固定性欠損**"と呼ばれ，これは壊死した心筋に特有の所見である．さらに，負荷時に集積低下がみられ，安静時にその低下がさらに強まる場合，"**逆再分布**"または"**逆fill-in**"と表現され，血行再建術後や再灌流後の責任血管領域にしばしばみられる現象である（ 表1 ）．

表1 心筋SPECTの読影方法

負荷時SPECT（短軸）	安静時SPECT（短軸）	負荷	安静	所見	判定
○	→ ○	正常	正常	正常	正常
◐	→ ○	低下	改善	fill-in, 再分布	虚血心筋
◐	→ ◐	低下	低下	固定性欠損	梗塞心筋
◐	→ ◑	低下	さらに低下	fill-in, 逆再分布	再灌流後

■：血流低下部位

4 心臓核医学検査

239

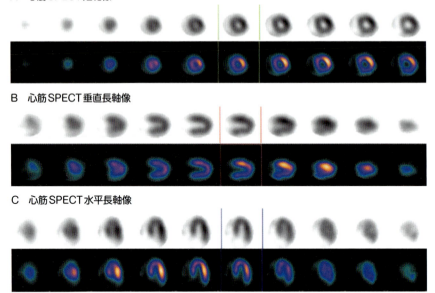

図2 左冠動脈前下行枝（LAD）に狭窄を有する症例の負荷時SPECT像

　左冠動脈前下行枝（LAD）に狭窄を有する症例の負荷時SPECT画像を示す（図2）．評価の際には，**カラーマップだけでなく，グレースケール画像を参照する**ことが重要である．短軸および長軸画像を使用し，冠動脈の支配領域を意識して虚血か梗塞かを判断する必要がある．冠動脈の支配領域を理解するための注意点として，**LADの支配か対角枝（diagonal branch）の支配かを判別すること**が挙げられる．判別が難しい場合もあるが，LADの場合は心尖部に異常が現れることが多く，対角枝では心尖部に異常が出ることは稀である．また，LADでは基部～中隔にかけて異常が出現するが，対角枝ではこの領域に異常が出ることはほとんどない．これらのポイントを考慮し，両者の鑑別を行う（図3～5）．

　また，**多枝病変によるびまん性の心筋虚血は balanced ischemia** と呼ばれ，心筋SPECTでは検出が困難な場合があるが，その際，**transient ischemic dilatation (TID)** が参考になる．TIDは一過性虚血性内腔拡大として知られ，負荷時に左室腔が一時的に拡張する現象を示す重要な指標である．TIDの存在は心筋虚血の有無やその重症度を示唆し，特に，広範な虚血や多枝病変のリスクが高い症例でみられることが多い．通常，安静時と比較して負荷時の左室腔が顕著に拡張

図3 労作性狭心症

A：前壁中隔に集積低下がみられる（→）．
B：安静時には fill-in（再取り込み）がみられたことから，左冠動脈前下行枝（LAD）領域の心筋虚血と診断した．

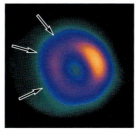
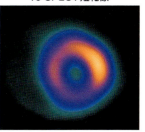

図4 陳旧性心筋梗塞

A，B：負荷時および安静時の両方で前壁中隔に集積低下が認められ（固定性欠損）（→），心筋梗塞と診断された．

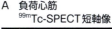
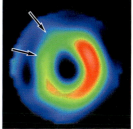

図5 対角枝領域の心筋虚血

A：前壁に集積低下が認められたが（→），中隔の血流は保持されている．
B：安静時には fill-in がみられたことから，対角枝領域の心筋虚血と診断された．

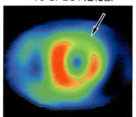
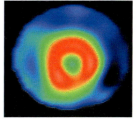

することで TID が検出され，"TID比" として数値的に評価される．メタ解析のデータでは，**TID比が1.13～1.38を超える場合にTID陽性**と定義し，広範または重度の冠動脈疾患を検出するための感度は44%，特異度は88%と報告されている[1]．

参考文献 1) Alama M, et al: Diagnostic and prognostic significance of transient ischemic dilation (TID) in myocardial perfusion imaging: A systematic review and meta-analysis. J Nucl Cardiol 25: 724-737, 2018.
2) 日本心臓核医学会：心筋SPECTの読み方．available at: https://www.jsnc.org/p-jsnc-seminar/003/2010/0720

（加藤 真吾）

4 心臓核医学検査

Q06 心筋SPECTのアーチファクトについて教えてください．

A
- 心筋SPECTには，**吸収**や**体動**による**アーチファクト**が存在する．
- 読影時には**再構成画像**だけに頼らず，できる限り多くの**臨床情報**を参照することが重要である．

▶心筋SPECTの主なアーチファクトの特徴

　心臓SPECT像では，様々なアーチファクトが存在するため，読影には注意が必要である．代表的なものとして，**吸収によるアーチファクト（attenuation artifact）**や**体動アーチファクト（motion artifact）**が挙げられる．吸収によるアーチファクトには，肥満患者における下壁の集積低下や，女性の乳房による前壁の集積低下（図1）がある．下壁の集積低下がみられる症例では，prone像を撮像することが有効である．また，アーチファクトの鑑別には，心電図同期心筋SPECTの解析ソフトウエアQGS（quantitative gated SPECT）を用いた壁運動異常の評価も重要である．

　さらに，完全左脚ブロックの症例では，冠動脈に狭窄がない場合でも，中隔付近の血流低下が頻繁に観察される（図2）．このような患者では，運動負荷による心拍数の上昇が影響を与えやすいため，アデノシンを使用した負荷が推奨される．また，心外集積が問題になることもある．Tc製剤は胆道に排出されるため，肝臓に停留した製剤が左室下壁集積と重なり判定困難，胆嚢に停留した製剤からのstreakにより判定困難となることもある．

▶アーチファクト対策

　読影時には再構成画像だけに頼らず，**できる限り多くの臨床情報を参照することが重要である**．具体的には，患者の年齢，性別，体格，心電図や心臓超音波検査所見，プラナー像，心電図同期心筋SPECTの壁運動データなどが含まれる．これらの情報を活用することによって，より正確な診断を行うことができる．

　例えばQGSの壁運動異常や収縮能（LVEF）と比較することによって，広い範囲で集積が低下していても，wall motionが良好であり，心形態にも異常がない場合には，虚血や梗塞は否定的と判断できる．また，心臓超音波検査などの事前情報と合わない場合にもアーチファクトを疑う根拠となりうる．

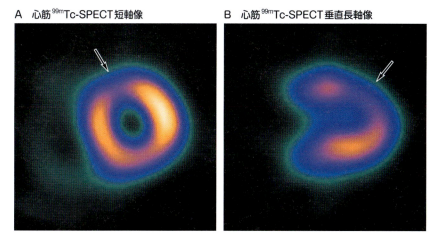

図1　60代，女性　乳房の吸収による集積低下
狭心症疑いでSPECTを撮像．
A，B：前壁に集積低下を認める（→）．一見，梗塞を疑う所見ではあるが，QGSや心臓超音波検査では同部位に壁運動異常はなく（非提示），アーチファクトと判断した．

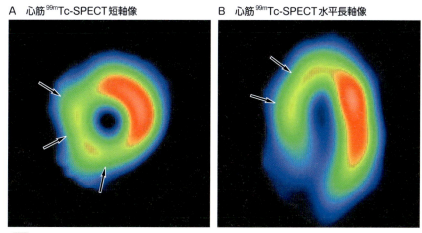

図2　50代，男性　完全左脚ブロックによる前壁中隔の集積低下
心電図異常でSPECTを撮像．
A，B：前壁中隔に広範な集積低下を認める（→）．冠動脈CTでは有意狭窄は認めず（非提示），左脚ブロックによる集積低下と判断した．

参考文献 〉1）日本心臓核医学会：心筋SPECTの読み方．available at: https://www.jsnc.org/p-jsnc-seminar/003/2010/0720

（加藤　真吾）

4 心臓核医学検査

Q07 心筋viabilityの評価について教えてください．

A
- 心筋viabilityの評価は，**血行再建術の適応**を決定する上で重要である．
- ²⁰¹Tl製剤の"**再分布**"，⁹⁹ᵐTc製剤の"**fill-in**"に注目する．
- ¹²³I-BMIPPでは**脂肪酸代謝＜血流**，¹⁸F-FDG-PETでは**血流低下／FDG保持のミスマッチ**に注目する．

▶ 心筋viabilityの基本事項

心筋にviability（viableであること，生存性，生存能）があることは，**心筋梗塞後に治療により機能的に回復する心筋を検出すること**を指す．一般的には，心筋に血流が保たれているか，あるいは血流低下が軽度である領域は生存性があると考えられ，**血行再建術により壁運動や左室機能が回復し，生命予後の改善が期待される**[1]．

核医学画像においては，心筋血流のトレーサーとして²⁰¹Tlもしくは⁹⁹ᵐTc-sestamibi，⁹⁹ᵐTc-tetrofosmin，脂肪酸代謝のトレーサーとしてβ-methyl-p-[¹²³I]-iodophenyl-pentadecanoic acid（BMIPP）が用いられる．一方，¹⁸F-fluorodeoxyglucose（FDG）-PETでは，FDGの集積は局所の心筋糖代謝を反映している．

▶ 心筋viabilityの読影

負荷心筋SPECT検査で²⁰¹Tlを用いた場合，負荷時に投与し，初期像と後期像（安静時）とを比較する．**初期像の集積低下が後期像で改善している場合を再分布と呼び，心筋viabilityがあると判定する**（図1）．これに対し，**⁹⁹ᵐTc血流製剤を用いた場合は，心筋からの洗い出し現象が少ないために，負荷時と安静時のそれぞれに投与して比較する**（図2）．この場合は，²⁰¹Tlの"再分布"に対して"fill-in"と表現するが，意味合いはほぼ同じである．また，安静時血流SPECTで心筋ピークカウントの50％以上の血流がある場合も，心筋viabilityがあると判定する．

血流，脂肪酸および糖代謝は，図3のような関係にあると考えられている．虚血心筋においては，ミトコンドリア内での脂肪酸のβ酸化は速やかに障害され，細胞

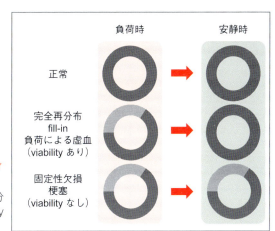

図1 心筋血流シンチグラフィでのviability評価
負荷時と安静時画像における分布の改善の有無により，viabilityの判定を行う．

A 負荷時短軸面断層像

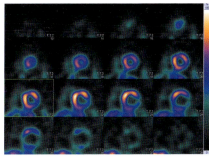

B 安静時短軸面断層像

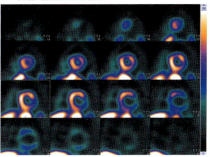

C quantitative perfusion SPECT (QPS)（ブルズアイ表示）

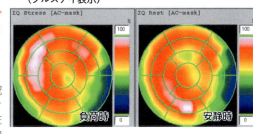

図2 70代，男性 心筋血流シンチグラフィ（^{99m}Tc-tetrofosmin）でのviability評価
冠動脈バイパス術後．胸部症状なし．経過観察の冠動脈CT（非提示）で，大動脈−大伏在静脈グラフト−右冠動脈と，大動脈−大伏在静脈グラフト−左冠動脈回旋枝における大伏在静脈グラフト閉塞が疑われた．左内頸動脈−左冠動脈前下行枝は開存しており，狭窄なし．
A，B：負荷時（A）では基部〜中央部の下壁に集積低下があり，安静時（B）ではfill-inを認める．虚血を疑う（viabilityあり）．心基部の側壁〜後壁に広範な固定性欠損があり，梗塞を疑う（viabilityなし）．
C：ブルズアイ表示（C）では，集積低下を視覚的にとらえやすい．

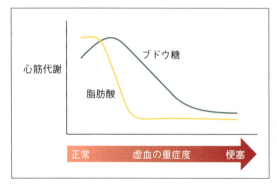

図3 心筋虚血時の心筋エネルギー代謝の変化の模式図
左側は正常心筋で，右に向かうほど心筋虚血は重症となる．

A 安静時心筋血流シンチグラフィ
（^{201}Tl）（ブルズアイ表示）

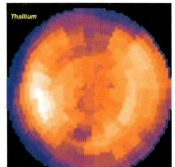

B 安静時心筋脂肪酸代謝シンチグラフィ
（^{123}I-BMIPP）（ブルズアイ表示）

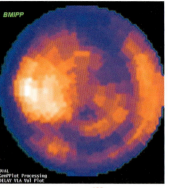

図4 70代，男性　心筋脂肪酸代謝シンチグラフィ（^{123}I-BMIPP）でのviability評価
胸痛あり，冠動脈CTで，左冠動脈対角枝と右冠動脈に高度狭窄を認めた．
A：前側壁と下壁に軽度の血流低下を認める．
B：前側壁と下壁に，より広範な脂肪酸代謝低下を認める．
血流と脂肪酸代謝の乖離（ミスマッチ）を認め，viabilityありと判定する．

内ATPレベルが激減する．その代償のため，嫌気性グルコース代謝が行われる．また，心筋虚血解除後もしばらくは，この代謝異常は持続する．したがって，心筋血流低下に比較して，^{123}I-BMIPPでは脂肪酸代謝が低下し（図4），^{18}F-FDG-PETでは糖代謝が亢進ないし保たれるという乖離（ミスマッチ）所見がみられ，これらの所見はviabilityの存在を示す．

参考文献 1) Allman KC, et al: Myocardial viability testing and impact of revascularization on prognosis in patients with coronary artery disease and left ventricular dysfunction: a meta-analysis. J Am Coll Cardiol 39: 1151-1158, 2002.

（澤村 駿吾）

4 心臓核医学検査

Q08 gated SPECTの心機能評価について教えてください．

A
- gated SPECTでは，**左室機能**，**サイズ**，**拡張能**，**収縮同期性**，**壁運動**の解析を行う．
- **解析ソフトウエア**によって各種測定値の違いがあり，注意が必要である．

▶ gated SPECTの心機能評価指標と解析ソフトウエア

"gated SPECT"は"心電図同期心筋血流SPECT"と訳され，解析ソフトウエアを用いて駆出率や拡張能，収縮同期不全，壁運動などの心機能の評価を行う．gated SPECTで計測される代表的な心機能の諸指標の概要は，次のとおりである．

左室容積および駆出率：経時的な左室容量曲線（時間－左室容量曲線）から最大容積値を拡張末期容積（end-diastolic volume；EDV，単位mL），最小容積値を収縮末期容積（end-systolic volume；ESV，単位mL）として，その両者から駆出率（ejection fraction；EF，単位％）が算出される．

収縮能：最大駆出速度（peak ejection rate；PER，単位EDV/s），拡張末期から収縮末期に至るまでの時間（time to end-systole；TES，単位ms），拡張末期からPERまでの時間である収縮末期到達時間（time to PER；TPER，単位ms）などが求められる．

拡張能：最大充満速度（peak filling rate；PFR，単位EDV/s），収縮末期からPFRまでの時間（time to PER；TPFR，単位ms）などが求められる．

位相解析：1心周期当たりの関心領域内の心筋カウント変化に対して位相解析を適用することで，心筋局所の収縮時相を定量的解析する．

壁運動および壁厚率：左室壁運動の移動の大ききさであるmotion（mm）と収縮期の壁厚増加率であるwall thickening（％）で，壁運動の評価を行う．

世界的に最も頻用されているgated SPECT解析ソフトウエアは，Germanoらが開発した"Quantitative Gated SPECT（QGS）"である[1]．ただし，ソフトウエアごとに各種計測値の絶対値は異なるため，経過観察や治療効果判定など比較検証の際は，同一ソフトウエアを使用することが重要である[2]．

表1 gated SPECTより算出される左室容積指標の基準値

左室容積指標		男性	女性
EF（%）	mean ± SD	63 ± 7	74 ± 9
	正常範囲	49〜78	55〜92
EDV（mL）	mean ± SD	88 ± 23	59 ± 17
	正常範囲	42〜134	25〜93
ESV（mL）	mean ± SD	33 ± 13	17 ± 10
	正常範囲	6〜60	0〜36

EDV：end-diastolic volume, ESV：end-systolic volume, EF：ejection fraction
（文献3）を元に作成）

A 左室収縮機能指標(a)，容量曲線(b)，拡張機能指標(c)

B 上段：拡張末期(ED)(a)および収縮末期(ES)(b)の心筋血流分布の同心円表示，
中段：壁運動(motion)(c)，壁収縮(thickening)(d)の同心円表示，
下段：拡張末期(e)，収縮末期(f)の立体像(f)

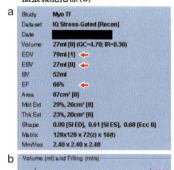

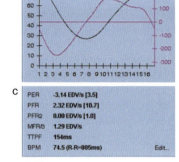

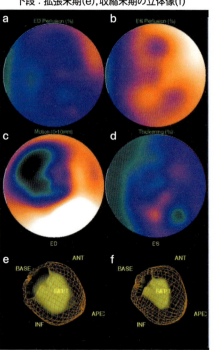

図1 gated SPECTをもとにQGSソフトウエアにより算出された表示（負荷時，^{99m}Tc-tetrofosmin）

70代，男性．左冠動脈前下行枝領域の陳旧性心筋梗塞の既往あり．
A，B：負荷時の左室収縮機能指標は，EDV 79mL，ESV 27mL，EF 66%と算出されており，駆出率は保たれている．中隔側の前壁に壁運動の低下を認める．左室心筋収縮協調不全は認めない．

左室容積および駆出率(EDV, ESV, EF)は，最低限記載すべき情報である（表1）．拡張能も有用な情報ではあるが，gated SPECTでしか得られない情報である負荷時左室機能がより重要と考える．壁運動や壁厚率，位相解析については，EF低下時の追加アセスメントとしての位置づけとする（図1）．

C　位相解析

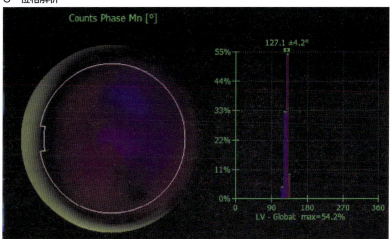

図1　gated SPECTをもとにQGSソフトウエアにより算出された表示（負荷時，^{99m}Tc-tetrofosmin）（続き）
C：右側にgated SPECTデータを位相解析して求めたヒストグラムを示す．X軸は心周期，Y軸は特定の時相に収縮した頻度を表している．左側に同じ結果をブルズアイ表示している．本症例では位相のばらつきはみられず，左室心筋収縮協調不全はないと判断できる．

参考文献
1) Germano G, et al: Automatic quantification of ejection fraction from gated myocardial perfusion SPECT. J Nucl Med 36: 2138-2147, 1995.
2) Nakajima K, et al: Normal values and standardization of parameters in nuclear cardiology: Japanese society of Nuclear Medicine working group database. Ann Nucl Med 30: 188-199, 2016.
3) Nakajima K, et al: Normal limits of ejection fraction and volumes determined by gated SPECT in clinically normal patients without cardiac events: a study based on the J-ACCESS database. Eur J Nucl Med Mol Imaging 34: 1088-1096, 2007.

〈澤村　駿吾〉

4 心臓核医学検査

Q09 D-SPECTについて教えてください．

A
- 心臓専用半導体SPECT装置D-SPECT (Spectrum Dynamics Medical Inc.) は，**従来のSPECTと比較して，システム感度は10倍，空間分解能は2倍**とされる．
- D-SPECTは，**半導体検出器により核種からのγ線を直接デジタル変換**し画像情報とする．
- 心筋血流の定量化において，将来D-SPECTがアンモニアPETの代用となる可能性がある．

▶ 心臓専用半導体SPECT装置D-SPECT

心臓を囲むようにL字型並ぶ9個の検出器が，回旋動作と直線移動を繰り返してパノラマ投影データ（120方向×9）を取得し，画像再構成する（**図1**）．

検出器にテルル化カドミウム／テルル化亜鉛カドミウム（CdTe/CdZnTe）を用いることで，核種より放出されたγ線を直接デジタル変換し，電子回路に情報を送信する．これにより，**従来のSPECTと比較してシステム感度は10倍，空間分解能は2倍**とされている（**図2**）．

A　D-SPECTの外観

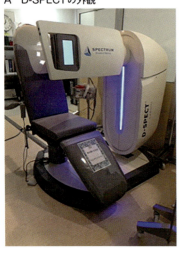

B　撮影中の様子

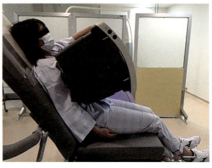

図1　心臓専用半導体SPECT装置D-SPECT
A：縦，横180cmのスペースに設置できるコンパクトな装置である．リクライニングチェアを寝台として，心臓を囲むようにL字型に検出器が並ぶ．
B：座位を基本に撮像し，上肢挙上は必要ない．

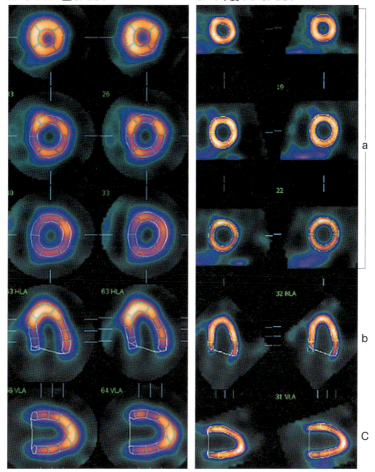

それぞれ左：負荷像，右：安静像．a：左室短軸像，b：四腔断像，c：左室長軸像
A　アンガー型SPECT　　　　B　1年後のD-SPECT

図2　80代，男性　経皮的冠動脈形成術後
1年間に血行再建なし．
A, B：左室短軸像，長軸像すべてにおいて心筋輪郭はD-SPECT（B）がより鮮明で，心筋が薄く描出されている．アンガー型SPECT（A）では小心臓の場合に収縮末期左室内腔が虚脱し，EFを過大評価する傾向があったが，D-SPECT（B）では是正される．

▶ dual SPECT

D-SPECTは，従来の検出器と比べ2倍のエネルギー分解能をもつ．これにより^{99m}Tcと^{123}Iのエネルギーピーク（140keVと164keV）を正確に分離し，2核種の同時収集が可能となる（図3）．

^{99m}Tcによる心筋血流像と^{123}I-BMIPPによる脂肪酸代謝像を同時収集し，血流代謝ミスマッチを同定することで，安静時でも虚血や心筋障害を診断することができる（図4）．

▶ 心筋血流の定量化

心筋アンモニアPET検査では，左室内腔と心筋のカウントを時系列でプロットした時間放射能曲線をコンパートメントモデル解析し，心筋血流量を算出する．ただし，アンモニアは半減期が10分と短く，サイクロトロンが必須で実施できる施設は限られる．

日本国内から，PETとD-SPECTの心筋血流量に中等度の相関が報告されており[1]，将来，D-SPECTが心筋アンモニアPET検査の代用となる可能性がある．

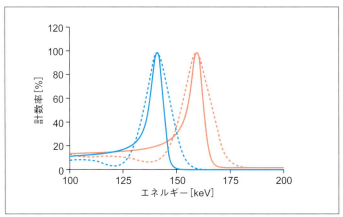

図3 ^{99m}Tcと^{123}Iのエネルギーピークと分解能

従来のカメラ（NaI）では分解能が低いため，エネルギーの分離が不十分で，^{99m}Tcのエネルギーウインドウ（------）に^{123}Iの散乱線（------）が入るクロストークが発生し，互いの画像に影響する．
半導体カメラ（CZT）では，^{99m}Tcと^{123}Iのエネルギーピークを正確に分離している（——と——）．

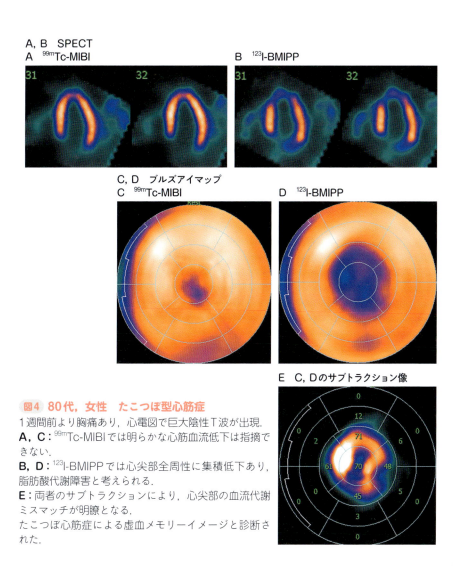

図4 80代，女性　たこつぼ型心筋症
1週間前より胸痛あり，心電図で巨大陰性T波が出現．
A，C：^{99m}Tc-MIBIでは明らかな心筋血流低下は指摘できない．
B，D：^{123}I-BMIPPでは心尖部全周性に集積低下あり，脂肪酸代謝障害と考えられる．
E：両者のサブトラクションにより，心尖部の血流代謝ミスマッチが明瞭となる．
たこつぼ心筋症による虚血メモリーイメージと診断された．

参考文献 1) Yamamoto A, et al: First validation of myocardial flow reserve derived from dynamic ^{99m}Tc-sestamibi CZT-SPECT camera compared with ^{13}N-ammonia PET. Int Heart J 63: 202-209, 2022.

（長尾 充展）

4 心臓核医学検査

Q10 SPECT/CTの画像融合について教えてください．

- **SPECT (single photon emission computed tomography)** では**心筋血流の機能情報が得られる**が，解剖学的な評価は困難である．
- **SPECT と冠動脈の画像融合**により**機能と解剖学的情報による有用な診断**が可能になるが，**位置合わせ**など注意点がある．

▶ SPECT と冠動脈 CT の画像融合の有用性

　心臓核医学の弱点は，解剖学的情報が得にくいことである．SPECT/CT であれば石灰化などはある程度把握できるが，プラーク評価を含め，冠動脈 CT には及ばない．そこで，SPECTの**負荷・安静像と冠動脈 CT を融合させることで，虚血や梗塞領域の責任血管の同定が可能である**（図1）[1]．

　しかし，画像融合は全例に必須ではない．例えば，左前下行枝近位部の1枝病変であれば，画像融合により情報が増えるわけではない．多枝病変での虚血評価や高度石灰化による狭窄判定困難例などでは，画像融合による情報は重宝される．冠動脈走行や支配領域の広がりに一致しない軽微な集積をアーチファクトと判定することも可能である．またSPECTと冠動脈CTの画像融合による予後調査では，虚血領域と責任冠動脈の対比のみでなく，冠動脈狭窄を伴わないSPECT集積異常も心血管イベント発生に関与していたことが示唆される結果が報告されている．近年話題となっているINOCA (ischemia with non-obstructive coronary artery) やMINOCA (myocardial infarction with non-obstructive coronary artery) を評価する上でも，血流と解剖学的情報の双方を用いたアセスメントが重要である[2]．

▶ 解析・読影における注意点

　画像融合における注意点：最も留意すべきは，"そもそも互いに位置がずれている状態"である．冠動脈CTは吸気撮像であるのに対し，SPECTは自由呼吸下の収集で，やや呼気撮像に近い．そのため，横隔膜の高さが異なるz方向のズレのみでなく，心臓自体が互いに斜めに傾いており，ねじれた関係になっている．半導体SPECTやPETは，高分解能像で自動でも詳細な位置合わせが可能である．一方，従来のSPECTでは分解能が低く，症例によっては胆嚢や胃など，心外高集積にウ

A 冠動脈CTと心筋血流SPECT（負荷像）の画像融合（3D表示）

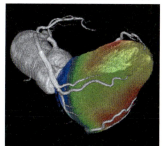

B 冠動脈CTから得られた冠動脈走行マップと心筋血流SPECT（負荷像）の画像融合（ブルズアイマップ表示）

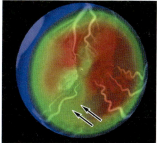

C 冠動脈CTと心筋血流SPECT（安静像）の画像融合（3D表示）

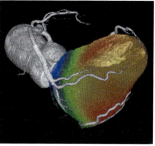

D 冠動脈CTから得られた冠動脈走行マップと心筋血流SPECT（安静像）の画像融合（ブルズアイマップ表示）

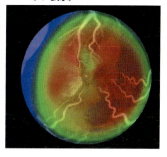

図1 SPECT/CTの画像融合例（70代，女性 右冠動脈#4PD領域の虚血性心疾患）
A～D：右冠動脈#3にステント治療後の経過観察中に胸部症状を呈し，負荷心筋SPECTを施行．下壁に虚血が指摘され（B；→），融合によりステント以降の#4PD領域に虚血が同定された．

インドウ表示が影響され，解析に難渋する場合がある．また，広範欠損ではSPECTで左室形状の把握自体が困難となり，CTとの位置合わせはさらに難渋する．SPECT/CTでの撮像であれば，吸収補正CTとの画像融合がすでに再構成されており，位置合わせのリファレンスとなるため，難渋しない．

評価における注意点：核医学画像はボンヤリした画像なので，CTとは横断・冠状断・矢状断3断面での大まかな合わせ込みで十分である．ソフトウエアによっては，心軸に沿った長軸および短軸方向に変換された状態でも位置合わせが可能である．近位部の1枝病変の評価に悩むことはほとんどないが，**遠位側や特に多枝病変において，回旋枝と右冠動脈遠位の主座判定には注意を要する**．画像融合にて極座標表示ができるソフトウエアも多く，直観的な病変評価に用いられる．

参考文献
1) Schaap J, et al: Added value of hybrid myocardial perfusion SPECT and CT coronary angiography in the diagnosis of coronary artery disease. Eur Heart J Cardiovasc Imaging 15: 1281-1288, 2014.
2) Pazhenkottil AP, et al: Hybrid SPECT perfusion imaging and coronary ct angiography: long-term prognostic value for cardiovascular outcomes. Radiology 288: 694-702, 2018.

（福島 賢慈）

4 心臓核医学検査

Q11 負荷心筋SPECTのリスク評価について教えてください．

- 負荷心筋SPECTは，"**予後予測**"，"**血行再建のベネフィット評価**"に有用である．
- **冠動脈狭窄を必ずしも反映しない**．
- **腎機能低下**や**デバイス植込み後**も対象にできる診断ツールである．

▶ 負荷心筋血流SPECTにおけるエビデンスの概要

負荷心筋血流SPECTのリスク評価のエビデンスとして認知しておくべきことは，**心事故発生率と血行再建のベネフィットについて**である．米国のHachamovitchらが2000年代初頭に，「**正常集積であれば，心事故発生率はきわめて低い**」「**虚血量10％を超えると薬物療法よりも血行再建によるベネフィットが大きい**」という結果を報告し[1]，これらが現在の負荷心筋血流SPECT診断における基礎になっている．興味深いことに，2019年に同施設での5万人を対象とした再調査でも，ほぼ同じ10％程度を境界に，薬物療法と血行再建による有用性が分かれた[2]．同じ時期に報告されたISCHEMIA試験の結果からは，虚血評価そのものの有用性に疑問を感じる場合もあるかもしれないが，負荷心筋血流SPECTは血行再建術後や透析症例など幅広い層を対象にエビデンスを蓄積した経緯があり，20年近くを経過しても再現性をもって治療方針決定の閾値が得られたことは非常に興味深い．国内大規模臨床試験のJ-ACCESSでも米国と類似の見解が得られており，正常集積では心血管イベント発生率が非常に低い[3]．

また，**集積異常の程度と腎機能低下，糖尿病の併存が予後に関与する**ことも知られており，心血管イベントリスクを判定するソフトウエアも使用されている．高血圧や糖尿病，家族歴のみならず，腎機能低下自体が主要な冠危険因子であるがゆえに，造影CTや造影MRIでは評価対象外になりやすいことに留意すべきである．負荷心筋血流SPECTは高価であるが適応が広く，腎機能低下までも網羅して分け隔てなく同じモダリティで評価可能である．後述する負荷時一過性虚血性内腔拡大（transient ischemic dilatation；TID）や負荷時の左室駆出率（left ventricular ejection fraction；LVEF）低下などもエビデンスに基づいた，重症虚血を示唆しうる有用な指標である．次いで着目すべき報告は，COURAGE研究のサブ解析とJ-ACCESSIVである．いずれも血行再建術後に残存虚血の消失，あるいは5％以上の虚血改善が予後改善に寄与したと報告されている[3,4]．

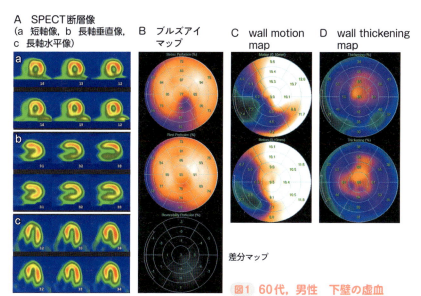

図1 60代，男性　下壁の虚血

A〜D：断層像（A）では下壁に一過性集積低下を認め，安静時にほぼ正常集積となる．中隔側にやや広がりがあり，右冠動脈領域の虚血所見の典型像である．下壁は減衰アーチファクトが頻発する領域のため判断に悩むことが多いが，アーチファクトの多くは扇型の広い範囲で淡い不均一な集積低下となる．本症例では下壁基部よりも心尖で集積低下がやや目立ち，アーチファクトは考えにくい．また心尖下壁への広がりが冠動脈走行を想定させる．wall motion, thickening map（C, D）では下壁に負荷安静で改善がみられる．灌流異常と壁運動異常の一致をマップで確認することが肝要である．簡易的なスコア判定ではAHAセグメント4,10,15に％摂取率60前後，3〜5程度の欠損スコアと考えられる．

▶ SPECT読影におけるエビデンスと併せたアセスメント

『JCS安定型冠動脈疾患診療ガイドラインのフォーカスアップデート版』にも記載されたように，負荷心筋血流SPECT診断における最重要タスクは，**"重症虚血を示唆する所見（例：左主幹部や左前下行枝近位，またそれを含む２枝以上の近位病変）"を見逃さないこと**である[5]．具体的には，①**広範虚血や欠損**，②**多枝病変による重症虚血の鑑別を要する所見**（TID，負荷時肺野集積増強，負荷時右室集積増強），③**負荷時LVEF低下**である．微妙な集積異常の評価は既知の冠動脈病変との対比や血行再建後のアセスメントとして有用と考えられるが，本項で説明するエビデンスを基盤とした読影・解釈とは異なる．

多くの読者が悩むのは，エビデンスで広く用いられている欠損スコアの算出と解釈であろう．多くの施設でソフトウエアにより自動算出されているが，ベンダー間でスコアがばらつくため，**読影者による確認が必須**である．しかしながら，明らかに数セグメントにまたがる欠損であれば診断に影響しないので，スコアリングの再現性に悩む必要はない（また自動判定において正常集積に異常なスコアがつくのは明らかな解析エラーである）．スコアリングでは米国心臓病学会（American Heart Association；AHA）提唱の17または20セグメント表示による**ブルズアイマップ**で，**安静時欠損スコア（SRS），負荷時欠損スコア（SSS），虚血スコア**

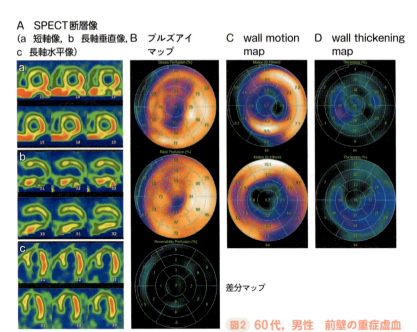

図2 60代，男性　前壁の重症虚血

A〜D：前壁〜心尖に負荷時一過性集積低下あり，高度局所欠損は同定できないが，断層像 (A) でも広い範囲で集積低下がみられ，TID強陽性である．wall motion, thickening map (C, D) では心尖で高度に低下し，負荷安静で前壁中隔中心に改善がみられる．壁運動も安静時での集積低下から示唆される心尖部梗塞か高度虚血によるstunning（一過性気絶）を反映して低下し，負荷時では安静時と比較して前壁〜中隔の広い範囲で壁運動低下が顕著となっている．対角枝，高位側壁枝にも及び，左前下行枝＃6近位レベルや左主幹部が疑われた．

(SDS)（安静負荷の差分）の表記が最も広く使われているが，米国を中心とした多くの報告では total % deficit (TPD) が用いられていることも多い．これは17セグメントであれば68点，20セグメントであれば80点（全セグメントが欠損であると仮定した場合の最大スコア）に対する欠損スコアの百分率（すなわち左室心筋に占める欠損の割合）として算出する．自動で算出するソフトウエアも多い．また虚血スコアでなくSSSが広く用いられるが，これはSSSが安静時梗塞と虚血重症度を合算したスコアのためである．

　自動スコアに対して視覚的に評価する場合は，日本心臓核医学会で推奨されている**％摂取率**（左室心筋内で放射カウントが最も高い領域を100%とした場合の，各セグメントの％表示．ブルズアイマップ表示における左室心筋カウントを相対的に数値化したと考えてよい）をガイドにしたスコアリングが再現性の保持からは推奨されるが（正常0点：＞70%，軽度異常1点：60〜70%，中等度異常2点：50〜60%，高度異常3点：40〜50%，欠損4点：＜40%），筆者推奨の簡便な手法として，**軽度集積異常においては，％摂取率50〜60が最低でも2〜3セグメント以上で10%程度のTPD**になる．減衰アーチファクトなどの偽所見と思われる

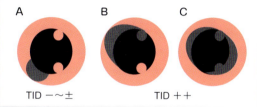

図3 TID（負荷時一過性虚血性内腔拡大）の現象論シェーマ
A：限局した虚血（例：1枝のやや遠位）では局所虚血に広がりが発生せず，虚血部では内腔がせり出してみえるが，典型的な内腔拡大像は呈さない．
B：広範な虚血（例：大きな枝の近位部）では局所虚血に加えてより広い範囲まで内膜下虚血も併存するため，広い範囲で内腔がせり出してみえる．
C：多枝による虚血では複数個所の虚血により，遠隔部や対側でも内腔がせり出してみえる．

ものまで算定する/しないは施設間でも一致していない．

　TIDもほぼすべてのソフトウエアで自動判定されるが，欠損スコアと同じく数値がばらつき，視覚評価と乖離することも多いため，読影者による確認が必須である（**図3**）．正常集積かつ正常左室機能であれば，TID陽性のみの単独所見で多枝病変予測は困難であることは知っておくべきである．冠危険因子を背景として，軽度集積異常にTIDや負荷時LVEF軽度低下などが併存していれば，多枝病変の鑑別が要求されると考えてよい[6]．また日常臨床ではLVEF所見や欠損を解釈する上で，冠動脈疾患由来か（つまり梗塞後心筋症か），非虚血性心筋症かの鑑別も重要である．例えば冠動脈走行が想定されない欠損ではサルコイドーシスなどが鑑別に挙がり，また広範欠損を伴わないLVEF低下は拡張型心筋症や高血圧性心疾患をはじめとした非虚血性心疾患を念頭に置かなければならない．"虚血は陰性である"は不十分な診断となる．また負荷検査が困難な場合や躊躇される対象への代替として，エビデンスは負荷心筋血流SPECTほど蓄積はないが，脂肪酸代謝イメージングであるBMIPP(^{123}I-β-methyl-P-iodophenyl-pentadecanoic acid)を用いたリスク評価も有用である[7]．

参考文献
1) Hachamovitch R, et al: Comparison of the short-term survival benefit associated with revascularization compared with medical therapy in patients with no prior coronary artery disease undergoing stress myocardial perfusion single photon emission computed tomography. Circulation 107: 2900-2907, 2003.
2) Sharir T, et al: Survival benefit of coronary revascularization after myocardial perfusion SPECT: the role of ischemia. J Nucl Cardiol 28: 1676-1687, 2021.
3) Nakajima K, et al: J-ACCESS: Japanese Multicenter Prognostic Study of Coronary Artery Disease Using Myocardial Perfusion SPECT. Annals of Nuclear Cardiology 4: 123-126, 2018.
4) Shaw LJ, et al: Optimal medical therapy with or without percutaneous coronary intervention to reduce ischemic burden: results from the Clinical Outcomes Utilizing Revascularization and Aggressive Drug Evaluation (COURAGE) trial nuclear substudy. Circulation 117: 1283-1291, 2008.
5) Nakano S, et al: JCS Joint Working Group: JCS 2022 guideline focused update on diagnosis and treatment in patients with stable coronary artery disease. Circ J 86: 882-915, 2022.
6) Nakanishi R, et al: Predictors of high-risk coronary artery disease in subjects with normal SPECT myocardial perfusion imaging. J Nucl Cardiol 23: 530-541, 2016.
7) Inaba Y, et al: Prognostic value of myocardial metabolic imaging with BMIPP in the spectrum of coronary artery disease: a systematic review. J Nucl Cardiol 17: 61-70, 2010.

（福島 賢慈）

4 心臓核医学検査

Q12 急性肺血栓塞栓症の画像診断
について教えてください．

- 造影CTは比較的侵襲が少なく，**簡便に肺血栓塞栓を描出可能であり，同時に深部静脈血栓症も診断可能**であるため，診断の第一選択として用いられる．
- 画像で評価すべきポイントは，**①血栓塞栓の存在診断，②重症度や右心負荷の評価，③肺野異常陰影の有無，④深部静脈血栓の有無**である．

▶ **急性肺血栓塞栓症の一般事項**

急性肺血栓塞栓症（acute pulmonary thromboembolism；APTE）は，静脈や心臓内で形成された新鮮血栓が遊離し，急激に肺動脈を閉塞することによって発症する疾患である．**塞栓源のほとんどが下肢や骨盤内の深部静脈**とされており，APTEと深部静脈血栓症を合わせて静脈血栓塞栓症（venous thromboembolism；VTE）と総称される[1]．APTEの画像診断においては，迅速に施行でき，診断精度も高い造影CTが最も優先される．続けて，CT venographyを行うことで，下肢静脈血栓の検索も可能である．

▶ **急性肺血栓塞栓症の画像診断のポイント**

1）血栓塞栓の存在診断

造影CTにおける血栓塞栓は，肺動脈内の造影効果の完全もしくは部分的欠損像として描出される（図1）．主肺動脈〜両肺動脈〜区域枝/亜区域枝レベルまで，肺動脈1本1本を丁寧に観察しなければならない．**急性期の血栓は，肺動脈内に浮遊するような形状や肺動脈内に突出するような形状が多い**．また，血栓が血管内を充填して全く造影されない血管像を示すことがあるが，この場合は血管が拡張する．さらに正確に肺動脈血栓を検出するには，部分容積効果の影響を最小限にするため，thin slice（1mm厚）やmulti-planar reconstruction（MPR）像なども用いて診断する．ピットフォールとして，肺門部の正常リンパ節や造影されていない肺静脈などを血栓塞栓と間違えないよう注意しなければならない．**新鮮血栓は単純CTにて淡い高吸収を呈することがあり，造影ができない場合に有用**である（図2）．また，dual energy CTを用いた肺灌流血液量画像（lung perfu-

A 造影CT（動脈相）

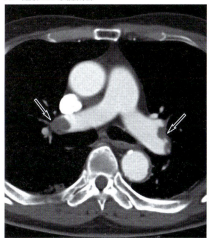

B 単純CT

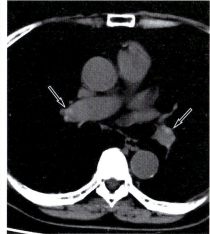

C 左下腿の造影CT（静脈相）

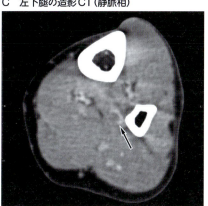

図1 70代，男性　静脈血栓塞栓症
A：左右の主肺動脈に造影欠損が認められ（→），肺血栓塞栓症である．
B：造影CT（A）でみられた左右の主肺動脈の造影欠損に一致して，淡い高吸収域を認める（→）．新鮮血栓が示唆される．
C：左腓骨静脈の血栓が造影欠損域として描出されている（→）．

sion blood volume；lung PBV）では，肺動脈血流の低下した領域が肺血流シンチグラフィと同様に欠損像として描出される（図3）．PTEと鑑別すべき疾患としては，稀ではあるが，肺動脈血管内膜肉腫や肺動脈腫瘍塞栓がある．

2）重症度や右心負荷の評価
　閉塞している肺動脈の本数，血栓塞栓の近位端の位置，右心負荷の有無に注目する．右室拡大，肺動脈の拡大，心室中隔の左側への偏位，肝静脈の逆行性描出などは，右心負荷を示唆する画像所見である．肺動脈本幹の最大径が3cm以上であれば，肺動脈拡張の目安となる[2]．治療後のCTで右室径の正常化がみられることがあり，治療効果の評価にもなる．

A 造影CT（肺動脈相，縦隔条件）　　B 造影CT（肺動脈相，肺条件）

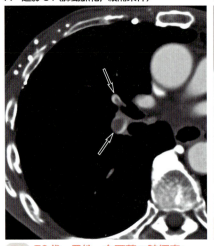
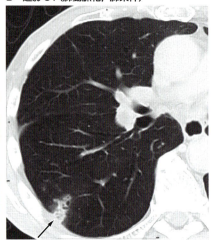

図2 70代，男性　右下葉の肺梗塞
A：右下葉の区域枝に造影欠損が認められ（→），肺血栓塞栓症である．
B：右肺S⁶に胸膜を底面とする楔状のコンソリデーションを認める（→）．肺梗塞の所見である．

dual energy CT

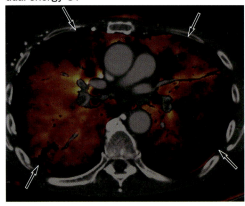

図3 dual energy CTを用いた肺灌流血液量像（図2と同一症例）
両側の肺に多発する区域性の血流欠損域を認める（→）．

3）肺野の異常所見の有無

　塞栓子により肺の組織が壊死に陥ると，**肺梗塞**が生じる．肺梗塞は中枢肺動脈の閉塞よりむしろ末梢肺動脈の閉塞で生じやすく，CTでは**胸膜を底面とする楔状〜台形のコンソリデーション**を呈する（図2）．肺梗塞の病変は造影効果に乏しく，内部に空洞を合併する場合は中心部壊死を反映するとされている．胸水を合併することも多い．一方で，肺実質病変の有無は予後に影響しない[3]．

4) 深部静脈血栓の有無

造影CT肺動脈相にて肺動脈を描出した後，平衡相を撮影することで深部静脈血栓症を評価することが可能である．最適なdelay timeは症例に応じて異なり，統一された見解はいまだに存在しないが，**3〜5分がおおよその目安**となる．造影CTでは，下肢静脈血栓は静脈の造影欠損として描出される．静脈が十分に造影されていないことにより生じる層流などの偽陽性所見を，血栓と間違えないようにする．静脈血栓の初発部位の多くは**ヒラメ筋静脈や腓腹筋静脈**であり，中枢側へ進展していく．血栓の近位端の位置で中枢型と末梢型を分類し，膝窩静脈より中枢側に存在する場合は中枢型（近位型）となる．

○ ○ ○ ○ ○ ○ Memo ○ ○ ○ ○ ○ ○

▶ **肺血栓塞栓症の鑑別診断：肺動脈血管内膜肉腫（pulmonary artery intimal sarcoma）**

- 造影CTにおいて，肺動脈血管内膜肉腫は中枢肺動脈に造影効果の弱い低吸収域として描出されるため，しばしば肺血栓塞栓症と間違われる．非常に稀な疾患ではあるが，抗凝固療法に反応がみられない，D-dimerの上昇がみられないような場合に画像上の鑑別診断に挙げる必要がある．
- ^{18}F-FDG-PET/CTで肺動脈血管内膜肉腫には著明な高集積を呈するのに対して（図4），血栓には集積がみられないため，鑑別に有用である．

A 造影CT（肺動脈相）　　　B ^{18}F-FDG-PET/CT

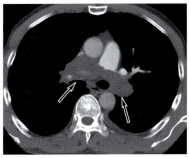 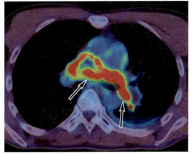

図4　40代，男性　肺動脈血管内膜肉腫
A：主肺動脈から左右肺動脈へ広がる低吸収域を認める（→）．
B：病変には非常に強い集積（SUVmax 20.8，→）を認め，血栓ではなく，肺動脈血管内膜肉腫を考える．

参考文献
1) 日本循環器学会・他：肺血栓塞栓症および深部静脈血栓症の診断，治療，予防のガイドライン（2017年改訂版）．p.6, 2018. available at: https://www.j-circ.or.jp/cms/wp/wp-content/uploads/2017/09/JCS2017_ito_h.pdf
2) Aribas A, et al: The use of axial diameters and CT obstruction scores for determining echocardiographic right ventricular dysfunction in patients with acute pulmonary embolism. Jpn J Radiol. 32: 451-460, 2014.
3) Kaptein FHJ, et al: Pulmonary infarction in acute pulmonary embolism. Thromb Res 202: 162-169, 2021.

（安田 尚史）

4 心臓核医学検査

Q13 特発性肺動脈性肺高血圧症(IPAH)の画像について教えてください.

- 特発性肺動脈性肺高血圧症(idiopathic pulmonary arterial hypertension；IPAH)の**胸部単純X線写真**では，**肺動脈の拡大**を見逃さない．
- **胸部CT**では，**肺動脈と大動脈の比**，**右心系の拡大**をチェックする．
- **肺換気・血流シンチグラフィ**では**正常**，もしくは**mottled pattern(斑状パターン)** を呈する．

▶ 特発性肺動脈性肺高血圧症(IPAH)の画像所見

IPAHは，**原因不明の肺小動脈のリモデリングにより肺動脈圧が上昇し，適切な治療が行われないと右心不全から死に至る，わが国における指定難病**である[1]．IPAHの診断に用いられる画像検査を下記に示す．

胸部単純X線写真(図1)：肺動脈圧上昇による中枢側肺動脈の拡張を反映し，**左第2弓の突出と右肺動脈の拡大を認める**．肋骨と比較し，より太い場合には肺動脈の拡張(+)と判断する．一方，末梢肺動脈は狭小化し，**末梢肺野の透過性亢進**を認める．右心室・右心房の拡大を反映し，**左第4弓・右第2弓の突出，心胸郭比(cardiothoracic ratio；CTR)の拡大**を認める．しかし，軽症例では正常のこともあるので，注意が必要である．

胸部CT(単純・造影・高解像度)(図2)：造影CTでは肺動脈主幹部の内径29mm以上，単純CTでは外径33mm以上を**肺動脈拡張**とする．簡便には，**大動脈と肺動脈を比較**し，肺動脈の方が大きければ肺動脈の拡大を考える．**左心室と右心室を比較**し，右心室の方が大きければ**右心室の拡大**ありと判断する．心囊水の貯留を認めることもある．急性肺血栓塞栓症，慢性血栓塞栓性肺高血圧症(chronic thromboembolic pulmonary hypertension；CTEPH)，肺疾患による3群肺高血圧症(pulmonary hypertension；PH)，肺静脈閉塞症(pulmonary veno-occlusive disease；PVOD)などとの鑑別にも有用である．

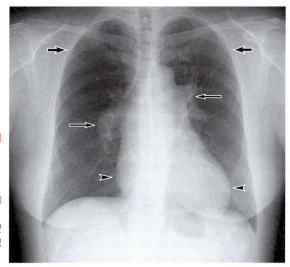

図1 40代，女性 IPAHの胸部X線写真の典型例
➡：末梢肺野の透過性亢進を認める．
→：左第2弓の突出と右肺動脈の拡張を認める．
▶：左第4弓の突出と右第2弓の突出，CTRの拡大を認める．

A 造影CT（縦隔条件）

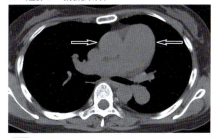

B 造影CT（縦隔条件）

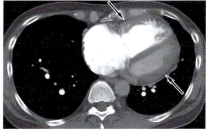

図2 40代，女性 IPAHの胸部CTの典型例
A：大動脈よりも肺動脈の方が大きく，肺動脈の拡大ありと判断する（→）．
B：左心室よりも右心室の方が大きく，右室拡大ありと判断する（→）．

心臓MRI：右心室と左心室の容量や心筋重量，1回拍出量や駆出率などを，詳細かつ再現性をもって評価でき，重症度分類の項目のひとつとなっている．造影MRIで右室と心室中隔接合部の遅延造影は，臨床イベントと強く相関することが報告されている[2]．

肺動脈造影：肺動脈の構造的異常や狭窄の評価に用いられる．初回診断時には，CTEPHとの鑑別に必要である．IPAHでは，特定の狭窄や閉塞を認めないことが特徴的であるが，肺動脈中枢側の拡張と末梢での急峻な狭小化がみられることがある．

▶ IPAHにおける核医学検査の位置づけと検査所見

　IPAHにおける核医学検査としては，肺換気・血流シンチグラフィがCTEPHとの鑑別診断に必須である．CTEPHでは，典型的な大きな楔状で区域性の換気・血流ミスマッチ（血流欠損）がみられる．これに対し，IPAHでは大きな血流欠損はみられず，換気と血流が一致した**正常な換気・血流パターンや，特徴的な小斑状不均一分布（mottled pattern）を認める**．

　mottled patternは，あまり顕著な所見ではないが，微細な斑状の血流の不均一として現れ，**肺の辺縁は保たれる**ことが特徴である（図3）．IPAHの肺小血管のリモデリングによる微細な血流障害を反映していると考えられている．

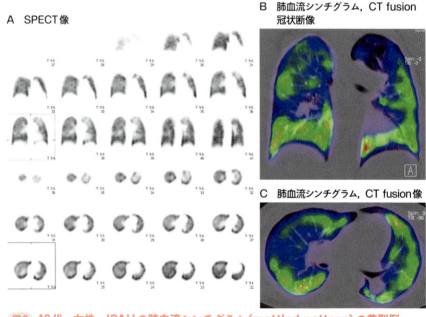

A　SPECT像
B　肺血流シンチグラム，CT fusion 冠状断像
C　肺血流シンチグラム，CT fusion像

図3　40代，女性　IPAHの肺血流シンチグラム（mottled pattern）の典型例
A～C：微細な斑状の血流不均一を認める．辺縁が保たれていることが特徴である．

参考文献
1) 日本循環器学会・他: 肺高血圧症治療ガイドライン（2017年改訂版）．p.20, 2017. available at: https://www.j-circ.or.jp/cms/wp-content/uploads/2017/10/JCS2017_fukuda_h.pdf
2) Freed BH, et al: Late gadolinium enhancement cardiovascular magnetic resonance predicts clinical worsening in patients with pulmonary hypertension. J Cardiovasc Magn Reson 14: 11, 2012.

〈小村　直弘〉

4 心臓核医学検査

Q14 慢性血栓塞栓性肺高血圧症 (CTEPH) の画像について教えてください．

A
- 慢性血栓塞栓性肺高血圧症 (chronic thromboembolic pulmonary hypertension；CTEPH) は，**造影CT**で**肺動脈内に器質化血栓**を認める．特徴的な**肺野のモザイクパターン**を認めることが多い．末梢型では描出できないこともあり，除外診断はできない．
- 肺換気・血流シンチグラフィでは，**換気・血流ミスマッチ**を呈する．CTEPHのスクリーニングに必須の検査である．
- 確定診断は，肺動脈造影での**肺動脈内の慢性血栓の証明**である．

▶ 慢性血栓塞栓性肺高血圧症 (CTEPH) の画像所見

　CTEPHは，**器質化した血栓により肺動脈が閉塞**し，肺血流分布ならびに肺循環動態の異常が6か月以上にわたって固定し，**平均肺動脈圧が25mmHg以上（今後20mmHgに変更の可能性あり）の肺高血圧症を合併**し，臨床症状として労作時息切れなどを認める指定難病である[1]．画像診断として，胸部単純X線写真，造影CT，肺動脈造影が用いられる．

　胸部単純X線写真：一般的に，肺高血圧症でみられる**肺動脈の拡張や末梢肺血管の減少，右心拡大**がみられる．Knuckle sign（肺門部の拡大した肺動脈影＋末梢の急激な先細り像）を認めることがあるが，単純X線写真での確定診断や除外診断は困難である．

　造影CT：非侵襲的で迅速に，**肺動脈内の器質化血栓の評価，血管の狭窄や閉塞の程度**の確認に加え，肺動脈の拡張や右心系の評価，下肢などの深部静脈血栓症のチェックもできる，非常に有用な検査である．急性肺血栓塞栓症 (acute pulmonary thromboembolism；APTE) でみられる浮遊する血栓と異なり，**壁在血栓**としてみられることが多い（図1）．肺血管の閉塞が進むと，側副血行路として**気管支動脈の発達**を認めることがある．また，CT肺野条件にて，肺実質に**モザイクパターン（血流が減少している低灌流域と，過剰に血流が流れている高灌流域のコントラスト）**を認めることが多く，CTEPHに特徴的である（図2）．CT検査の限界として，①末梢の血栓の描出が不十分であるため**除外診断はできない**こと，②他の肺高血圧症における肺動脈拡張部に存在する，単なる壁在血栓（塞栓を起こ

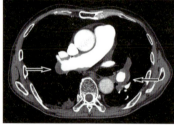
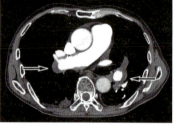

図1 70代，男性 CTEPHの造影CTの典型例

A～D：左右の肺動脈の中枢から末梢にかけて多発する，壁在血栓を認める（→）．

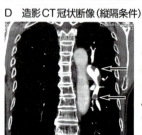
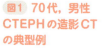

図2 70代，男性　CTEPHにおけるCTのモザイクパターンと肺血流シンチグラフィの対比

A：血流が減少している低灌流域（暗い部分）と，過剰に血流が流れている高灌流域（白い部分）からなるモザイクパターンを認める（→）．
B：CT肺野条件（A）の高灌流域（白い部分）に血流を認め，低灌流域（暗い部分）には血流を認めないことがわかる（→）．

していない）を描出しているだけの可能性があることなどが挙げられる．

　肺動脈造影：CTEPHの確定診断と治療方針の決定に欠かすことができない検査である．右心カテーテルを施行する際に，肺高血圧症の存在とともに，肺動脈造影にて多発するpouching defects, webs or bands, intimal irregularities, abrupt vascular narrowing, complete vascular obstructionなどのCTEPH所見を呈していれば確定診断となる．中枢型・末梢型の区別による手術適応の判定や，バルーン肺動脈形成術（balloon pulmonary angioplasty；BPA）のターゲットの決定に際しても，必須の検査である．

▶ CTEPHにおける核医学検査の位置づけと検査所見

　肺血流シンチグラフィは，CTEPHの診断における**最初のスクリーニング検査**として広く使用される．血流スキャンが正常の場合，本症は否定される．肺換気シンチグラフィが正常で，肺血流シンチグラフィで多発する**区域性あるいは，より大きい楔状の欠損像**を認めることが特徴である（図3）．CTEPHでは肺換気は保たれている一方で，血流が減少または欠損する"**換気・血流ミスマッチ**"が特徴的に現れる．

　肺血流シンチグラフィは造影CTやMRIよりも感度が高く，CTEPHにおける感度96〜97%・特異度90〜95%と報告されている[2]．血流障害の有無を評価するには優れているが，具体的な血管の病変や狭窄部位を特定するには限界がある．また，大動脈炎症候群，末梢性肺動脈狭窄，肺動脈肉腫などの鑑別はできず，造影CTや肺動脈造影と併用される．片側のみの血流欠損はCTEPHでは稀であり，肺動脈腫瘍や肺血管炎などを示唆する．SPECTやCT fusionを使用することで，より詳細な画像を得ることができる．

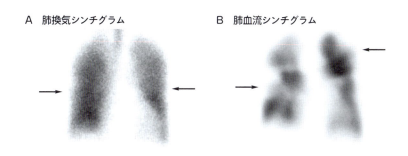

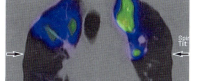

図3　70代，男性　CTEPHの肺換気・血流シンチグラフィの典型例
A：欠損を認めない（→）．
B：多発する楔状の欠損像を認める（→）．
C：詳細に欠損範囲を描出できる（→）．
D：肺の辺縁を追えない楔状の欠損（→）が，CTEPHの特徴である．

参考文献　1) 日本肺高血圧・肺循環学会：慢性血栓塞栓性肺高血圧症 (CTEPH) 診療ガイドライン2022．p.10, 2022. available at: http://jpcphs.org/pdf/guideline/cteph_guideline2022.pdf
　　　　2) Tunariu N, et al: Ventilation-perfusion scintigraphy is more sensitive than multidetector CTPA in detecting chronic thromboembolic pulmonary disease as a treatable cause of pulmonary hypertension. J Nucl Med. 48: 680-684, 2007.

（小村　直弘）

4 心臓核医学検査

Q15 慢性血栓塞栓性肺高血圧症（CTEPH）の治療について教えてください．

- 慢性血栓塞栓性肺高血圧症（chronic thromboembolic pulmonary hypertension；CTEPH）の治療選択の際には，造影CTや肺動脈造影の所見で，**慢性血栓の存在部位を把握**することが重要である．
- 中枢型のCTEPHは，まず**肺動脈内膜摘除術（pulmonary endarterectomy；PEA）**が検討される．
- 末梢型のCTEPHや合併症などによりPEA適応のない場合は，**バルーン肺動脈形成術（balloon pulmonary angioplasty；BPA）**や，**肺血管拡張薬**が検討される．

▶ 慢性血栓塞栓性肺高血圧症（CTEPH）治療のアルゴリズム（図1）[1]

確定診断がついたら抗凝固療法を開始し，必要であれば酸素療法を導入する．まず，専門施設において歴史とエビデンスの豊富な根治的な**外科手術であるPEAを検討**し，手術適応があればPEAを施行する．手術適応がない症例やPEA術後の肺高血圧症残存例には，**カテーテル治療であるBPAや肺血管拡張薬**（2024年現在，わが国ではリオシグアトとセレキシパグが保険適用）による薬物治療が，単独もしくは組み合わせて行われる．

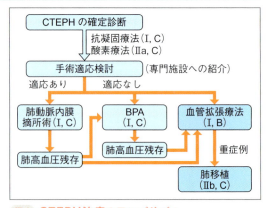

図1　CTEPH治療のアルゴリズム
（日本肺高血圧・肺循環学会：慢性血栓塞栓性肺高血圧症（CTEPH）診療ガイドライン2022．available at: http://jpcphs.org/pdf/guideline/cteph_guideline2022.pdf，2025年2月閲覧）

▶ PEAの詳細

中枢性の血栓がある場合にPEAの適応となる．全身麻酔，胸骨正中切開，人

工心肺，超低体温脳保護などが必要となる侵襲の大きな手術であり，死亡率も5%程度と高い．血栓を除去するという根治的な治療法であり，成功するとその後の予後は良好である．しかし，末梢型のCTEPHには適応にならず，また侵襲の高さから手術適応外となる患者も多く，米国の患者レジストリデータでは54%の患者が手術適応とならなかったという報告もある[2]．

▶ BPAの詳細

BPAはカテーテル治療であり，主として大腿静脈より肺動脈にアプローチし，肺動脈内の病変に対し，**ガイドワイヤを通過させバルーンで拡張する**．血栓を取り除くわけではなく，血栓を押し広げて血流を再開させる治療法である（図2）[3]．

当初，合併症率の高さから広まらなかったが，わが国を中心として改良されたBPAにより治療効果や合併症率は改善され，現在全世界に広まっている治療法である．通常，**病変は左右の肺動脈の数十か所に及ぶため，4〜6回の治療が必要となる．合併症は，肺出血や再灌流性肺水腫が主である**．治療が成功すると平均肺動脈が正常まで低下する例も多く，効果的な治療法である（図3）．

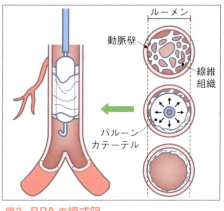

図2　BPAの模式図
（文献3）を元に作成）

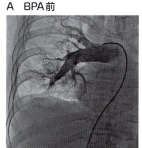
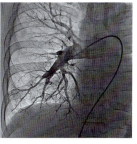

A　BPA前　　　B　BPA施行後（計4セッション）

図3　70代，男性　CTEPHに対するBPA前後の肺動脈造影所見
A：右下葉は閉塞病変や狭窄病変が多発している．平均肺動脈圧54mmHg．
B：右下葉の閉塞病変は開通し血流の改善を認める．平均肺動脈圧19mmHg．

参考文献
1) 日本肺高血圧・肺循環学会：慢性血栓塞栓性肺高血圧症（CTEPH）診療ガイドライン2022．p.12, 2022. available at: http://jpcphs.org/pdf/guideline/cteph_guideline2022.pdf
2) Hurdman J, et al: ASPIRE registry: assessing the Spectrum of Pulmonary hypertension Identified at a REferral centre. Eur Respir J 39: 945-955, 2012.
3) Delcroix M, et al: ERS statement on chronic thromboembolic pulmonary hypertension. Eur Respir J 57: 2002828, 2021.

（小村 直弘）

4 心臓核医学検査

Q16 陽電子放射断層撮影（PET）の原理について教えてください．

A
- 陽電子放射断層撮影（positron emission tomography：PET）は**放射性トレーサー**を体内に注射し，その放射性崩壊（β崩壊）から最終的に発生するガンマ（γ）線を利用する．
- 放射性崩壊により放出された陽電子と体内の電子が衝突することで発生する**ガンマ線**を，PETの検出器でとらえる．
- PETとX線CTを組み合わせた**PET/CT**は，解剖学的情報も付加され，画像診断に非常に有用である．

▶ PETの基本的原理

放射性トレーサー：様々な種類があるが，現在最も普及している放射性トレーサーは ^{18}F-FDG（^{18}F-fluorodeoxyglucose）である．ブドウ糖に類似した分子で，**体内の代謝活性が高い組織（主に腫瘍や炎症）**に集積する．**トレーサーが集まり，ガンマ（γ）線が発生している部位を特定する**ことで，病変を可視化できる．

陽電子と消滅放射線：^{18}Fが放射性崩壊すると陽電子（ポジトロン）が放出され，体内の電子と衝突する．この衝突によって，**2つのガンマ線（消滅放射線）が互いに180°の方向**に飛ぶ．このガンマ線をPETカメラが検出し，発生源を特定する（図1）．

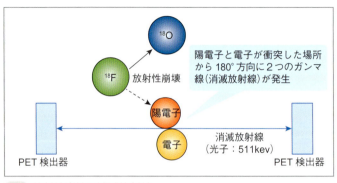

図1 放射性崩壊と消滅放射線

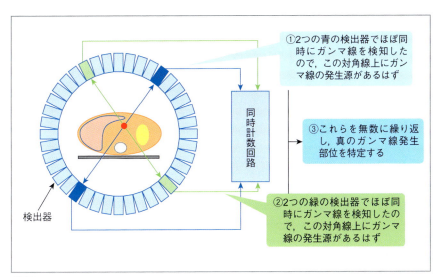

図2 PETの仕組み

PET検出器と画像再構成：PETでは，リング状に検出器を配置し，**180°方向のガンマ線を対角線上の検出器で同時に検出**し，体内でどこにトレーサーが集まっているかを3次元的に再構成する．これにより，代謝活性の高い領域を可視化できる（**図2**）．

▶ PET/CT

PETとCTを組み合わせることで，代謝情報と解剖学的情報を同時に得ることができる．

CTで正確な位置情報を提供：CTは病変の正確な位置や大きさを提供し，PETが示す代謝活動の活発な領域を特定する際に役立つ．例えば，PETでみつけた異常な代謝活性が，CTにより解剖学的にどの臓器や構造に対応するかを確認できる．

融合画像：PETとCTの画像を重ね合わせることで，病変の**代謝と解剖学的構造を同時に可視化**することができる．これにより，例えば腫瘍の位置，広がり，代謝活動の程度を，より正確に評価できる．

参考文献 〉1) Bailey DL, et al: Positron emission tomography: basic sciences. Springer, Berlin, 2005.

（石渡 義之）

4 心臓核医学検査

Q17 心臓PETプロトコールについて教えてください．

- **12～18時間以上の絶食**が必要である．
- **検査前日の低炭水化物食**が推奨される．

　本項では，日常臨床で最も用いられている**心サルコイドーシスを対象とした心臓PETのプロトコール**を解説する．

▶ 心筋への ^{18}F-FDG の生理的集積

　心臓には ^{18}F-FDG（^{18}F-fluorodeoxyglucose）の生理的集積が起こることがあるため，事前にこれを抑制しなければ，心サルコイドーシスの炎症への ^{18}F-FDGの集積を弁別できない（図1）．心臓においては，エネルギー供給の源として，脂肪酸とグルコースの2つの主要な経路が使われている．

　空腹時：心筋は主に脂肪酸をエネルギー源とするため，グルコース代謝は抑制され，^{18}F-FDGの取り込みが減少する．

　食後やインスリン注射後：心臓の代謝が糖利用にシフトし，心筋はグルコースをより多く利用するため，^{18}F-FDGの取り込みが増加する．

　このように，心筋の ^{18}F-FDG集積は，食事や血糖状態，インスリンレベルに強く依存している．

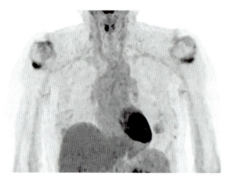

図1 70代，男性　6時間絶食後の ^{18}F-FDG PET/CT
心筋にびまん性の高集積がみられ，生理的集積と考えられる．

▶ 心臓PETプロトコール

　長時間の絶食：一般的に，**12～18時間の絶食を推奨する**．これは，絶食中は心筋が脂肪酸代謝にシフトし，^{18}F-FDGの取り込みが減少するためである．これにより，心筋への生理的な ^{18}F-FDG集積を抑えることができる．

低炭水化物食：12時間以上の絶食に加えて，**検査前日に低炭水化物食を摂取させる**ことで，心筋が脂肪酸を主要なエネルギー源として使用し，グルコース代謝が抑制され，心筋への生理的集積をさらに抑制することができる．

図2では，心臓PETプロトコールにより心臓への生理的集積が抑制されている．

実際に，患者さんに低炭水化物食として何が食べられるのかを説明する際には，表1を参考にしていただきたい．

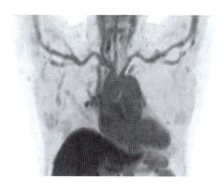

図2 50代，女性　心臓PETプロトコール後の ^{18}F-FDG PET/CT
心筋への集積は綺麗に抑制されている．心臓部分に大動脈内と同程度の集積があるが，血液プール内の ^{18}F-FDGをみている．

表1　心臓PET検査前日に低炭水化物食で食べてよい食品

	食べてよい食品
肉類	牛肉，豚肉，鶏肉，ハム，ベーコン，ソーセージなどの加工品
魚介類	すべてOK（練り製品は除く）
乳製品	バター，チーズ
卵	鶏卵
豆類	大豆，大豆製品（納豆，豆腐，油揚げなど），枝豆
野菜類	キャベツ，レタス，ほうれん草，白菜，ブロッコリー，ピーマン，キュウリ
種実類	ごま，くるみ，松の実
きのこ類	すべてOK
藻類	すべてOK
いも類	こんにゃく，しらたき
穀類（米，パンなど）	×
果実類	アボカド
飲料	糖分を含まないお水，お茶，コーヒー
調味料	醤油，食塩，マヨネーズ，こしょう，塩，酢，白味噌以外の味噌
油脂類	すべてOK
菓子類	×

参考文献 1）石田良雄・他：心サルコイドーシスのPET診断のガイドライン（日本心臓核医学会）．日本心臓核医学会誌 15: 35-47, 2018.

（石渡　義之）

4 心臓核医学検査

Q18 FDG-PETを用いた心サルコイドーシスの評価について教えてください．

- FDG-PETは，心サルコイドーシスの**炎症活動性**を反映する．
- **高い感度**をもち，診断と治療開始後の**炎症活動性評価**に用いられる．
- **心臓の生理的集積**を避けるため，十分な**前処置**が必要である．

▶心サルコイドーシスにおけるFDG-PETの有用性

　FDG-PETは心筋の炎症活動性を視覚化できるため，**心サルコイドーシスにおける診断に用いられ，特に高い感度をもつ**．そのことから，心臓へのFDGの集積は，心サルコイドーシスの診断基準のひとつである．心サルコイドーシスは局所に炎症を生じることが知られており，FDGの集積パターンとして，**局所的な集積がみられるfocal patternが認められる**．一方，左室全体にFDGの集積がみられるdiffuse patternは，偽陽性である可能性が高い（**図1**）[1]．

　FDG-PETは，**治療開始後の炎症活動性モニタリングにも用いられる**．ステロイドや免疫抑制療法の効果を評価するため，定期的にFDG-PETを施行することで，治療が効果的に進んでいるか，あるいは炎症が再燃しているかを把握することができる．炎症活動性評価のため，集積の強さを定量する試みもあるが，統一された手法がないことや炎症活動性を示すカットオフ値が定められていないことが課題である．

▶FDG-PETの注意点

　FDG-PETには，いくつかの注意点がある．FDG-PETを反映するため，心筋の生理的な糖代謝を抑制して撮像する必要がある．そのため前処置として，以下の2点が推奨されている[1]．

① 検査前に12時間以上，可能なら18時間の絶食
② 最終食事の低炭水化物食（＜5g）

　また，FDG-PETは虚血性心疾患や重症心不全の患者でも陽性になることがあるため，注意が必要である．

A〜C　FDG-PET/CT
A　focal pattern　　　　　　　　　B　focal on diffuse pattern

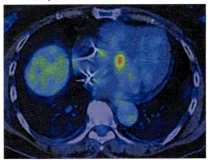
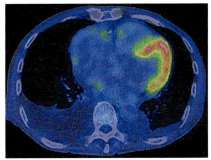

C　diffuse pattern

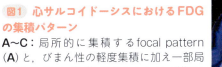

図1　心サルコイドーシスにおけるFDGの集積パターン

A〜C：局所的に集積するfocal pattern (**A**) と，びまん性の軽度集積に加え一部局所的に強く集積するfocal on diffuse pattern (**B**) を陽性とする (focal on diffuseをまとめてfocalとすることもある)．心筋全体にFDGが集積するdiffuse pattern (**C**) は，心臓の生理的集積による偽陽性と判断する．

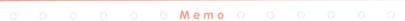

○　○　○　○　○　**Memo**　○　○　○　○　○

▶ **心サルコイドーシスにおけるガリウム（Ga）シンチグラフィ**

● 従来，心サルコイドーシスの炎症評価にはGaシンチグラフィが使用されてきた．Gaシンチグラフィは特異度が高いが，**感度が低い（0〜36％）ため，病変を見逃すリスク**がある．

● これに対し，FDG-PETは炎症活動性を高感度に評価できるため，現在は，心サルコイドーシスの診断と炎症活動性評価においてFDG-PETが推奨される．

参考文献 　1）日本循環器学会・他: 2016年度版 心臓サルコイドーシスの診療ガイドライン．2016. available at: https://www.j-circ.or.jp/cms/wp-content/uploads/2020/02/JCS2016_terasaki_d.pdf
　　　　　　2）汲田伸一郎・他: 心臓サルコイドーシスに対する[18]F-FDG PET検査の手引き2018年改訂．心臓核医学 21: 22-27_14, 2019.

（鍋田　健）

4 心臓核医学検査

Q19 FDG-PETによる心筋viability評価について教えてください．

A
- 核医学では，**FDG-PETが心筋viability評価のゴールド・スタンダード**とされる．
- 撮像プロトコールは，通常の**腫瘍PETや心サルコイドーシスとは大きく異なる**．

▶ 心筋viabilityとは

　循環器領域以外でも様々な分野で"viable"という表現が用いられ，定義は異なる．循環器画像診断における心筋viabilityとは，"**血行再建により壁運動改善が期待できる心筋**"となり，血行再建の価値を吟味するための評価項目と考えてよい．
　梗塞後慢性期の低心機能などの虚血性心筋症を主な対象として，閉塞あるいは狭窄冠動脈病変の支配領域内に残存した生存心筋（すなわち冬眠心筋）を指す．よって，梗塞ではない症例に論じるのは無意味で，また，左室機能が保持されていれば議論の意義が低い．

▶ PETによる心筋viability評価の前処置・撮像プロトコール

　FDG-PETによる心筋viability評価の目的は，前述のように梗塞症例で低酸素状態となり，糖代謝で何とか壊死を免れている心筋を検出することにある．そのため，心筋細胞に糖を最大限に取り込ませることが肝要で，近年，広く行われている心サルコイドーシスにおける長時間絶食＋低炭水化物食とは**真逆の前処置**となる．また，**腫瘍分野でルーチンに用いられる5時間程度の絶食も適さない**．
　図1 に代表的なプロトコールを提示する．基本的には糖尿病の有無で手技を分けることが多く，前処置として経口のグルコース投与，糖尿病があればインスリン静注を併用するインスリンクランプが採用される．血流SPECTで明らかな梗塞があれば，FDG-PETが推奨される（SPECTでも判定できる症例が多いが，特に下後壁では，減衰の影響により判定困難が増える）．ルビジウムやアンモニアなどの血流PETをFDG-PETの直前に行うことも可能であり，血流代謝ミスマッチを同時に評価できる．同じく心筋viability評価のゴールド・スタンダードとされる心臓MRIとはおおよそ同等の診断精度とされ，ハイブリッド型PET/MRIを用いれば同時評価が可能である．

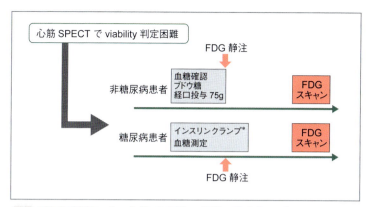

図1 FDG-PETによる心筋viability評価の代表的なプロトコール
*インスリンクランプ：インスリン持続投与 (0.5〜1mU/kg/min)，ブドウ糖液の持続投与．5〜10分ごとに血糖測定し，正常血糖 (100mg/dL前後) 維持を確認できるまでか，30〜60分程度続ける．FDG投与後約60分でスキャン開始する．

▶ PETによる心筋viability評価の読影の注意点

polar map上，梗塞領域でFDG集積の%uptakeが50前後以上であれば，viableと判定できる．図2, 3 はいずれもviableな症例で，図2 は血流SPECTで心尖・下後壁の欠損があり，FDG-PETでは集積が保持され，遅延造影MRIでも貫壁性梗塞には至っておらず，viableの判定となる．

脂肪酸代謝イメージングであるBMIPP (^{123}I-β-methyl-P-iodophenyl-pentadecanoic acid) を組み合わせて血流代謝ミスマッチを評価する手法もある．BMIPPで広範高度欠損でも同領域で血流欠損が軽度，すなわちミスマッチがあればviableと考えられ，MRIでは50%以上の壁深達度と考えられるが，FDGでは十分な集積が保持されておりviableである (図3)．

FDG-PETのみで評価する際の留意点は，**健常領域が脂肪酸代謝主体であれば，FDG集積低下となることがあり，viability不良と誤認する懸念がある**．そのため，核医学診断では**血流画像は必須**である．また，いわゆる**気絶心筋と (気絶心筋からの移行において壊死を免れた) 冬眠心筋が，画像上，判別可能かどうか**である．例えば発症時期不詳の心筋梗塞でも，実は発症から時間が経過していない亜急性期であれば，気絶心筋と壊死が混在し，血流のみならずFDG集積も一過性に低下する可能性があり，判定困難となる[1]．

またMRIの遅延造影とFDGや心筋血流SPECTの所見が解離することが経験される．可能であればマルチモダリティによる総合的な判断が望ましい．

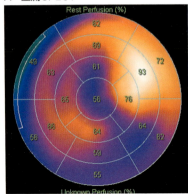
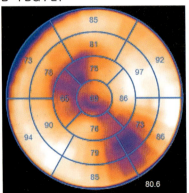
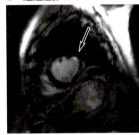
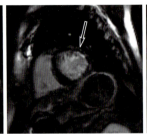
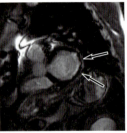

図2 60代，男性　心筋梗塞発症後の心機能低下
A：前壁心尖，下後壁に欠損がみられる．
B：同部の集積は保持され，viableと判定される．
C：心臓MRIでも遅延造影は内膜下でとどまり貫壁性には至っておらず（→），外膜側に生存心筋が示唆される．

▶心筋viabilityに対する近年のコンセンサス

　現時点で大規模臨床研究（REVIVED-BCIS2, STICH）からは，虚血性心筋症に対する血行再建の恩恵は限定的とされる[2]．PARR-2試験では有意ではなかったが，FDG-PETをガイドとした治療方針決定が予後を改善する可能性が示唆された[3]．血行再建の方針には，viability判定にマルチモダリティも含めた総合的な判断が望まれる．一方で，欠損などで評価される梗塞範囲は，強い予後因子である．画像診断による評価が重要であることに変わりはない．

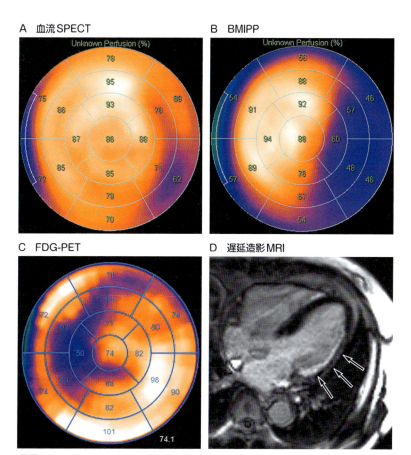

図3 70代,男性 側壁の広範心筋梗塞

A:心筋血流SPECTでは側壁基部のみの欠損で,SPECTだけでviabilityありと判定しうる.

B:BMIPPではより広い範囲で欠損がみられ,高度心筋血流ミスマッチの所見となり,**A**と同じくviableと判定しうる.

C, D:FDG-PETでも梗塞部の集積は保持されるが(**C**),心臓MRIでは広範な遅延造影がみられ(**D**;→),基部側は貫壁性に近い.

このようにモダリティ間で所見が合致しない場合がある.

参考文献
1) Fukuoka R, et al: Serial changes in glucose-loaded ¹⁸F-fluoro-2-deoxyglucose positron emission tomography, ⁹⁹mTc-tetrofosmin and ¹²³I-beta-methyl-p-iodophenyl-penta-decanoic acid myocardial single-photon emission computed tomography images in patients with anterior acute myocardial infarction. Circ J 77: 137-145, 2013.
2) Bolognese L, et al: Myocardial viability on trial. Eur Heart J Suppl 26: i15-i18, 2024.
3) Beanlands R, et al: F-18-Fluorodeoxyglucose Positron Emission Tomography Imaging-Assisted Management of Patients With Severe Left Ventricular Dysfunction and Suspected Coronary Disease: A Randomized, Controlled Trial (PARR-2). JACC 50: 2002-2012, 2007.

(福島 賢慈)

4 心臓核医学検査

Q20 骨シンチグラフィによる心アミロイドーシスの評価について教えてください．

A
- ^{99m}Tcピロリン酸シンチグラフィや^{99m}Tc-HMDPシンチグラフィは，**ATTR型（トランスサイレチン型）心アミロイドーシス（ATTR-CM）**に対して高い診断能を有し，**非侵襲的な病型診断**に利用されている．
- 読影の際には，**血液プールへの生理的集積による偽陽性所見**に注意する．読影には必ず**SPECT像を確認**し，**血液プールの生理的集積を除外**する．

▶ ^{99m}Tcピロリン酸シンチグラフィによるATTR-CM診断

骨シンチグラフィは，心アミロイドーシスの評価において，特に**ATTR-CMの診断に有用な核医学検査**である．^{99m}Tcピロリン酸や^{99m}Tc-HMDPがトレーサーとして用いられる．これらのトレーサーは特にATTR-CM患者の心筋に集積する．ここでは，^{99m}Tcピロリン酸シンチグラフィについて述べる．

^{99m}Tcピロリン酸投与後1時間または3時間で，画像の撮像が行われる．1時間後の撮像では検出感度が向上し，3時間後の撮像では検出特異度が向上するとされる．視覚的評価方法として，**心臓への集積と骨への集積を比較するPeruginiスコア**（表1）が用いられる[1]．**grade 2または3の場合は，ATTR-CMの可能性が高い**（図1-A, B）．

また，半定量的評価方法として，**H/CL（heart to contralateral）比**がある（表2）．H/CL比は，正面プラナー像において，心臓に対応する部位に関心領域（region of interest；ROI）を設定し，対側の胸部（下肺野領域）にも同じサイズ

表1 Peruginiスコア（視覚的評価）

grade	集積の程度
grade 0	心臓への集積なし
grade 1	肋骨よりも弱い心臓への軽度集積
grade 2	肋骨と同等の心臓への中等度集積
grade 3	肋骨よりも強い心臓への高度集積

表2 H/CL比（半定量的評価）

撮像条件	H/CL比の閾値
1時間後撮像	H/CL比＞1.5
3時間後撮像	H/CL比＞1.3

A~D ⁹⁹ᵐTcピロリン酸シンチグラフィ
A　SPECT体軸横断像

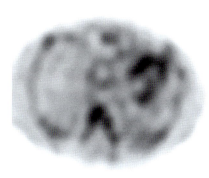

B　SPECT体軸冠状断像

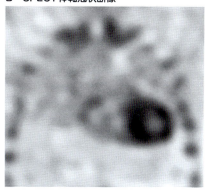

C　プラナー像（1時間後撮像）

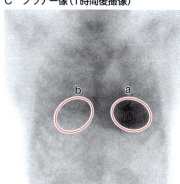

D　プラナー像（3時間後撮像）

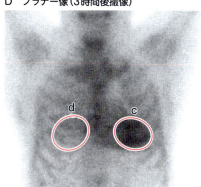

図1　80代，男性　心房細動術前のエコーで心アミロイドーシス疑い
A，B：⁹⁹ᵐTcピロリン酸シンチグラフィのSPECT像による視覚的評価では，心筋に肋骨よりも強い集積を認め，Perugini grade 3であった．
C，D：プラナー像を用いた半定量的評価のH/CL比は，1時間後像で1.69，3時間後像で1.61であった（a：63％，b：37％，a/b：1.69，c：62％，d：38％，c/d：1.61）．生検にてATTRアミロイド陽性であった．

のROIを設定してH/CL比を算出する（図1-C, D）．
　⁹⁹ᵐTcピロリン酸シンチグラフィのATTR-CMの診断精度については，感度98％，特異度95％と高い診断能が報告されている[2]．また，⁹⁹ᵐTcピロリン酸の心筋集積の程度と予後との関連が明らかになっており，**H/CL比＞1.6は独立した予後不良因子**とされている[3]．

▶ 99mTcピロリン酸シンチグラフィ読影時のピットフォール

99mTcピロリン酸シンチグラフィの読影時のピットフォールに，**血液プールへの生理的集積による偽陽性所見**がある．プラナー像では判別が困難なので，読影では必ず**SPECT像を確認**し，血液プールの生理的集積による偽陽性を除外することが非常に重要である．また，SPECT-CTを撮像することで，より正確に除外することが可能である（図2）．

A～D 99mTcピロリン酸シンチグラフィ
A　プラナー像（1時間後撮像）　　B　プラナー像（3時間後撮像）

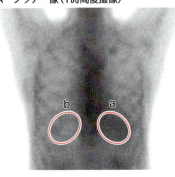

C　SPECT体軸横断像　　D　SPECT-CT

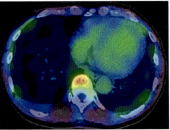

図2 80代，男性　心不全，心アミロイドーシス疑い．血液プールへの生理的集積による偽陽性所見

A，B：99mTcピロリン酸シンチグラフィのプラナー像で，H/CL比は1時間後像で1.55，3時間後像で1.50であった（a：61%，b：39%，a/b：1.55，c：60%，d：40%，c/d：1.50）．
C，D：心筋への集積はなく，血液プールへの生理的集積であることがわかる．

参考文献
1) Dorbala S, et al: ASNC/AHA/ASE/EANM/HFSA/ISA/SCMR/SNMMI expert consensus recommendations for multimodality imaging in cardiac amyloidosis: Part 1 of 2-evidence base and standardized methods of imaging. J Nucl Cardiol 26: 2065-2123, 2019.
2) Wu Z, et al: Diagnostic performance of CMR, SPECT, and PET imaging for the detection of cardiac amyloidosis: a meta-analysis. BMC Cardiovasc Disord 21: 482, 2021.
3) Castano A, et al: Multicenter study of planar technetium 99m pyrophosphate cardiac imaging: predicting survival for patients with ATTR cardiac amyloidosis. JAMA Cardiol 1: 880-889, 2016.

（加藤 真吾）

4 心臓核医学検査

Q21 中性脂肪蓄積心筋血管症（TGCV）の評価について教えてください．

A
- ^{123}I-BMIPPシンチグラフィによる洗い出し率（washout ratio；WR）が **10%未満** であることが，**中性脂肪蓄積心筋血管症（triglyceride deposit cardiomyovasculopathy；TGCV）診断の必須項目のひとつ** である．
- WRの計算に際し，**後期像のカウントには時間減衰補正** を用い，集積が均一でない場合は，その計算や解釈に注意する．
- WRが高値・低値を呈する疾患・病態に注意が必要である．

▶ 中性脂肪蓄積心筋血管症（TGCV）とは

TGCVは，**心筋細胞や血管平滑筋細胞に中性脂肪が蓄積し，重症心不全や冠動脈疾患，致死的不整脈などを引き起こす疾患** である．TGCVは，中性脂肪の分解に必須の酵素であるadipose triglyceride lipase（ATGL）が欠損した **原発性TGCV** と，遺伝的要因のない **特発性TGCV** に分類される．特に特発性TGCVは，診断に至っていない多くの潜在患者がいると推定されている．

確定診断のために，^{123}I-BMIPPシンチグラフィにおける心筋の脂肪酸代謝障害の証明，もしくは **生検や心臓CT，MR spectroscopy（MRS）における心筋細胞内脂肪蓄積の証明** が不可欠である[1]．

▶ ^{123}I-BMIPPシンチグラフィの撮像方法・注意点

^{123}I-BMIPPは側鎖脂肪酸にI-123を標識した薬剤で，脂肪酸と同様にcluster of differentiation 36（CD36）を介して心筋に取り込まれ，ATGLによる代謝を受ける長鎖脂肪酸アナログである．心筋内の中性脂肪分解が障害されると，^{123}I-BMIPPシンチグラフィにおけるWRが低下することから，**TGCVの診断基準の必須項目のひとつとして，^{123}I-BMIPPシンチグラフィによるWRが10%未満であること** が挙げられている（図1）．

WRは通常，投与20分後（早期像）と180〜210分後（後期像）の画像から算出する．検査は絶食で施行し，検査時の体位，画像の収集条件，再構成条件は，早期像と後期像で統一する．**WRの計算に際しては，後期像のカウントには時間減衰**

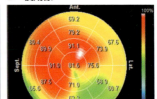

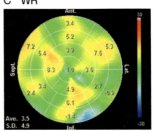

図1　80代，女性　TGCV

びまん性の壁運動低下および冠動脈3枝にびまん性病変を認め，心不全を繰り返している．

A〜C：^{123}I-BMIPPシンチグラフィでWRが3.5%と低下しており，TGCVと診断された．

A〜C　^{123}I-BMIPPシンチグラフィ（polar map）
A　早期像　　B　後期像　　C　WR

補正を用い，**集積が均一でない場合は，その計算方法に注意を要する**．また，早期像と後期像の選択範囲が同一になるように確認し，位置ずれに注意することも重要である．^{123}I-BMIPP，^{201}Tlの2核種同時検査でもWRの算出は可能であるが，2核種によるクロストーク（相互干渉）が避けられないため，WRカットオフ値付近の症例に関しては，^{123}I-BMIPP単核種での再検査が望ましいとされている[2]．

また，**虚血性心疾患の急性期においては，TGCVの有無にかかわらずWRが高値になる．CD36の発現が低下している状態（遺伝的CD36欠損症，冬眠心筋，心筋梗塞，線維化など）では，早期像において取り込みが低下し，WRが見かけ上，極端に低下する**ため，検査のタイミングや解釈には注意が必要である．

Memo

▶**TGCVについて**

- TGCVは2008年，わが国の心臓移植待機患者から見出された疾患であり，それまで原因不明とされてきた心不全患者の中に多く潜在しているのではないかとされている．
- わが国で施行された多施設レジストリ研究ではTGCV患者の5年生存率は71.8%と予後は悪く，病態解明と治療法の確立が待たれる．

参考文献　1) 厚生労働省難治性疾患政策研究事業 中性脂肪蓄積心筋血管症研究班：中性脂肪蓄積心筋血管症（TGCV）診断基準 2020年度版．available at: https://tgcv.org/diagnosti-guide.html
2) Nakajima K, et al: Practice recommendation for measuring washout rates in ^{123}I-BMIPP fatty acid images. Ann Nucl Cardiol 9: 3-10, 2023.

（川口　裕子，藤本　進一郎）

INDEX

ページ番号の**色字**は詳述ページを示す.

索引

【数字】

3Dマッピングシステム ——————101
17セグメントモデル ——————**50**, 238
^{18}F-FDG (^{18}F-fluorodeoxyglucose) ——**274**
^{18}F-FDG PET/CT ——————**274, 275**
^{99m}Tc標識血流製剤 ——————**231, 232**
^{99m}Tcピロリン酸シンチグラフィ——**282, 284**
^{123}I-BMIPPシンチグラフィ ——**246, 285**
^{201}Tl(塩化タリウム) ——**228, 230, 232**

【欧文】

A

abdominal aortic aneurysm (AAA)
(腹部大動脈瘤) ——————**110**, 116
acute coronary syndrome (ACS)
(急性冠症候群) ——————**60, 62**
acute marginal branch (鋭縁枝) ——**53**
acute myocardial infarction (AMI)
(急性心筋梗塞)——**149, 150, 151, 152, 188**, 222
Adamkiewicz動脈 (Adamkiewicz artery,
アダムキュービッツ動脈) ——**112, 113**
Agatstonスコア ——————**54**
aliasing artifact ——————**181**
ALアミロイドーシス (AL) ——————**168**
American Heart Association (AHA) 分類
——————**44, 45**
aortic regurgitation (AR) (大動脈弁逆流症)
——————**199, 200**
aortic valve (大動脈弁) ——————**25, 28**
aortic valve stenosis (AS) (大動脈弁狭窄症)
——**81, 93, 160, 198, 199**
apical ballooning ——————**224**
apical hypertrophy (APH) (心尖部肥大)—**162**
apical sparing ——————**196, 197**
area at risk ——————**149, 150**
arrhythmogenic cardiomyopathy (ACM)
(不整脈原性心筋症) ——————**176**
arrhythmogenic right ventricular
cardiomyopathy (ARVC)
(不整脈原性右室心筋症) ——————**176**
asymmetric septal hypertrophy (ASH)
(非対称性中隔肥大) ——————**162**

atrial fibrillation (AF) (心房細動)
——————**98, 99, 100, 101, 106**
atrial flutter (AFL) (心房粗動) ——**100, 101**
atrial septal defect (ASD) (心房中隔欠損症)
——————**85, 210**
−の欠損部位パターン ——————**86**
atrioventricular node (AV node) (房室結節)
——————**30**
attenuation artifact
(吸収によるアーチファクト) ——————**242**
ATTRwt[野生型トランスサイレチン型(心)
アミロイドーシス] ——————**94, 168**
ATTRv(変異型トランスサイレチン型アミロイ
ドーシス) ——————**168**

B

balanced ischemia ——————**240**
balloon pulmonary angioplasty (BPA)
(バルーン肺動脈形成術) ——**268, 270, 271**
belt technique ——————**144**

C

cardiac resynchronization therapy (CRT)
(心臓再同期療法) ——————**104**
cardiothoracic ratio (CTR) (心胸郭比)—**264**
chronic coronary syndrome (CCS)
(慢性冠症候群) ——————**78**
chronic thromboembolic pulmonary
hypertension (CTEPH)
(慢性血栓塞栓性肺高血圧症)
——**267, 268, 269, 270**
circumferential strain (円周方向ストレイン)
——————**190**
collagen volume fraction (CVF)
(コラーゲン体積分画) ——————**165**
coronary angiography (CAG)
(冠動脈造影検査) ——————**23**
coronary artery bypass grafting (CABG)
(冠動脈バイパスグラフト術)—**64, 65, 66, 67**
coronary artery disease (CAD)
(虚血性心疾患) ——————**136, 193, 255**
Coronary Artery Disease Reporting and
Data System (CAD-RADS™)——**56, 70**
cross section image ——————**47**

287

CT angiography（CTA）————128
CT-ECV————81, 82, 95, 106
CT-FFR————73
CTRCD（癌治療関連心機能障害）————194
CTP（心筋perfusion CT）————78
curved planar reconstruction（CPR）
————46, 144

D

dark blood pool（心腔内の低信号化）————169
dark rim artifact————142, 178, 179, 221
DeBakey分類————124
dilated phase of hypertrophic
cardiomyopathy（d-HCM）
（拡張相肥大型心筋症）————163
double ring-like pattern————131, 132
D-SPECT————250
dual energy CT（DECT）————42, 82
dual SPECT————252
dynamic CTP————78
dynamic obstruction（動的閉塞）————126

E

Eisenmenger症候群————85, 87
endovascular aortic repair（EVAR）
（ステントグラフト内挿術）————116, 118
extracellular volume fraction（ECV）
（細胞外容積分画）
————81, 137, 156, 164, 166, 168, 182, 196
－算出法————82
－マッピング————137

F

Fallot四徴症（tetralogy of Fallot：TOF）
————90, 92, 214, 216
極型－————90, 91
FDG-PET————276, 278
feature tracking法————191, 192, 193
fill-in（再取り込み）————239, 244
focal pattern————276, 277
fractional flow reserve（FFR）
（冠血流予備量比）————73, 217, 229

G

gated SPECT————247, 249
granulocyte colony stimulating factor
（G-CSF）（顆粒球コロニー形成刺激因子）—132

H

H/CL（heart to contralateral）比————282

high attenuating crescent sign————120, 121
high lateral branch（Ramus）
（高位側壁枝）————52
high risk plaque（HRP）
（高リスクプラーク）————57, 62, 63, 72
His bundle（ヒス束 / 房室束）————30
hyperdense crescent sign————125, 126

I

idiopathic giant cell myocarditis
（巨細胞性心筋炎）————185
idiopathic pulmonary arterial
hypertension（IPAH）
（特発性肺動脈性肺高血圧症）————264, 265, 266
impending rupture（大動脈瘤切迫破裂）————120
INOCA（ischemic non obstructive
coronary artery disease）————221, 254
in stent restenosis（ISR）
（冠動脈ステント内再狭窄）————58
inversion recovery（IR）（反復回復）法————140
inversion time（TI）（反転時間）————140, 168

L

Lake Louise Criteria（LCC）改訂版————182, 188
late gadolinium enhancement（LGE）
—76, 137, 153, 156, 158, 160, 162, 168, 172, 186
－パターン————156
－陽性————158, 174
late iodine enhancement（LIE）————43, 75
－イメージ————76
left anterior descending artery（LAD）
（左冠動脈前下行枝）————26, 238, 240
left atrial appendage（LAA）（左心耳）————100
－血栓————100
left circumflex artery（LCX）
（左冠動脈回旋枝）————26, 238
left coronary artery（LCA）（左冠動脈）————26
left inferior pulmonary vein（LIPV）
（左下肺静脈）————102
left superior pulmonary vein（LSPV）
（左上肺静脈）————102
left ventricular ejection fraction（LVEF）
（左室駆出率）————158, 194, 256
left ventricular hypertrophy（LVH）
（左心室肥大）————198
left ventricular outflow tract obstruction
（LVOTO）（左室流出路狭窄）————162

lipomatous hypertrophy of the interatrial septum(LHIS)(心房中隔脂肪腫)————209
longitudinal strain(LS)(長軸方向ストレイン)————190, 196
　－解析————192
low attenuation plaque(LAP)(低吸収プラーク)————62
lower extremity artery disease(LEAD)(下肢閉塞性動脈疾患)————128, 129

M

Marshall静脈(vein of Marshall；VOM, マーシャル静脈)————104, 106
maximum intensity projection(MIP)————46, 128
microvascular obstruction(MO)(微小血管閉塞)————149
midventricular obstruction(MVO)(左室中部閉塞)————162
mid-wall fibrosis————155, 224
MINOCA(myocardial infarction with non-obstructive coronary artery)————222, 254
　－の診断アルゴリズム————223, 224
　暫定的－（working diagnosis)————222
mitral valve(僧帽弁)————25, 28
MOLLI(modified Look-Locker inversion recovery)法————137, 164, 166
motion artifact(体動アーチファクト)————242
mottled pattern————264, 266
myocardial blood flow(MBF)————78

N

native T1————160, 164, 166, 168, 170, 183
non-ischemic dilated cardiomyopathy(NIDCM)(非虚血性拡張型心筋症)————193
no reflow現象————149

O

obtuse marginal branch(鈍縁枝)————53

P

partial anomalous pulmonary venous return(PAPVR)(部分肺静脈還流異常)————86
pathology-frequent LGE————174, 175
pathology-rare LGE————175
penetrating atherosclerotic ulcer(PAU)————111
perfusion MRI————142, 217, 220
perfusion weighted imaging(PWI)————137
perivascular fat attenuation index(FAI)(冠動脈周囲脂肪減衰指標)————84

persistent left superior vena cava(PLSVC)(左上大静脈遺残)————86, 104
PET/CT————273
photon-counting detector CT(PCD-CT)————43
polar map————238
positive remodeling(PR)(陽性リモデリング)————62
positron emission tomography(PET)(陽電子放射断層撮影)————272
posterior descending artery(PDA)(後下行枝)————26
posterolateral branch(PLB)————26
prospective ECG gating scan(心電図同期撮影法)————40
pseudonormalization————170, 171
PSIR(phase-sensitive inversion recovery)法————140
pulmonary artery intimal sarcoma(肺動脈血管内膜肉腫)————263
pulmonary endarterectomy(PEA)(肺動脈内膜摘除術)————270
pulmonary thromboembolism(PTE)(急性肺血栓塞栓症)————260
pulmonary valve(肺動脈弁)————25, 28
pulmonary vein isolation(PVI)(肺静脈隔離術)————98
Purkinje fibers(プルキンエ線維)————30

Q

Qp/Qs(肺体血流量比)————88, 137, 210, 212, 213
Qp(肺血流量)————210
Qs(体血流量)————210

R

radial strain(短軸方向ストレイン)————190
regurgitant fraction(逆流率)————199, 200, 201
regurgitant volume(逆流量)————199, 201
relative apical sparing————196
retrospective ECG gating reconstruction(心電図同期再構成法)————40
right coronary artery(RCA)(右冠動脈)————26, 238
right inferior pulmonary vein(RIPV)(右下肺静脈)————102
right superior pulmonary vein(RSPV)(右上肺静脈)————102
ring-like LGE(late gadolinium enhancement)————176, 177

289

S

salvage心筋————150
shaggy aorta————111
single energy CT————82
sinoatrial node(SA node)(洞房結節)——30
Society of Cardiac Computed Tomography (SCCT)分類————44, 45, 51
SPECT(single photon emission computed tomography)————228, 254
SPECT/CTの画像融合————254, 255
splenic switch-off————143
SSFP(steady-state free precession)法————136, 138
Stanford分類————124
Stanford A型————125
Stanford B型————126
static CTP————78
static obstruction(静的閉塞)————126, 127
stretched-CPR————46
systolic anterior motion(SAM)(僧帽弁の収縮期前方運動)————162

T

T1基準————182
T1値の逆数————165
T1マッピング————137, 164
　－の臨床使用————166
T2基準————182
T2強調像————149
T2マッピング————137, 188
T2*マッピング————137
thoracic endovascular aneurysm repair (TEVAR)(胸部ステントグラフト内挿術)–114
time intensity curve(TIC)————143
transcatheter aortic valve implantation (TAVI)(経カテーテル的大動脈弁留置術)————93, 96
　－前のCT計測————97
transcatheter pulmonary valve implantation(TPVI)(経皮的肺動脈弁置換術)————92, 215
transient ischemic dilatation(TID)(負荷時一過性虚血性内腔拡大)————240, 256, 259
transmural extent(壁内深達度)————46, 147
tricuspid valve(三尖弁)————25, 28, 211
triglyceride deposit cardiomyovasculopathy (TGCV)(中性脂肪蓄積心筋血管症)—285, 286

U

ulcer-like projection(ULP型)————111, 124
　－大動脈解離————127

V

Valsalva洞————26, 36
　－径(sinus of Valsalva；SOV)————96
　－動脈瘤破裂————213
venous thromboembolism(VTE)(静脈血栓塞栓症)————260, 261
ventricular septal defect(VSD)(心室中隔欠損症)————86, 87, 88, 210, 211, 212, 213
virtual non contrast(VNC)(仮想単純画像)————43
volume rendering(VR)————38, 46, 144
vulnerable plaque(脆弱性プラーク)——60, 62

W

washout ratio(WR)(洗い出し率)————285

X

X線エネルギー————42
X線減弱係数————42

【和文】

あ

アスリート心————160
アダムキュービッツ動脈(Adamkiewicz動脈, Adamkiewicz artery)————112, 113
洗い出し率(washout ratio；WR)————285
安静心筋SPECT————228
安定冠動脈疾患の診断フロー————23

う

右下肺静脈(right inferior pulmonary vein；RIPV)————102
右冠動脈(right coronary artery；RCA)————26, 238
　－の#2の有意狭窄————218
　－の解剖————51
右冠動脈左冠動脈洞起始————68
右冠動脈優位型————48
右室————24
右室二腔症————88
右室肥大————90, 214
右室流出路狭窄————214
右上肺静脈(right superior pulmonary vein；RSPV)————102
右肺静脈中間枝————102

右房————————————24
運動負荷————————————234
　－試験————————————235

え

鋭縁枝(acute marginal branch)————53
エルゴメータ————————————234
塩化タリウム(^{201}Tl)————————228, 232
円周方向ストレイン(circumferential strain)
————————————190
エンドリーク————————115, 116, 118

お

横隔神経麻痺————————————108

か

拡大心————————————154
拡張型心筋症————76, 154, 155, 156, 157
　－の予後————————————158
拡張相肥大型心筋症(dilated phase of hypertrophic cardiomyopathy；d-HCM)
————————————163
下肢閉塞性動脈疾患(lower extremity artery disease；LEAD)————————128, 129
仮性瘤————————————117
仮想単純画像(virtual non contrast；VNC)-43
カテーテルアブレーション————————98
下肺静脈共通幹————————————103
ガリウム(Ga)シンチグラフィ————174, 277
顆粒球コロニー形成刺激因子(granulocyte colony stimulating factor；G-CSF)——132
カルシウムスコア————————————54
川崎病冠動脈瘤————————225, 226
冠血管拡張薬————————————236
冠血流予備量比(fractional flow reserve；FFR)————————73, 217, 229
冠循環のパターン分類————————48
冠状静脈————————————25
冠静脈————————————104
　－のCT解剖————————104, 105
感染性大動脈瘤————————122, 123
癌治療関連心機能障害(CTRCD)————194
冠動脈————————————26
　－の血流支配と解剖————————50
　－の機能————————————50
　－の狭窄度————————————56
　－のセグメンテーション————————51
　－のセグメント分類————————44
　－の走行————————————27

　－のパターン分類————————48
冠動脈CT検査————————20, 22
　－の画像処理————————————46
　－のレポート————————————70
冠動脈MRA————————137, 144, 225
冠動脈起始異常————68, 69, 225, 226
冠動脈狭窄————————————225
冠動脈疾患————————55, 57, 83
　－の予後予測————————————220
冠動脈周囲脂肪減衰指標(perivascular fat attenuation index；FAI)————————84
冠動脈ステント————————————59
冠動脈ステント内再狭窄(in stent restenosis；ISR)————————————58
冠動脈石灰化————————42, 54, 255
冠動脈造影検査(coronary angiography；CAG)————————————23
冠動脈バイパスグラフト(術)(coronary artery bypass grafting；CABG)
————————64, 65, 66, 67
冠動脈プラーク————————————60
　－の石灰化————————————60
冠動脈閉塞————————————96
感度マップの相違————————————179

き

偽腔開存型大動脈解離————————125, 126
偽腔の血流状態————————————124
偽腔閉塞型大動脈解離————125, 126, 127
逆行性Stanford A型解離————————115
逆流率(regurgitant fraction)——199, 200, 201
逆流量(regurgitant volume)————199, 201
吸収によるアーチファクト(attenuation artifact)————————————242
急性胃拡張————————————107
急性冠症候群(acute coronary syndrome；ACS)————————————60, 62
急性心筋炎————————182, 188, 189
急性心筋梗塞(acute myocardial infarction；AMI)————149, 150, 151, 152, 188, 222
急性大動脈解離————————————124
急性肺血栓塞栓症(pulmonary thromboembolism；PTE)————————260
弓部分枝のdebranch————————114
狭心症————————————71, 229
胸部ステントグラフト内挿術(thoracic endovascular aneurysm repair；TEVAR)
————————————114

291

虚血————————73, 74, 257, 258
虚血性心筋症————————153, 154, 155, 156
虚血性心疾患(coronary artery disease；
　CAD)————————136, 193, 255
巨細胞性心筋炎
　(idiopathic giant cell myocarditis)——185

け

経カテーテル的大動脈弁留置術(transcatheter
　aortic valve implantation；TAVI)——93, 96
経皮的肺動脈弁置換術(transcatheter
　pulmonary valve implantation；TPVI)
　————————92, 215
血管肉腫————————209
血管の解剖————————32
血管壁の性状評価————————111
血行再建————————61, 228, 256, 278
血腫————————117
血栓————————207, 260
血流量の測定————————211

こ

高位側壁枝(high lateral branch；Ramus)–52
高血圧性心筋症————————153, 154, 155, 161
好酸球性心筋炎————————184
梗塞心筋————————150
高度肺動脈弁逆流————————216
高分解能イメージング————————43
高リスクプラーク(high risk plaque；HRP)
　————————57, 62, 63, 72
後下行枝(posterior descending artery；
　PDA)————————26
呼吸性アーチファクト————————145, 178
呼吸同期法————————145
骨シンチグラフィ————————282
コラーゲン体積分画(collagen volume
　fraction；CVF)————————165

さ

再取り込み(fill-in)————————239, 244
再分布————————239, 244
細胞外容積分画(extracellular volume
　fraction；ECV)
　————81, 137, 156, 164, 166, 168, 182, 196
左下肺静脈(left inferior pulmonary vein；
　LIPV)————————102
左冠動脈(left coronary artery；LCA)——26
左冠動脈回旋枝(left circumflex artery；LCX)
　————————26, 238

ーの解剖————————52
左冠動脈前下行枝(left anterior descending
　artery；LAD)————————26, 238, 240
左冠動脈優位型————————48
左室————————24
左室駆出率(left ventricular ejection
　fraction；LVEF)————————158, 194, 256
左室緻密化障害————————89
左室中部閉塞(midventricular obstruction；
　MVO)————————162
左室容積指標————————248
左室流出路狭窄(left ventricular outflow
　tract obstruction；LVOTO)————————162
左上大静脈遺残(persistent left superior
　vena cava；PLSVC)————————86, 104
左上肺静脈(left superior pulmonary vein；
　LSPV)————————102
左心耳(left atrial appendage；LAA)——100
左心室機能————————198
左心室肥大(left ventricular hypertrophy；
　LVH)————————198
左肺静脈共通幹————————102
サブトラクション法————————82
左房————————24
左房食道瘻————————108
左房内血栓————————208
左房粘液腫————————206, 207
三尖弁(tricuspid valve)————————25, 28, 211

し

刺激伝達系————————30, 31
シスプラチン————————130
シネMRI————————134, 136
ーの撮像法————————138
脂肪抑制T2強調像————————136
収縮性心膜炎————————204, 205
循環器画像診断モダリティ————————21
静脈血栓塞栓症(venous thromboembolism；
　VTE)————————260, 261
食道走行————————101
心Fabry病————————160, 167, 170, 171
心アミロイドーシス——76, 81, 94, 153, 155, 160,
　　　　　168, 169, 196, 197, 282, 283, 284
ーのT1マッピング————————167
心イベント————————158, 174
心外膜アブレーション————————84
心胸郭比(cardiothoracic ratio；CTR)——264
心筋————————25

心筋perfusion ――――――――――142, 143
心筋perfusion CT（CTP）―――――――78
　－の撮影法 ―――――――――――79
心筋SPECT（single photon emission
　computed tomography）―――228, 254
　－のアーチファクト ―――――――242
　－の製剤 ――――――――――――232
　－の読影方法 ――――――――238, 239
心筋viability ――――――146, 228, 244, 278
心筋炎 ―――――――――――――167, 182
心筋虚血 ―――78, 79, 80, 217, 220, 228, 241
心筋血流シンチグラフィ ―――――――245
心筋血流の定量化 ――――――――――252
心筋梗塞 ――――――――76, 244, 280, 281
心筋脂肪酸代謝シンチグラフィ ―――――246
心筋症 ―――――――――――――――153
心筋ストレイン ――――190, 191, 193, 198
　－の正常値 ――――――――――――195
心筋線維 ―――――――――――――190
心筋（の）線維化 ――――――137, 165, 198
心筋浮腫 ―――――――――149, 186, 189
心筋マッピング ――――――――――137
心腔内の低信号化（dark blood pool）――169
心サルコイドーシス――43, 76, 105, 155, 172,
　　　　　　　　　　　　　173, 188, 276, 277
心事故発生率 ――――――――――――256
心室中隔欠損症（ventricular septal defect；
　VSD）――――86, 87, 88, 210, 211, 212, 213
心尖部バルーニング ――――――――186
心尖部肥大（apical hypertrophy；APH）――162
心臓
　－の位置 ―――――――――――24, 38
　－の解剖 ――――――――24, 26, 28, 30
心臓CT ―――――――――――――21, 36
　－の再構成法 ――――――――――40, 41
　－の撮影法 ―――――――――――40
心臓MRI ――――――――――――21, 134
　－のアーチファクト ―――――――178
　－の各断面の解剖 ―――――――――135
　－のプロトコール ―――――――――136
心臓PETのプロトコール ――――――274
心臓核医学検査 ―――――――――――21
心臓再同期療法（cardiac resynchronization
　therapy；CRT）――――――――――104
心臓周囲脂肪 ―――――――――――83
心臓腫瘍 ――――――――――――――206
心臓専用半導体SPECT装置 ――――――250

心臓超音波検査 ――――――――――21
心臓内腔 ―――――――――――――25
心臓表面の解剖 ―――――――――――39
心タンポナーデ ――――――――――107
心電図 ――――――――――――――138
心電図同期撮影法（prospective ECG gating
　scan）――――――――――――――40
心電図同期心筋（血流）SPECT ―――229, 247
心電図同期再構成法（retrospective ECG
　gating reconstruction）―――――――40
心拍性アーチファクト ―――――――179
心肥大 ―――――――――――――――160
心表面の解剖 ―――――――――――38
深部静脈血栓 ―――――――――――263
心不全 ―――――――83, 98, 143, 172, 284
心不全イベント ――――――――――158
心房細動（atrial fibrillation；AF）
　　　　　　　　　　98, 99, 100, 101, 106
心房細動アブレーション ―――98, 99, 100
　－の合併症 ―――――――――――107
心房粗動（atrial flutter；AFL）――――100, 101
心房中隔欠損症（atrial septal defect；ASD）
　　　　　　　　　　　　　　　　85, 210
心房中隔脂肪腫（lipomatous hypertrophy of
　the interatrial septum；LHIS）――――209
心膜囊胞 ―――――――――――207, 208
診療ガイドライン ――――――――――22

す

ステントグラフト内挿術（endovascular aortic
　repair；EVAR）―――――――――116, 118

せ

脆弱性プラーク（vulnerable plaque）――60, 62
静的閉塞（static obstruction）―――126, 127
線維腫 ――――――――――――207, 208
先天性冠動脈奇形 ――――――――――225

そ

僧帽弁（mitral valve）――――――――25, 28
　－逆流症 ――――――――――201, 202
　－狭窄症 ――――――――――――203
　－の収縮期前方運動（systolic anterior
　motion；SAM）―――――――――162

た

大血管炎 ―――――――――――――132
体血流量（Qs）――――――――――210
体動アーチファクト（motion artifact）――242

大動脈解離	96
大動脈騎乗	90, 214
大動脈縮窄症	87
大動脈閉鎖不全	88
大動脈弁 (aortic valve)	25, 28
大動脈弁逸脱	212
大動脈弁逆流	213
大動脈弁逆流症 (aortic regurgitation；AR)	199, 200
大動脈弁狭窄症 (aortic valve stenosis；AS)	81, 93, 160, 198, 199
大動脈瘤	109
－切迫破裂 (impending rupture)	120
－破裂	118
体内金属 (胃クリップ)	181
体内デバイス	180
高安動脈炎	131
たこつぼ型心筋症	186, 187, 253
短軸方向ストレイン (radial strain)	190

ち

遅延造影CT	75
－の観察	77
遅延造影MRI	137, 140, 146, 158, 172, 201
中性脂肪蓄積心筋血管症 (triglyceride deposit cardiomyovasculopathy；TGCV)	285, 286
長軸方向ストレイン (longitudinal strain；LS)	190, 196
陳旧性心筋梗塞	58, 147, 148, 241

て

低吸収プラーク (low attenuation plaque；LAP)	62

と

動的閉塞 (dynamic obstruction)	126
洞房結節 (sinoatrial node；SA node)	30
動脈・静脈の走行	33
特発性肺動脈性肺高血圧症 (idiopathic pulmonary arterial hypertension；IPAH)	264, 265, 266
トレッドミル	234
鈍縁枝 (obtuse marginal branch)	53

な

内膜下梗塞	153

の

嚢状胸部大動脈瘤	110

は

％摂取率	258
ハーフ再構成	41
肺灌流血液量	262
肺血栓塞栓症	263
肺血流シンチグラフィ	268, 269
肺血流量 (Qp)	210
肺高血圧症	76
肺梗塞	262
肺静脈	102
肺静脈隔離術 (pulmonary vein isolation；PVI)	98
肺静脈狭窄	107
肺体血流量比 (Qp/Qs)	88, 137, 210, 212, 213
肺動脈狭窄	90
肺動脈血管内膜肉腫 (pulmonary artery intimal sarcoma)	263
肺動脈造影	265, 268
肺動脈内膜摘除術 (pulmonary endarterectomy；PEA)	270
肺動脈閉鎖不全	92
肺動脈弁 (pulmonary valve)	25, 28
－置換術	92
－閉鎖不全	214, 215
－逆流	215
パラレルイメージング	138
バランス型	48
バルーン肺動脈形成術 (balloon pulmonary angioplasty；BPA)	268, 270, 271
反転時間 (inversion time；TI)	140, 168
反復回復 (inversion recovery) 法	140

ひ

非虚血性拡張型心筋症 (non-ischemic dilated cardiomyopathy；NIDCM)	193
非虚血性心筋症	153
非虚血性心筋障害	224
微小血管閉塞 (microvascular obstruction；MO)	149
ヒス束／房室束 (His bundle)	30
肥大型心筋症	76, 153, 155, 160, 162, 163, 170, 194
非対称性中隔肥大 (asymmetric septal hypertrophy；ASH)	162
肥大心	154
非閉塞性冠動脈	222

ふ

不安定狭心症――60
負荷イメージング――23
負荷時一過性虚血性内腔拡大(transient ischemic dilatation;TID)――240, 256, 259
負荷心筋SPECT――228, 244
　―のリスク評価――256
　―プロトコール――230, 231
腹部ステントグラフト内挿術――116
腹部大動脈瘤(abdominal aortic aneurysm;AAA)――110, 116
　―切迫破裂――121
不整脈――83
　―イベント――158
　―原性右室心筋症(arrhythmogenic right ventricular cardiomyopathy;ARVC)―176
　―原性心筋症(arrhythmogenic cardiomyopathy;ACM)――176
部分肺静脈還流異常(partial anomalous pulmonary venous return;PAPVR)――86
ブルーミングアーチファクト――58
プルキンエ線維(Purkinje fibers)――30
ブルズアイマップ――238, 257

へ

ヘアピンカーブ――112
壁内深達度(transmural extent)――146, 147
ヘテロ女性型――171
弁――25
　―の位置――28, 29
　―の構造――28, 29
変異型トランスサイレチン型アミロイドーシス(ATTRv)――168
弁周囲逆流――96
弁置換術後のアーチファクト――180
弁輪部破裂――96

ほ

房室結節(atrioventricular node;AV node)――30
房室束――30
房室ブロック――94, 96, 172
紡錘状腹部大動脈瘤――109

ま

マーシャル静脈(Marshall静脈, vein of Marshall;VOM)――104, 106
末梢動脈疾患――130
慢性冠症候群(chronic coronary syndrome;CCS)――78
慢性血栓塞栓性肺高血圧症(chronic thromboembolic pulmonary hypertension;CTEPH)―267, 268, 269, 270

も

毛細血管――32
モザイクパターン――267, 268

や

薬剤負荷――236
　―検査――237
野生型トランスサイレチン型(心)アミロイドーシス(ATTRwt)――94, 168

よ

陽性リモデリング(positive remodeling;PR)――62
陽電子放射断層撮影(positron emission tomography;PET)――272
ヨード法――82

り

瘤径――110, 115, 116
リンパ球性心筋炎――184

ろ

労作性狭心症――59, 61, 218, 219, 241

わ

ワークステーションによる冠動脈解析――47

Gakken KEYBOOK Beginners

循環器画像診断　一問一答
心臓 CT・MRI・核医学の読影に役立つ基礎知識

2025 年 4 月29日　　初版　第 1 刷発行

編　著　　加藤 真吾
かとうしんご

発行人　　川畑 勝
編集人　　小林 香織
発行所　　株式会社 Gakken
　　　　　〒141-8416 東京都品川区西五反田 2-11-8

印刷所・製本所　　TOPPAN クロレ 株式会社

●この本に関する各種お問い合わせ先
　本の内容については，下記サイトのお問い合わせフォームよりお願いします．
　　https://www.corp-gakken.co.jp/contact/
　在庫については　Tel 03-6431-1234（営業）
　不良品（落丁，乱丁）については　Tel 0570-000577
　　学研業務センター　〒354-0045 埼玉県入間郡三芳町上富 279-1
　上記以外のお問い合わせ　Tel 0570-056-710（学研グループ総合案内）

©Shingo Kato 2025 Printed in Japan

本書の無断転載，複製，複写（コピー），翻訳を禁じます．
本書に掲載する著作物の複製権・翻訳権・上映権・譲渡権・公衆送信権（送信可能化権を含む）は
株式会社 Gakken が管理します．
本書を代行業者等の第三者に依頼してスキャンやデジタル化することは，たとえ個人や家庭内の利用で
あっても，著作権法上，認められておりません．

本書に記載されている内容は，出版時の最新情報に基づくとともに，臨床例をもとに正確かつ普遍化す
べく，著者，編者，監修者，編集委員ならびに出版社それぞれが最善の努力をしております．しかし，
本書の記載内容によりトラブルや損害，不測の事故等が生じた場合，著者，編者，監修者，編集委員なら
びに出版社は，その責を負いかねます．
また，本書に記載されている医薬品や機器等の使用にあたっては，常に最新の各々の添付文書（電子添文）
や取り扱い説明書を参照のうえ，適応や使用方法等をご確認ください．　　　　　　　　株式会社Gakken

JCOPY 〈出版者著作権管理機構　委託出版物〉
本書の無断複写は著作権法上での例外を除き禁じられています．複写される場合は，そのつど事前に，
出版者著作権管理機構（Tel 03-5244-5088，FAX 03-5244-5089，e-mail: info@jcopy.or.jp）の許諾を得てく
ださい．

※「秀潤社」は，株式会社 Gakken の医学書・雑誌のブランド名です．
学研グループの書籍・雑誌についての新刊情報・詳細情報は，下記をご覧ください．
　学研出版サイト　https://hon.gakken.jp/

装丁・本文デザイン　　有限会社 タイプフェイス
DTP/ 図版作成　　　東 百合子，有限会社 ブルーインク，株式会社 日本グラフィックス